Thomas Wurm

Pharmakologie-Trainer

Thomas Wurm

Pharmakologie-Trainer

Lernen mit System

Thomas Wurm, Passau

Mit 13 Abbildungen und 26 Tabellen

Deutscher Apotheker Verlag

Zuschriften an
lektorat@dav-medien.de

Anschrift des Autors
Dr. Thomas Wurm
Berufsfachschule für PTA
staatl. anerkannt
Neuburger Str. 109
94036 Passau

Bibliografische Information der Deutschen Nationalbibliothek
Die Deutsche Nationalbibliothek verzeichnet diese Publikation in der Deutschen Nationalbibliografie; detaillierte bibliografische Daten sind im Internet unter https://portal.dnb.de abrufbar.

1. Auflage 2016
ISBN 978-3-7692-6676-4

Birkenwaldstraße 44, 70191 Stuttgart
www.deutscher-apotheker-verlag.de
Printed in Germany

Satz: primustype Hurler GmbH, Notzingen
Druck und Bindung: Druckerei Kohlhammer, Stuttgart
Umschlagabbildung: Ertürk Buluç © fotolia
Umschlaggestaltung: deblik, Berlin

Vorwort

Sie möchten (oder müssen) in die Pharmakologie einsteigen? Oder Sie wollen sich auf eine Prüfung vorbereiten und das Wichtigste wiederholen? Und die Basics wirklich fest im Gedächtnis verankern?

Genau dafür wurde dieses Lernprogramm entwickelt. Sie setzen sich Schritt für Schritt mit den grundlegenden Sachverhalten der Pharmakologie auseinander. In Sprüngen werden Sie von Häppchen zu Häppchen geleitet. Dazu lösen Sie immer wieder kleine Aufgaben. Es ist ganz wichtig, dass Sie die eingestreuten Aufgaben auch bearbeiten, eventuell auf einem Schmierblatt. Dann geht´s zum nächsten Schritt, der mit der Lösung der Aufgabe beginnt. Damit Sie nicht schummeln können, müssen Sie zum nächsten Lernschritt springen. Bei einer falschen Lösung werden mögliche Sprünge zurück empfohlen. Auf diese Weise wenden Sie Ihr Wissen an und festigen es durch aktive Arbeit. Und zwar genau in dem Tempo, das Ihnen gut tut. Je mehr Sie wissen, desto leichter fallen die Lernschritte.

Sie müssen nicht jedes Kapitel vom ersten bis zum letzten Schritt durcharbeiten. Sie können direkt in ein bestimmtes Thema einsteigen. Dazu sind die entsprechenden Nummern der Lernschritte zu Beginn eines jeden Kapitels angegeben. Sie können jederzeit unterbrechen. In diesem Fall sollten Sie die zuletzt bearbeitete Nummer kennzeichnen; am besten nehmen Sie dazu eine Büroklammer. Sie sollten in jedem Fall mit Kapitel 1, den Grundlagen der Pharmakologie, beginnen. Anschließend können Sie sich die folgenden Kapitel in freier Reihenfolge vorknöpfen; sie bauen nicht aufeinander auf.

Abbildungen und Tabellen sind übrigens nach Kapitel und Nummer des Lernschritts gekennzeichnet, z.B. 3/21: Kapitel 3, Nummer (oder Lernschritt) 21.

Die vorliegende Art von Trainingsprogramm ist neu. Ein Verlag braucht Mut, um Neues umzusetzen. Deshalb möchte ich dem Deutschen Apotheker Verlag danken. Eine besondere Anerkennung gebührt Frau Antje Piening und Frau Juliane Friedle. Frau Piening hat sich sehr für die Umsetzung des Projekts eingesetzt. Frau Friedle hat die gar nicht triviale Aufgabe gelöst, die Lernschritte so festzulegen, damit das Lernen auch wirklich klappt.

Dann schlage ich vor: keine Zeit verlieren und munter loslegen!
Viel Erfolg!

Passau, im Sommer 2016 Thomas Wurm

Inhaltsverzeichnis

Abkürzungsverzeichnis

A

ACE	Angiotensin-converting-Enzym
ACh	Acetylcholin
ACTH	Adrenocorticotropes Hormon
ADH	Adiuretin (Vasopressin)
ADHS	Aufmerksamkeits-Defizit-Hyperaktivitäts-Syndrom
ADP	Adenosindiphosphat
ASS	Acetylsalicylsäure
AMPA-Rezeptor	Ionotroper Glutamatrezeptor
AT (I / II)	Angiotensin I / II
AV-Knoten	Atrioventrikularknoten
ATP	Adenosintriphosphat

B

B_{12} (Vit)	Cyanocobalamin
BPH	Benigne Prostatahyperplasie
BtM	Betäubungsmittel

C

Ca^{2+}	Calcium-Ion
CED	Chronisch-entzündliche Darmerkrankung
CoA	Coenzym A
COMT	Catecholamin-O-Methyltransferase
COPD	Chronisch obstruktive Lungenerkrankung
COX	Cyclooxigenase
CRH	Corticotropin-Releasing-Hormon (Corticoliberin)
CSE-Hemmer	Cholesterol-Synthese-Hemmer

D

d	Tag/e
dl	Deziliter
Da	Dalton
DMARDs	Basistherapeutika (desease-modifying antirheumatic drugs)
DNA	Desoxyribonukleinsäure
DOAK	Direktes orales Antikogulans
DPP-4	Dipeptidylpeptidase 4
D-Rezeptor (D_1 – D_5)	Dopamin-Rezeptor (1-5)

E

EDRF	Endothelium-derived relaxing factor
EPMS	Extrapyramidalmotorisches System
EPO	Erythropoetin
ESBL	Extended-Spectrum-Betalaktamasen

F

FSH	Follikelstimulierendes Hormon

G

GABA	Gammaaminobuttersäure
GFR	Glomuläre Filtrationsrate
GH	Growth Hormon
GHB	Gammahydroxybuttersäure
GHRH	Growth Hormon Releasing Hormon (Somatorelin)
GIP	Glukoseabhängiges insulinotropes Peptid
GIT	Gastrointestinaltrakt
GLP	Glucagon-like Peptid
GM-CSF	Granulozyten-Monozyten-Kolonie-stimulierender Faktor
GnRH	Gonadotropin-Releasing-Hormon (Gonadoliberin/Gonadorelin)
GP	Glykoprotein
GTN	Glyceroltrinitrat

H

h	Stunde/n
Hb	Hämoglobin
HCV	Hepatitis-C-Virus
HDL	High-density-Lipoproteine
HF	Herzfrequenz
HHV	Humanes Herpes-Virus
HIT	Heparin-induzierte Thrombozytopenie
HIV	Humanes Immunschwäche-Virus
HNO	Hals-Nasen-Ohren
H.p.	Helicobacter pylori
H-Rezeptor (1-4)	Histamin-Rezeptor
HSV	Herpes-simplex-Virus
(5-)HT-Rezeptor (1-7)	(5-)Hydroxytryptamin-Rezeptor (Serotoninrezeptor)
HVL	Hypophysenvorderlappen
HWZ	Halbwertszeit
HZV	Herzzeitvolumen

I

ICS	Inhalative Glucocorticoide
IE	Internationale Einheit
IGF	Insulin-like-growth-factor
IL	Interleukin
INF	Interferon
ISDN	Isosorbiddinitrat
ISMN	Isosorbidmononitrat
i.v.	Intravenös

K

K^+	Kalium-Ion
kg	Kilogramm
KHK	Koronare Herzkrankheit

L

LAAC	Long acting anticholinergic agent
LABA	Long acting beta agonists
LDL	Low-density-Lipoproteine
L-Dopa	L-Dihydroxyphenylalanin
LH	Luteinisierendes Hormon
LSD	Lysergsäurediethylamid

M

mAChR	Muskarinischer Acetylcholinrezeptor
MAO	Monoaminoxidase
MBK	Minimale bakterizide Konzentration
MCP	Metoclopramid
MDT	Magen-Darm-Trakt
mg	Milligramm
MHK	Minimale Hemmkonzentration
min	Minute/n
MOR	μ (mü)-Opiatrezeptor
MRSA	Methicillin-resistenter Staphylococcus aureus
MS	Multiple Sklerose
Mtx	Methotrexat

N

Na^+	Natrium-Ion
NA	Noradrenalin
NK_1-Rezeptor	Neurokinin-Rezeptor (Tachykininrezeptor)
NMDA-Rezeptor	Ionotroper Glutamatrezeptor
NMH	Niedermolekulares (fraktioniertes) Heparin
NNR	Nebennierenrinde
NNRTI	Nichtnukleosidischer Reverse-Transkriptase-Inhibitor
NO	Stickstoffmonoxid
NOAK	Neues orales Antikogulans
NPH-Insulin	Neutrales Protamin-Hagedorn-Insulin
NRTI	Nukleosidischer Reverse-Transkriptase-Inhibitor
NS	Nervensystem
NS5A/B	Nonstructural protein A/B
NSAID	Nonsteroidal-antiphlogistic-drugs
NSAR	Nichtsteroidales Antirheumatikum

O

O_2	Sauerstoff
ORS	Oral Rehydration Solution

P

pAVK	Periphere arterielle Verschlusskrankheit
PDE	Phosphodiesterase
Penicillin G	Benzylpenicillin
Penicillin V	Phenoxymethylpenicillin
PETN	Pentaerythritylnitrat
PGE_2	Prostaglandin E_2
$PGF_{2\alpha}$	Prostaglandin $F_{2\alpha}$
PGI_2	Prostazyklin
PI	Protease-Inhibitor
p.o.	Peroral
PP	Protonenpumpe
PPI	Protonenpumpeninhibitor
PRIH	Prolactin-Releasing-Inhibiting-Hormon (Dopamin)
PTT	Partielle Thromboplastinzeit

R

RABA	Rapid acting beta agonist
RAAS	Renin-Angiotensin-Aldosteron-System
RH	Releasing-Hormon
RNA	Ribonukleinsäure
rp	Verschreibungspflichtig
RT	Reverse Transkriptase

S

SAAC	Short acting anticholinergic agent
SABA	Short acting beta agonists
s.c.	Subcutan
SERM	Selektiver Estrogen-Rezeptor-Modulator
SGLT-2	Sodium dependent glucose transporter 2
SM	Selbstmedikation
SNRI	Selektiver Noradrenalin-Reuptake-Inhibitor
SS	Salicylsäure
SSRI	Selektiver Serotonin-Reuptake-Inhibitor
SSNRI	Selektiver Serotonin-Noradrenalin-Reuptake-Inhibitor
STH	Somatotropin

T

T_3	Trijodthyronin
T_4	L-Thyroxin/Levothyroxin
TAH	Thrombozytenaggregationshemmer/-Hemmung
THF	Tetrahydrofolsäure
TNF	Tumornekrosefaktor
tPA	Alteplase
TRH	Thyreotropin-Releasing-Hormon (Thyreoliberin)
TSH	Thyreoideastimulierendes Hormon
TTS	Transdermales therapeutisches System

U

UFH	Unfraktioniertes Heparin
ULABA	Ultralong acting beta agonists

V

VLDL	Very-low-density-Lipoproteine
VNS	Vegetatives Nervensystem

Z

ZNS	Zentralnervensystem

1 Allgemeine Steuerungsmechanismen des Organismus

- Neurotransmitter – Gewebehormone – Zytokine
- VNS ab ▸ 20
- Glatte Muskulatur und Vasodilatanzien ab ▸51
- Skelettmuskulatur ab ▸45
- Hormone ab ▸55
- RAAS/Blutvolumen ab ▸58

Als Steuerungssysteme dienen dem Organismus das Hormon- und das Nervensystem. Über feste Nervenbahnen gelangen Signale als elektrische Reize zum Erfolgsorgan. Auf dem Weg dorthin und am Organ selbst werden die elektrischen Reize an Umschaltstellen, den Synapsen, mithilfe chemischer Substanzen übertragen. Man nennt solche Überträgerstoffe Neurotransmitter. Beim Hormonsystem sind die Signale in der chemischen Struktur der Botenstoffe, den Hormonen, verschlüsselt. Die Hormone werden von spezialisierten Drüsen ins Blut abgegeben und auf dem Blutweg im Organismus verteilt. Man spricht von einer endokrinen, einer nach innen gerichteten Sekretion. Am Erfolgsorgan müssen passende Rezeptoren vorhanden sein, damit es zu einer Reaktion kommt. 1

?

Ordnen Sie folgende Begriffe dem Hormon- und/oder Nervensystem zu:
Drüse, elektrischer Reiz, chemischer Überträgerstoff, Synapse, Rezeptor

WEITER ZU ▸19

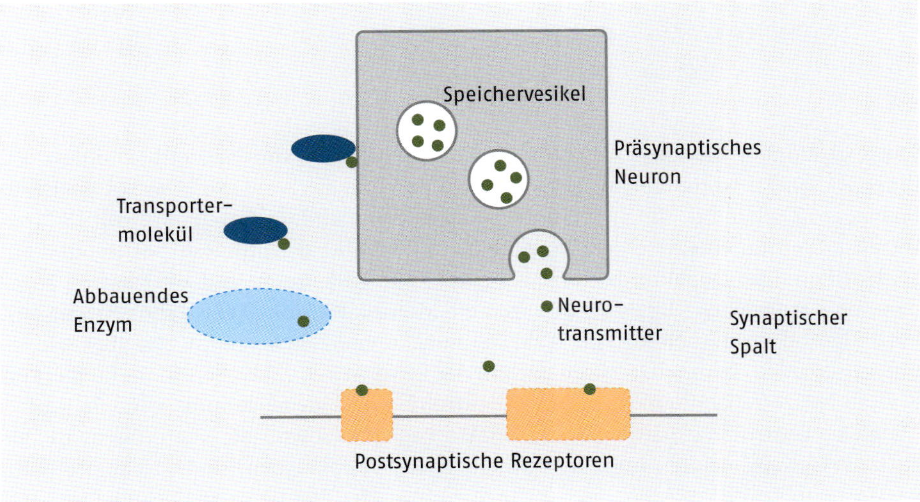

Abb. 1/1 Informationsübertragung an der Synapse

2 Eikosanoide sind Metaboliten der Arachidonsäure und fungieren als reine Gewebshormone. Dazu zählen die Prostaglandine, das Prostazyklin (PGI_2) und das Thromboxan. Diese Stoffe entstehen unter der Einwirkung des Enzyms Cyclooxigenase (COX). Mithilfe des Enzyms Lipoxygenase werden die Leukotriene gebildet. Einige Prostaglandine sorgen in der Niere für eine gute Durchblutung und am Magen für eine ausreichende Schleimproduktion zum Schutz vor Selbstverdauung. Am Uterus steigern sie die Motilität. Das PGI_2 und das Thromboxan kann man im Rahmen des Gerinnungssystems als Gegenspieler sehen, welche die Blutplättchenaggregation und die Gefäßeweite regulieren. Bei Gewebsschäden oder entzündlichen Prozessen erhöhen Prostaglandine die Schmerzempfindlichkeit. Gemeinsam mit Leukotrienen fördern sie Entzündungsprozesse und erhöhen die Gefäßpermeabilität.

? Kreuzen Sie an

Eine Hemmung der Prostaglandinsynthese sollte folgende Wirkungen hervorrufen	Richtig	Falsch
Steigerung der Schleimproduktion am Magen	☐	☐
Hemmung von Entzündungsprozessen	☐	☐
Größere Schmerzempfindlichkeit	☐	☐
Steigerung von Uteruskontraktionen	☐	☐
Verringerung der Nierendurchblutung	☐	☐

WEITER ZU ►16

3 ! Acetylcholin findet sich als Neurotransmitter in allen drei Systemen: dem ZNS, dem VNS und dem motorischen System.
ACh wird enzymatisch inaktiviert, und zwar durch die Acetylcholinesterase (sie spaltet Acetylcholin in ein Acetyl und ein Cholin).

NICHT GEWUSST? DANN ZURÜCK ZU 61◄

Die sogenannten Monoamine sind eine wichtige Gruppe von Neurotransmittern. Zu ihnen zählen das Noradrenalin (NA), das Dopamin und das Serotonin. Das NA überträgt Signale im ZNS und in einem Teil des VNS, dem Sympathikus. Adrenalin spielt als Neurotransmitter nur eine untergeordnete Rolle. Es wird über das Blut transportiert und gilt als Hormon. Das Dopamin hat im ZNS eine große Bedeutung, und zwar in drei sogenannten Kerngebieten. Eines davon regelt die Motorik (Störung bei Morbus Parkinson), ein anderes die Verarbeitung von Wahrnehmungen und Gedanken (Störung bei Schizophrenie). Zudem kommt Dopamin auch in der Peripherie vor. Das Serotonin fungiert im ZNS als Neurotransmitter (Störung bei Depressionen). Daneben kommt es in sehr großer Menge im Gastrointestinaltrakt (GIT) vor. Dort agiert es sowohl als Neurotransmitter als auch als Gewebshormon. Auch in Thrombozyten (Blutplättchen) findet sich Serotonin, das dort parakrin (Wirkung in naher Umgebung) an der Blutgerinnung beteiligt ist.

? Ordnen Sie den Botenstoffen NA, Dopamin und Serotonin die folgenden Schlagworte zu:
Depression, M. Parkinson, Sympathikus, GIT, Schizophrenie, ZNS,Gewebshormon

WEITER ZU ► 14

! Eine Hemmung der Wirkung von Aldosteron, z. B. durch Blockade seiner Rezeptoren, wirkt ebenfalls über eine Verringerung des Blutvolumens blutdrucksenkend. 4
Das war doch gar nicht so schwer.

ZUMINDEST NICHT NACH EINER WIEDERHOLTEN DOSIS VON 11 ◄

Zusätzlich wird das Blutvolumen über das antidiuretische Hormon (ADH = Vasopressin), welches aus der Hypophyse frei gesetzt wird, gesteuert. Das ADH fördert die Rückresorption von Wasser und steigert das Blutvolumen. Da ADH in höheren Konzentrationen zusätzlich den Tonus der glatten Muskulatur erhöhen kann, steigen der Gefäßtonus und der Blutdruck. So ist das Synonym Vasopressin für ADH zu verstehen.

? Alkohol hemmt die ADH-Ausschüttung aus der Hypophyse. Wie wirkt demnach Alkohol direkt an der Niere?

WEITER ZU ► 64

! Bei allen Systemen kann man unterschiedliche Rezeptortypen unterscheiden. 5
Besonders viele sind es im Serotonin-System. Darüber hinaus besitzt Serotonin eine Bedeutung als Neurotransmitter und als Gewebshormon (v. a. am GIT).
Das sollte geklappt haben.

WENN NICHT, ZURÜCK ZU 62 ◄

? Ordnen Sie zu: Depressionen, Aktivierung der Darmperistaltik, Hemmung von Erbrechen, Migräne

Einflussnahme	Indikation
Aktivierung von 5-HT_1-Rezeptoren	
Hemmung von 5-HT_3-Rezeptoren	
Hemmung des Serotonin-Wiederaufnahme-Transporters	
Aktivierung von 5-HT_4-Rezeptoren	

WEITER ZU ► 10

6 **!** Bei der lokalen Anwendung von Alpha-Sympathomimetika wie z. B. Xylometazolin kommt es zu einer Vasokonstriktion mit Abschwellung der Nasenschleimhaut. Ein Zusatz von Alpha-Sympathomimetika zu Lokalanästhetika verzögert die (unerwünscht schnelle) Ausschwemmung von Lokalanästhetika über den Blutweg.

Alles klar? Dann kommt schon die nächste Frage.

? Wie lässt sich der systemische Einsatz von Adrenalin beim anaphylaktischen Schock oder bei der Reanimation begründen? (Adrenalin greift an allen Rezeptoren an, mit höchster Affinität an den Beta-2-Rezeptoren.)

WEITER ZU ► 29

7 **!** Benzodiazepine binden an $GABA_A$-Rezeptoren und verstärken deren hemmenden Effekt. Baclofen bindet an $GABA_B$-Rezeptoren.

MÖCHTEN SIE NOCH EINMAL ZURÜCK ZU 45◄?

Muskelrelaxanzien greifen direkt an der motorischen Endplatte an, ohne in das ZNS einzudringen. Ihr Einsatz führt zu schlaffen Lähmungen. Diese sind eine Voraussetzung für Operationen und für künstliche Beatmung. Man unterscheidet:

- Depolarisierende Stoffe, wie Dexa- oder Suxamethonium: Diese Stoffe binden an den nikotinergen Acetylcholinrezeptoren an der motorischen Endplatte und führen zu einer Reizübertragung. An der Endplatte sind für eine Kontraktion viele, sehr kurzdauernde Entladungen vonnöten. Diese können jedoch nicht mehr stattfinden.
- Nichtdepolarisierende Stoffe vom Curare-Typ, wie Pancuronium, Rocuronium oder Atracurium: Diese Stoffe binden als reine Rezeptorenblocker an den Acetylcholinrezeptoren der Endplatte. Sie unterscheiden sich in ihrer Wirkdauer.

? Wie wirkt Botulinumtoxin und weshalb wirkt es so lange?

WEITER ZU ► 53

8 **!** Neurotransmitter wirken im synaptischen Spalt. „Klassische" Hormone gelangen über den Blutweg zum Wirkort (endokrin). Gewebshormone gelangen nur zu nahe liegenden Zellen in der Umgebung.
Das hat doch bestimmt geklappt.

WENN NICHT, ZURÜCK ZU 19◄

Die teilweise sehr langen Nervenbahnen können von einer Synapse unterbrochen sein. An diesen Stellen wird das eingehende elektrische Signal mithilfe eines Botenstoffs weitergeleitet. Anhand des verwendeten Transmitters unterscheidet man die Synapsen. Einige Mechanismen sind in diesem Zusammenhang von grundsätzlicher Bedeutung. Neurotransmitter werden synthetisiert und in Vesikeln (Bläschen) gespeichert. Aus diesen Vesikeln werden sie in den synaptischen Spalt frei gesetzt. Sie überwinden den Spalt und binden an Rezeptoren der folgenden Nervenzelle (postsynaptisch). Diese Bindung löst wiederum einen elektrischen Reiz aus. Anschließend muss der Transmitter wieder entfernt werden, z. B. durch enzymatische Spaltung oder durch Wiederaufnahme in das abgebende Neuron mithilfe von spezialisierten Transportermolekülen.

Werfen Sie einen Blick auf die Abbildung unter ► 1 (Abb. 1/1) auf der ersten Seite dieses Kapitels, bevor Sie mit der folgenden Aufgabe fortfahren.

?

Bringen Sie nun, in Zusammenhang mit der Informationsübertragung an der Synapse, folgende Begriffe in eine sinnvolle zeitliche Reihenfolge:
Bindung am Rezeptor, Freisetzung aus Vesikeln, Eintreffen eines elektrischen Reizes, enzymatische Spaltung/Wiederaufnahme

WEITER ZU ► 61

!

Das Promethazin ist sowohl ein Antihistaminikum der 1. Generation als auch ein dämpfendes, schwaches Neuroleptikum. Man setzt es häufig bei agitierten Personen ein. 9
Wiederholung unter 15◄ bzw. 13◄ gefällig?

DANN GEHT ES WEITER ZU DEN GEWEBSHORMONEN UNTER ► 2

!

Einfluss verschiedener Rezeptortypen. Korrekte Zuordnung 10

Einflussnahme	Indikation
Aktivierung von $5\text{-}HT_1$-Rezeptoren	Migräne (Triptane)
Hemmung von $5\text{-}HT_3$-Rezeptoren	Hemmung von Erbrechen (Setrone)
Hemmung des Serotonin-Wiederaufnahme-Transporters	Depressionen (SSRI)
Aktivierung von $5\text{-}HT_4$-Rezeptoren	Aktivierung der Darmperistaltik

Sie sehen: Über die allgemeinen Steuerungsmechanismen streift man durch alle möglichen Fachgebiete. Aber: Es lohnt sich.

BEI SCHWIERIGKEITEN MIT DER TABELLE ZURÜCK ZU 5◄ BZW. 62◄

Im ZNS finden sich allgemein hemmende und aktivierende Überträgerstoffe. Allgemein hemmend im Gehirn wirkt die Gammaaminobuttersäure (GABA). Im Rückenmark wirkt das Glycin hemmend und die Motorik kontrollierend. Einige Toxine, wie z. B. das Strychnin, stören die Kontrolle durch Glycin und führen zu Krämpfen. Im Gehirn setzen die Benzodiazepine und die Barbiturate am GABA-System an und verstärken deren hemmende Wirkung. In der Folge eignen sich diese Arzneistoffe als Mittel zur Sedierung bzw. Schlafförderung und zur Angstlösung. In entgegengesetzter Weise agiert das Glutamat als Transmitter im ZNS. Es wirkt dort überall exzitatorisch. Sein wichtigster Rezeptor wird als NMDA-Rezeptor bezeichnet. Eine Unterfunktion bzw. Blockade dieses Rezeptors wird mit der Entstehung von wahnhaften Wahrnehmungen oder Halluzinationen in Verbindung gebracht.

? Ordnen Sie zu: krampffördernd, krampfhemmend, sedierend/dämpfend, allgemein aktivierend, halluzinogen

Einflussnahme	Wirkung
Hemmung des Glycin-Systems im Rückenmark	
Aktivierung des Glutamat-Systems	
Aktivierung des GABA-Systems im Gehirn	
Blockade des NMDA-Rezeptors	

WEITER ZU ►54

11 **!** Im Prinzip wirken sich alle drei Maßnahmen (Renin-Hemmung, ACE-Hemmung, AT_1-Blockade) in ähnlicher Weise aus: das RAAS-System wird gehemmt und der Blutdruck sinkt.

Bei Angelegenheiten rund um das Herz-Kreislaufsystem taucht immer wieder das RAAS auf. Das Thema sollten Sie beherrschen.

ODER UNTER 60◄WIEDERHOLEN.

Das Hormon Aldosteron, das der Nebenniere, genauer gesagt der Nebennierenrinde (NNR) entstammt, sorgt im distalen Tubulus des Nephrons und im Sammelrohr für eine erhöhte Wasserdurchlässigkeit der Zellmembranen. In der Folge kommt es zu einer Rückaufnahme von Na^+-Ionen und von Wasser ins Blut, das Blutvolumen nimmt zu und die Harnausscheidung ab.

? Wie wirkt sich ein Aldosteronantagonist auf das Blutvolumen bzw. den Blutdruck aus?

WEITER ZU ►4

12 **!**

1. Im Gehirn führt eine H_1-Blockade zu Schläfrigkeit und Übelkeit wird entgegengewirkt.
2. Am Magen wird durch eine H_2-Blockade die Säuresekretion gesenkt.
3. An Blutgefäßen verringert eine H_1-Blockade eine histaminbedingte erhöhte Durchlässigkeit. (Darüber hinaus führt es zur Kontraktion glatter Muskelzellen.)

Alles klar mit Histamin?

ANSONSTEN ZURÜCK ZU 54◄

Die Stoffgruppe der Antihistaminika war die erste, welche die pharmazeutische Chemie hinsichtlich Struktur- und Wirkungsbeziehungen systematisch untersucht hat. Man hat auch erkannt, dass eine antihistaminerge Wirkung zentral sedierend und in der Peripherie gegen allergische Erscheinungen wirkt. Ab 1950 hat man von Antihistaminika die ersten richtigen Psychopharmaka abgeleitet: die bei Schizophrenie wirksamen Neuroleptika. Die folgenden Antihistaminika besitzen als Nebenwirkungen sedierende und anticholinerge Eigenschaften. Als Antiallergika werden Clemastin und Dimetinden (oral, i. v., topisch) eingesetzt. Das Dimenhydrinat gilt in erster Linie als Antiemetikum, das Doxylamin und das Diphenhydramin gelten als verschreibungsfreie Schlafmittel. Bei den zuletzt genannten Arzneistoffen wird sozusagen eine Nebenwirkung zur Hauptwirkung erklärt. Sedierende aber keine anticholinergen Eigenschaften besitzt das Ketotifen, welches auch als Mastzellstabilisator wirkt und in der Asthmatherapie eingesetzt wird.

? Kreuzen Sie an

Arzneistoff	Hypnotikum	Antiallergikum	Antiemetikum	Asthmamittel
Doxylamin	☐	☐	☐	☐
Dimetinden	☐	☐	☐	☐
Ketotifen	☐	☐	☐	☐
Dimenhydrinat	☐	☐	☐	☐

WEITER ZU ▸ 52

! In beiden Fällen sollte man mit anticholinergen Stoffen vorsichtig sein. (Sie können eine Harnsperre und einen Glaukomanfall auslösen.) 13

Das Antihistaminikum Promethazin wirkt sedierend, anticholinerg, kaum antipsychotisch, jedoch dämpfend. Es gilt als schwaches Neuroleptikum. Die Antihistaminika der 2. Generation besitzen weder sedierende noch anticholinerge Eigenschaften. Dazu zählen das Cetirizin, Levocetirizin, Loratadin, Desloratadin und das Ebastin (alle oral).

? Orale Antihistaminika werden manchmal bei Juckreiz empfohlen. Was spricht für den Einsatz der 1., was für den der 2. Generation?

WEITER ZU ▸ 15

! 14

NA	ZNS, Sympathikus, (Depression)
Dopamin	ZNS, M. Parkinson, Schizophrenie
Serotonin	ZNS, Depression, GIT, Gewebshormon

Oh ja, das war nicht ganz ohne.

BEI BEDARF WIEDERHOLUNG VON 3 ◂, ES LOHNT SICH.

Neben den Überträgerstoffen selbst besitzen die Rezeptoren eine große Bedeutung in der Pharmakologie. Auf die Rezeptoren von Noradrenalin gehen wir beim VNS bzw. Sympathikus näher ein. Beim Dopamin unterscheidet man die D_1- bis D_5-Rezeptoren, wobei insbesondere die D_2-Rezeptoren in Zusammenhang mit der Beeinflussung von motorischen Störungen bei M. Parkinson und bei der Behandlung der Schizophrenie von pharmakologischer Bedeutung sind. Bei M. Parkinson erhöht man die Aktivität, bei Schizophrenie verringert man die Aktivität der D_2-Rezeptoren. Die D_1-Rezeptoren finden sich an Arterien der Nieren und der Eingeweide und regulieren die Durchblutung. Eine Aktivierung führt zu einer Gefäßerweiterung.

? Welche unerwünschten Wirkungen könnte eine Hemmung der D_2-Rezeptoren im motorischen System hervorrufen?
Im Notfall könnte eine Aktivierung der D_1-Rezeptoren sinnvoll sein. Wie könnte ein solcher Notfall aussehen?

WEITER ZU ►62

15

! Grundsätzlich kann Histamin Juckreiz auslösen. Alle Antihistaminika können wirksam sein, allerdings sind bei denen der 1. Generation weitere Wirkungen zu beachten, wobei die sedierende eventuell sogar zur Wirksamkeit bei Juckreiz beiträgt.

? Welche Sonderstellung nimmt das Promethazin ein?

WEITER ZU ►9

16

! Korrekte Zuordnung der Aussagen

Eine Hemmung der Prostaglandinsynthese sollte folgende Wirkungen hervorrufen	Richtig	Falsch
Steigerung der Schleimproduktion am Magen	☐	☒
Hemmung von Entzündungsprozessen	☒	☐
Größere Schmerzempfindlichkeit	☐	☒
Steigerung von Uteruskontraktionen	☐	☒
Verringerung der Nierendurchblutung	☒	☐

(Anmerkung: Die Auswirkung auf die Thrombozytenaggregation ist nicht einheitlich, da sowohl die Thromboxan- als auch PGI_2-Menge verringert werden.)
Fehlerlos? Prima und weiter gemacht. Andernfalls zurück zu 2◄, denn Kenntnisse zu Prostaglandinen sind in der Pharmakologie immer wieder gefragt.

Auch Peptide spielen eine Rolle als Neurotransmitter. Häufig sind sie ein „Nebenüberträger" an Synapsen und wirken modulierend. Eine Gruppe von Transmittern wird als Tachykinine bezeichnet; dazu zählt als wichtigstes Beispiel Substanz P mit dem NK_1-Rezeptor. Es ist an der Schmerzleitung und an der Weiterleitung des Brechreflexes beteiligt.

? Der NK_1-Rezeptorantagonist Aprepitant wird im Rahmen einer Zytostatikatherapie verordnet. Mit welcher Zielsetzung?

WEITER ZU ►56

17

!

μ-Rezeptoragonisten besitzen im ZNS analgetische und am Darm eine motilitätshemmende Wirkung.
Wenn Sie es nicht gewusst haben, sollten Sie zurück zu 56◄ gehen. Aber Sie haben's ja gewusst und machen weiter mit den Opioiden.

Man unterscheidet reine μ-Rezeptoragonisten von reinen μ-Rezeptorantagonisten, wie z. B. das Naltrexon. Die Agonisten können neben der Analgesie auch eine Atemdepression und eine euphorisierende Wirkung hervorrufen, die zur Opiatsucht führen kann.

?

Was bewirkt die Gabe von Naltrexon bei Opiatabhängigen?

WEITER ZU ► 23

18

!

An der Lunge führt eine Erhöhung der sympathischen Aktivität über Beta-2-Rezeptoren zu einer Erweiterung der Bronchien und damit zu einer Senkung des Atemwegswiderstands.
Auch das: eine sehr wichtige Erkenntnis.

WIEDERHOLUNG VON 37◄ ANGEBRACHT?

Fassen wir also zusammen. Eine Aktivierung des Sympathikus führt zu folgenden Wirkungen:

Tab. 1/18 Wirkungen des Sympathikus an Herz, Niere und Lunge

Organ	Wirkung
Am Herzen (über eine Aktivierung von Beta-1-Rezeptoren)	Aktivierend: ■ Erhöhung der Schlagkraft (positiv inotrop) ■ Erhöhung der Herzfrequenz (positiv chronotrope Wirkung; daneben wird auch die Erregbarkeit und Erregungsausbreitung gefördert; das Risiko von Herzrhythmusstörungen steigt)
Über die Niere (über eine Aktivierung von Beta-1-Rezeptoren)	■ Erhöhung der Renin-Freisetzung (mit Erhöhung des Blutdrucks und des Blutvolumens)
An der Lunge (über eine Aktivierung von Beta-2-Rezeptoren)	■ Erschlaffung der glatten Muskeln ■ Erweiterung der Bronchien

?

Welche Agonisten bzw. Antagonisten an Beta-Rezeptoren erscheinen sinnvoll

- bei Asthma?
- zur Schonung des Herzens?

WEITER ZU ► 25

19 **!** So sollte Ihre Auflistung aussehen:

Hormonsystem
- Drüse,
- chemischer Überträgerstoff,
- Rezeptor

Nervensystem
- Elektrischer Reiz,
- chemischer Überträgerstoff,
- Synapse,
- Rezeptor

DIE ERKLÄRUNG FINDEN SIE UNTER 1◄

Neben den „klassischen“ Hormonen, wie z. B. den Sexualhormonen oder den Schilddrüsenhormonen, die auf endokrinem Weg steuern, gibt es noch eine Reihe von Gewebshormonen. Diese Botenstoffe werden von Zellen gebildet und freigesetzt, um auf benachbarte Zellen einzuwirken. Man spricht von einer parakrinen Wirkung. Beispiele für Gewebshormone sind die Prostaglandine oder das Histamin.

? Unterscheiden Sie den Transportweg bzw. den Wirkort von Neurotransmittern, aus endokrinen Drüsen freigesetzten Hormonen und parakrin-wirkenden Gewebshormonen.

WEITER ZU ►8

20 Das vegetative Nervensystem (VNS = autonomes = unwillkürliches NS) steuert und reguliert Funktionen von Organen und Geweben. Es lassen sich zwei Systeme und Aufgaben unterscheiden:

- Der Sympathikus stellt kurzfristig den Organismus auf Arbeit ein (Kampf oder Flucht), regt den Stoffwechsel und die Energiefreisetzung an.
- Der Parasympathikus stellt den Organismus auf Ruhe, Erholung und Regeneration ein und bremst den Stoffwechsel. Er regt die Verdauung und die Speicherung von Energieträgern an.

Meistens werden die Organe von beiden Systemen gesteuert, und das in antagonistischer Weise. Überlegen Sie, welche Funktion das VNS auf die in der Tabelle aufgeführten Organsysteme ausüben könnte.

? Ordnen Sie zu: Steigerung, Senkung, Erhöhung, Erweiterung, Verengung

Einflussnahme auf	Sympathikus	Parasympathikus
Herzfrequenz		
Schlagkraft des Herzens		– (ohne Einfluss)
Atemwege		
Blutdruck/allgemeiner Tonus der Gefäßmuskulatur		– (ohne Einfluss)
Durchblutung der Skelett- und Herzmuskulatur		– (ohne Einfluss)

WEITER ZU ►37

! Arzneistoffe, welche NO abspalten, wirken relaxierend auf die glatte Muskulatur und gefäßerweiternd auf die Blutgefäße. 21

Entsprechende Arzneistoffe sind organische Nitrate, wie Glycerolnitrat oder Isosorbidmononitrat und das Molsidomin.

Eine pharmakologische Erweiterung von Blutgefäßen ist häufig eine erwünschte, manchmal auch eine unerwünschte Reaktion. Aus der Gefäßweite ergibt sich der periphere Widerstand, der arterielle Blutdruck und die Blutverteilung im Körper. Im venösen System lässt sich über den Tonus bzw. die Weite der Gefäße der Rückstrom des Blutes zum Herzen beeinflussen. Entsprechend ist der Gefäßtonus eine Größe, die der Pharmakologe immer im Auge haben muss. Der Ruhetonus ergibt sich u. a. aus:

- dem sympathisch-adrenergen Einfluss (v. a. durch NA). Insbesondere Alpha-1-Rezeptoren sorgen für eine Tonuserhöhung.
- der im Blut zirkulierenden Adrenalinkonzentration. In niedrigen Konzentrationen kommt es über Beta-2-Rezeptoren zu einer Dilatation, insbesondere an Skelettmuskeln und am Myokard. In hohen Konzentrationen werden auch Alpha-1-Rezeptoren aktiviert, was zu einer Vasokonstriktion führt.
- der Aktivität von Angiotensin II, welches über den Renin-Angiotensin-Weg entsteht.
- Prozessen des Endothels. Hier spielen NO und PGI_2 als gefäßerweiternde Stoffe eine große Rolle. Das NO kann man als Gegenspieler zum konstriktorisch wirkenden Sympathikus betrachten. Außerdem wirken das NO und das PGI_2 als antithrombotische Faktoren.

? Kreuzen Sie an, welche Wirkung an Blutgefäßen von den folgenden Stoffen zu erwarten ist

Botenstoff	Gefäßverengung	Gefäßerweiterung
Noradrenalin (NA)	☐	☐
Angiotensin II	☐	☐
Stickstoffmonoxid (NO)	☐	☐
Prostazyklin	☐	☐

WEITER ZU ► 39

! Eine Aktivierung des Sympathikus führt über die Beta-1-Rezeptoren zu einer Erhöhung der Schlagkraft, einer Erhöhung der HF und einer Zunahme des HZV. 22
Das war wichtig und hoffentlich nicht gar so schwer.

EVENTUELL SEHEN SIE NOCH EINMAL UNTER 37◄ NACH.

Die sympathische Aktivität steigert über die Beta-1-Rezeptoren die Renin-Freisetzung aus der Niere und damit die Angiotensin-Synthese und den Blutdruck und das Blutvolumen.

?

Ergänzen Sie folgende Aussage:
An der Lunge finden sich Beta-2-Rezeptoren. Ihre Aktivierung mithilfe von Noradrenalin

- erweitert die Bronchien.
- verengt die Bronchien.

WEITER ZU ►18

23 **!**

Ein Opiatantagonist löst in diesem Fall Entzugserscheinungen aus.

WEITER ZU DEN ZYTOKINEN UNTER ►32

24 **!**

Zentrale Sympathomimetika könnten theoretisch als Antidepressiva, hungerdämpfende Mittel zum Abnehmen oder als aufputschende, euphorisierende Substanzen, z. B. Amphetamine, eingesetzt werden.
Das wollen wir jetzt nicht selber ausprobieren.

UNTER ►27 GEHT ES WEITER MIT DEM VNS, UND ZWAR MIT DEM PARASYMPATHIKUS.

25 **!**

Bei Asthma gibt man Beta-2-Agonisten. Zur Schonung des Herzens dienen Beta-1-Antagonisten („Betablocker").
Gut gemacht! Oder eher nicht so gut?

DANN ZURÜCK ZU 18◄

Beta-Rezeptoren (überwiegend Beta-2) in der Leber und in den Skelettmuskeln bzw. Fettzellen stellen über eine erhöhte Glykogenolyse mehr Glukose und über eine erhöhte Lipolyse mehr freie Fettsäuren als Energieträger zur Verfügung. Am Uterus führt eine Aktivierung des Sympathikus zu einer Wehenhemmung. Entsprechend gelingt mit Beta-2-Sympathomimetika eine Unterdrückung frühzeitiger Wehen (Tokolyse). Über die Wirkung eines Arzneistoffs, der an der Sympathikus-Übertragung angreift, entscheidet in erster Linie die Verteilung der Rezeptortypen in den Organen und Geweben.

?

Überlegen Sie:
Beta-2-Rezeptoren finden sich an den Arterien der Skelettmuskeln und an den Herzkranzgefäßen. Sie vermitteln eine Gefäßerweiterung und erhöhen die Durchblutung.
Mit welcher möglichen Nebenwirkung muss man demnach beim systemischen Einsatz von Betablockern rechnen?

WEITER ZU ►34

26

! Ein höher dosiertes, systemisch angewandtes Beta-2-Sympathomimetikum kann Blutgefäße erweitern und somit den Blutdruck verringern. Reflektorisch kann die Herzfrequenz steigen. (Daneben können bei höherer Dosierung auch Beta-1-Rezeptoren des Herzens stimuliert werden, was sich ebenfalls in einer Tachykardie äußert.)

Das war jetzt schon höhere Kunst, über die es sich unter 25◄ nochmals nachzudenken lohnt. Oder weiter machen.

? Mit welcher möglichen Nebenwirkung muss man beim systemischen Einsatz von Betablockern in Hinblick auf die Atemwege rechnen?

WEITER ZU ►33

27

Sehen Sie sich jetzt die Funktionen des Parasympathikus an:

Tab. 1/27 Wirkungen des Parasympathikus

Einflussnahme auf	Parasympathikus	Rezeptortyp	Wirkort
Herzfrequenz	Senkung	mAChR	Sinus- und AV-Knoten
Schlagkraft des Herzens	– (ohne Einfluss)	–	–
Atemwege	Verengung	mAChR	Bronchien, glatte Muskulatur
Blutdruck/allgemeiner Tonus der Gefäßmuskulatur	– (ohne Einfluss)	–	–
Durchblutung der Skelett- und Herzmuskulatur	– (ohne Einfluss)	–	–
Glykogenabbau in der Leber/in Skelettmuskeln	– (ohne Einfluss)	–	–
Lipolyse	– (ohne Einfluss)	–	–
Darmperistaltik	Anregung	mAChR	Glatte Muskulatur
Verdauungssekretion	Anregung	mAChR	Drüsen
Blasenfunktion	Anregung	mAChR	Detrusormuskel
Hohlorgane	Anregung/ Verengung	mAChR	Glatte Muskulatur

mAChR = muskarinischer Acetylcholinrezeptor (bindet ACh, kann aber auch von Muskarin aktiviert werden)

? Ergänzen Sie die Tabelle

Arzneistoff	Wirkort	Art der Wirkung	Wirkung/Indikation
Ipratropium	Bronchien	Anticholinerg	
Butylscopolamin	Hohlorgane	Anticholinerg	
Solifenacin	Blase/Detrusormuskel	Anticholinerg	

WEITER ZU ▸ 30

28 ! Gruppeneinteilung der Botenstoffe anhand ihres chemischen Baus

Botenstoff	Grundgerüst
Adrenalin	Amin
Prostaglandine	Eikosanoid
Histamin	Amin
Interferon	Protein/Glykoprotein
Interleukin-1	Protein/Glykoprotein
Dopamin	Amin
Glutamat	Aminosäure

Okay, das war ein bisschen chemisch. Aber in der Pharmakologie fallen diese chemischen Bezeichnungen überall. Prägen Sie sich die Zuordnungen ein und machen Sie dann weiter.

Es leuchtet ein, dass man Zytokine – sofern ihre Funktionen geklärt und sie als Substanz darstellbar sind – als Arzneistoffe geben kann. So geschieht es z. B. bei den Interferonen. Eine andere Möglichkeit besteht darin, die Aktivität von Zytokinen zu unterdrücken. Zu diesem Zweck gibt man beispielsweise Antikörper, welche die frei gelösten Zytokine binden und inaktivieren. Beispiele sind die TNF-α-Antikörper Infliximab oder Adalimumab. Ähnlich wirken lösliche Rezeptoren, wie das Etanercept, das ebenfalls TNF-α bindet. Gegen Interleukine stehen IL-Antagonisten, z. B. Anakinra, zur Verfügung, die an IL-Rezeptoren binden, ohne entsprechende Wirkungen auszulösen.

WEITER ZUM VNS UNTER ▸ 20

29 ! Adrenalin steigert das HZV und den Blutdruck und es verbessert die Organdurchblutung.Therapeutisch kann man auch Alpha-1-Antagonisten einsetzen. Sie führen zu einer Blutdrucksenkung, die insbesondere bei einem erhöhten Sympathikotonus eher (zu) rasch und heftig ausfallen kann.

Das war knifflig. Denken Sie nochmal darüber nach, und dann geht´s weiter.

? Im Fall einer Sympathikusaktivierung wird der Tonus des Blasenschließmuskels über einen Subtyp des Alpha-1-Rezeptors erhöht. Welche Indikation für Alpha-1-Blocker kann sich daraus ergeben?

WEITER ZU ► 36

30

! Folgende Wirkung/Indikation ist korrekt

Arzneistoff	Wirkort	Art der Wirkung	Wirkung/Indikation
Ipratropium	Bronchien	Anticholinerg	Bronchienerweiternd/ Asthma
Butylscopolamin	Hohlorgane	Anticholinerg	Spasmolyse/Spasmen
Solifenacin	Blase/Detrusormuskel	Anticholinerg	Entspannend/ Dranginkontinenz

ES GEHT WEITER ZUR GLATTEN MUSKULATUR UND ZU VASODILATANZIEN UNTER ► 51

31

! Die vollständige Tabelle zeigt die passenden Rezeptortypen

Aktivierung/ Rezeptortyp	Gewebe/Organ	Wirkung	pharmak. Eingriff Bsp. Arzneistoff
Alpha-1	Gefäße	Peripherer Widerstand steigt	Alpha-Blockade: Prazosin
Alpha-1	Blasenschließmuskel	Harnabfluss sinkt	Alpha-Blockade: Tamsulosin
Beta-2	Bronchien	Erweiterung	Beta-Agonismus: Fenoterol
Beta-2	Uterus	Wehenhemmung	Beta-Agonismus: Fenoterol

Hirngängige Sympathomimetika können folgende zentrale Wirkungen auslösen: Steigerung des Antriebs und Wohlbefindens, Dämpfung des Hungergefühls und Suchtgefährdung.

? Welche Anwendungsgebiete könnten sich aus diesen Wirkungen für zentrale Sympathomimetika zumindest theoretisch ergeben?

WEITER ZU ► 24

Als Zytokine bezeichnet man Botenstoffe, welche die Entwicklung und das Zusammenspiel von Zellen beeinflussen. Dabei geht es in erster Linie um immunologische oder entzündliche Prozesse. Weil die meisten Zytokine lösliche Proteine oder Glykoproteine sind, 32

1 2 3 4 5 6 7 8 9 10

konnte ihr Aufbau, ihre Funktion und v. a. ihre therapeutische Anwendung erst in jüngerer Zeit auf der Basis von gentechnologischen Fortschritten untersucht werden. Folgende Zytokin-Familien besitzen eine große Bedeutung:

- Interferone,
- TNFs (=Tumornekrosefaktoren),
- Interleukine (IL), insbesondere die IL-1- und die IL-6-Familie.

Die bisher besprochenen Botenstoffe lassen sich auf der Basis ihres chemischen Baus in Gruppen einteilen.

? Ordnen Sie zu: Aminosäure, Protein/Glykoprotein, Amin, Eikosanoid

Botenstoff	Grundgerüst
Adrenalin	
Prostaglandine	
Histamin	
Interferon	
Interleukin-1	
Dopamin	
Glutamat	

WEITER ZU ▸ 28

33 **!** Betablocker können eine Erschlaffung der glatten Muskulatur und somit eine Erweiterung der Bronchien verhindern. Diese Nebenwirkung ist insbesondere bei vorbestehendem Asthma relevant. Betablocker sind deshalb bei Asthma kontraindiziert.

Das sollte man wissen.

WENN NICHT, ZURÜCK ZU 18 ◂

Auch das Nebennierenmark wird vom Sympathikus gesteuert. Nach Aktivierung schüttet es Adrenalin aus (und auch eine kleine Menge an NA), welches über den Blutweg transportiert wird und somit wie ein Hormon zur Wirkung kommt. Auch das Adrenalin greift an den Rezeptoren des Sympathikus an, allerdings mit einer zum Noradrenalin etwas unterschiedlichen Affinität bzw. Wirkstärke. Darüber hinaus aktiviert der Sympathikus Alpha-1-Rezeptoren der glatten Muskulatur im gesamten Gefäßsystem. Dies führt zu einer Gefäßverengung und Blutdrucksteigerung.

?

Überlegen Sie, in welchem Zusammenhang eine lokale Anwendung von Sympathomimetika, insbesondere von Alpha-Sympathomimetika

- an der Nasenschleimhaut z. B. als Nasenspray,
- bei einer gemeinsamen Injektion mit Lokalanästhetika

von Nutzen sein kann.

WEITER ZU ► 6

!

Es könnten Durchblutungsstörungen auftreten (dies ist insbesondere bei bereits bestehenden Durchblutungsstörungen relevant). 34

BEI BEDARF ZURÜCK ZU 25 ◄

?

Mit welcher möglichen Nebenwirkung muss man beim systemischen Einsatz eines Beta-2-Sympathomimetikums zur Tokolyse in Hinblick auf den Blutdruck rechnen?

WEITER ZU ► 26

!

Korrekte Zuordnung: Einflussnahme des VNS auf Stoffwechsel-/Verdauungsfunktionen 35

Einflussnahme auf	Sympathikus	Parasympathikus
Glykogenabbau in der Leber/in Skelettmuskeln	Erhöhung	– (ohne Einfluss)
Lipolyse	Erhöhung	– (ohne Einfluss)
Darmperistaltik	Hemmung	Anregung
Verdauungssekretion	Hemmung	Anregung

Das waren jetzt zwei ganz, ganz wichtige Schritte. Sie sollten diese Grundfunktionen des VNS wirklich beherrschen.

ODER SIE BESCHÄFTIGEN SICH DAMIT NOCHMALS AB 37 ◄

Als Überträgerstoff zwischen Neuron und Endorgan nutzt der Sympathikus fast überall Noradrenalin. Hinsichtlich der beteiligten Rezeptoren unterscheidet man Alpha-(α-) und Beta-(β-)Rezeptoren, jeweils mit den Subtypen 1 und 2. Die Rezeptoren sind an den Organen unterschiedlich verteilt. Am Herzmuskel und an der Niere finden sich Beta-1-Rezeptoren.

?

Ergänzen Sie folgende Aussage:
Am Herzen führt eine Aktivierung des Sympathikus mithilfe von Beta-1-Rezeptoren zu einer

- Erhöhung/Erniedrigung der Schlagkraft.
- Erhöhung/Erniedrigung der Herzfrequenz (HF).
- Zu-/Abnahme des Herzzeitvolumens (HZV).

WEITER ZU ► 22

36 **!** Alpha-1-Blocker senken den Tonus des Blasensphinkters (Schließmuskels) und erleichtern die Miktion. Das ist bei Miktionsstörungen z. B. infolge einer Prostatavergrößerung erwünscht (ändert jedoch nichts am Volumen der Prostata).

DAS LEUCHTET EIN, WENN MAN SICH AN DIE AUSSAGE UNTER 29◄ ERINNERN KANN.

Jetzt können Sie sich an folgende Aufgabe wagen.

? Ergänzen Sie den jeweiligen Rezeptortyp

Aktivierung/ Rezeptortyp	**Gewebe/Organ**	**Wirkung**	**pharmak. Eingriff Bsp. Arzneistoff**
	Gefäße	Peripherer Widerstand steigt	Alpha-Blockade: Prazosin
	Blasenschließmuskel	Harnabfluss sinkt	Alpha-Blockade: Tamsulosin
	Bronchien	Erweiterung	Beta-Agonismus: Fenoterol
	Uterus	Wehenhemmung	Beta-Agonismus: Fenoterol

WEITER ZU ►31

37 **!** Korrekte Zuordnung: Einflussnahme des VNS auf Organsysteme

Einflussnahme auf	**Sympathikus**	**Parasympathikus**
Herzfrequenz	Steigerung	Senkung
Schlagkraft des Herzens	Steigerung	– (ohne Einfluss)
Atemwege	Erweiterung	Verengung
Blutdruck/allgemeiner Tonus der Gefäßmuskulatur	Erhöhung	– (ohne Einfluss)
Durchblutung der Skelett- und Herzmuskulatur	Steigerung	– (ohne Einfluss)

Überlegen Sie, welche Funktionen das VNS auf Stoffwechsel- und Verdauungsfunktionen ausüben könnte.

? Ordnen Sie zu: Steigerung, Senkung, Hemmung

Einflussnahme auf	Sympathikus	Parasympathikus
Glykogenabbau in der Leber/in Skelettmuskeln		– (ohne Einfluss)
Lipolyse		– (ohne Einfluss)
Darmperistaltik		
Verdauungssekretion		

WEITER ZU ►35

38

! Die hohe Konzentration im Blut führt über eine negative Rückkopplung zu einer verminderten Cortisolproduktion.
Die negative Rückkopplung war´s.

WEITER ODER ZURÜCK ZU 41◄

Die Hypophyse gibt zwei grundsätzlich verschieden wirkende Hormone ab:

- Steuerungshormone, die auf die Aktivität von untergeordneten hormonproduzierenden Drüsen bzw. Geweben oder Organen einwirken. Man spricht von glandotropen Hormonen, sozusagen „drüsenanregenden“ Stoffen. Diese Stoffe haben häufig die Endung „-trop“ oder man bezeichnet sie als „SH“ für stimulierendes Hormon. Beispiele sind TSH für Thyreoidea-(= Schilddrüse) stimulierendes Hormon oder thyreotropes Hormon.
- Hormone, die direkt auf die Funktion eines Gewebes einwirken. Beispiele sind Adiuretin, welches für die Rückresorption von bis zu 30 l Wasser täglich in den Nierenkanälchen sorgt, oder auch Oxytocin, das u. a. die Wehentätigkeit anregt.

? Wenden Sie Ihr Wissen an und ordnen Sie zu

Hormon	Übergeordnet anregend	Direkt steuernd
Follikelstimulierendes Hormon (FSH)	☐	☐
Prolactin	☐	☐
Adrenocortitropes Hormon (ACTH)	☐	☐

WEITER ZU ►46

39 **!** Korrekte Zuordnung: Wirkung ist an den Blutgefäßen

Botenstoff	Gefäßverengung	Gefäßerweiterung
Noradrenalin (NA)	☒	☐
Angiotensin II	☒	☐
Stickstoffmomoxid (NO)	☐	☒
Prostazyklin	☐	☒

ES GEHT WEITER ZUR BEEINFLUSSUNG DER SKELETTMUSKULATUR UNTER ► 45

40 **!** Von außen zugeführte Geschlechtshormone hemmen die Ausschüttung von Gonadotropinen. Deren üblicherweise zyklische Freisetzung aus der Hypophyse wird gestört, was u. a. zu einer Verhinderung des Eisprungs und zu Veränderungen im Bereich der Gebärmutterschleimhaut führt.
Das war es dann an dieser Stelle mit den Hormonen.

ES GEHT WEITER MIT DEM RAAS UNTER ► 58

41 **!** Die gemeinsame Steuerzentrale des Hormon- und des vegetativen Nervensystem heißt Hypothalamus. Dieser ist Teil des Zwischenhirns (und liegt unterhalb der allgemeinen Steuer- und Umschaltzentrale Thalamus). Der Hypothalamus empfängt Signale aus mehreren Hirnbereichen, insbesondere aus dem Thalamus und dem limbischen System, welches emotionale Bewertungen ausführt.
Ok, das war mehr Physiologie als Pharmakologie.

BEI INTERESSE HILFT EIN BLICK ZURÜCK ZU 55 ◄

Der Hypothalamus überwacht die Hormonkonzentrationen im Blut. Entsprechend fährt er bei hohen Konzentrationen seinen fördernden Einfluss auf die Hypophyse zurück und „gibt" bei niedrigen Konzentrationen „Gas". Man bezeichnet einen solchen Regelkreis als negative Rückkopplung.

? Wie ist es zu erklären, dass die therapeutische Gabe von hohen Dosen eines Hormons wie z. B. des Cortisols die körpereigene Hormonproduktion hemmen kann?

WEITER ZU ► 38

42 Die Übertragung des Signals vom motorischen Nerven zum Muskel erfolgt an der motorischen Endplatte mithilfe des Überträgerstoffs Acetylcholin (ACh) und nikotinischer Rezeptoren. Das Botulinustoxin zerstört irreversibel ein Protein, welches für die Freisetzung von Acetylcholin als Transmitter an der motorischen Endplatte benötigt wird. Es resultiert eine längerdauernde Lähmung des betreffenden Muskels.

?

An welche Strukturen binden zentrale Muskelrelaxanzien?

WEITER ZU ► 7

!

In hoher Konzentration wirken Vasopressin und seine Analoga vasokonstriktorisch. Dieser Effekt wird zur Blutstillung genutzt. 43
Zugegeben, das war ein Spezialfall. Und schon geht es weiter.

Eine Zwischenstellung nimmt das STH (= Somatotropin oder Growth-hormone, GH) ein. Es wirkt indirekt über eine vermehrte Freisetzung von Glucagon und über die Leber bzw. den Insulin-like-growth-factor (IGF) auf Knorpel-, Knochen- und Muskelwachstum. Somatotropin fördert direkt das Wachstum und die Teilung von Zellen und wird als Wachstumshormon bei Minderwuchs von Kindern verordnet. Sein Gegenspieler in der Hypophyse ist das Somatostatin. Das Somatostatin oder Analoga wie Octreotid oder Lanreotid gibt man bei Zuständen, die durch eine übermäßige Sekretion von GH gekennzeichnet sind, wie z. B. bei einigen Tumoren des GIT.

?

Bei einer Akromegalie kommt es infolge eines Überschusses an Somatotropin im Erwachsenenalter zu ungewöhnlichem Wachstum der Fuß- und Handknochen. Mit welchem Arzneistoff lässt sich eine Akromegalie behandeln?

WEITER ZU ► 50

!

Man unterscheidet depolarisierende (z. B. Dexa- oder Suxamethonium) von nicht-depolarisierenden (z. B. Pancuronium, Atracurium = Curare-Typ) Muskelrelaxanzien. 44

ES GEHT WEITER ZUM HORMONSYSTEM UNTER ► 55

Muskelrelaxanzien hemmen die Aktivität quergestreifter (Skelett-)Muskeln. Das kann auf drei Ebenen geschehen: 45

- auf Ebene der höheren motorischen Zentren im Gehirn (dieser Ansatz wird auch im Kapitel Neurologie unter Epilepsie und Morbus Parkinson besprochen),
- über die motorischen Nerven im Rückenmark,
- direkt über die Hemmung der peripheren Reizübertragung an der motorischen Endplatte der Skelettmuskulatur.

Zentrale Muskelrelaxanzien kommen bei schmerzhaften Muskelverspannungen oder Muskelkrämpfen zum Einsatz. Als Auslöser kommen Verletzungen im ZNS, eine multiple Sklerose oder Rückenleiden in Betracht. Benzodiazepine aktivieren $GABA_A$-Rezeptoren und verstärken deren hemmenden Einfluss. Das Baclofen wirkt muskelrelaxierend, indem es an den $GABA_B$-Rezeptor bindet.

WEITER ZUR MOTORISCHEN ENDPLATTE UNTER ► 42

46 **!** Korrekte Zuordnung: Wirkung der Hypophysen-Hormone

Hormon	Übergeordnet anregend	Direkt steuernd
Follikelstimulierendes Hormon (FSH)	☒	☐
Prolactin	☐	☒
Adrenocortitropes Hormon (ACTH)	☒	☐

Wenn Ihr Ergebnis so aussieht, dann geht es weiter.

ANDERNFALLS: WIEDERHOLUNG UNTER 38◄

Folgende Hormone der Hypophyse steuern direkt:

- Adiuretin (auch ADH oder Vasopressin genannt) erhöht in der Niere die Rückresorption von Wasser (**anti****d**iuretische **H**ormon). In hoher Konzentration besitzt es eine gefäßverengende Wirkung.
- Oxytocin erhöht die Kontraktionen des Uterus gegen Ende der Schwangerschaft.
- Prolactin beeinflusst das Brustgewebe und sorgt für die Milchproduktion. Die Bildung von Prolactin in der Hypophyse wird über Dopamin gesteuert, indem das Dopamin die Prolactin-Sekretion hemmt. Dopaminagonisten können also die Milchproduktion hemmen und zum Abstillen beitragen.

? Geben Sie nochmals die Wirkungen folgender Hypophysen-Hormone an: Oxytocin, ADH, Prolactin – und Dopamin

WEITER ZU ►48

47 **!** Das RAAS wird aktiviert

- bei einem Abfall des Perfusionsdrucks an der zuführenden Arterie in der Niere.
- über den Sympathikus.

Alles klar?

ODER DAS RAAS ERNEUT BEARBEITEN UNTER 58◄

Der Sympathikus bzw. das Noradrenalin wirken dabei auf Beta-1-Rezeptoren in der Niere ein. Die RAAS-Aktivierung erfolgt folgendermaßen:

Als erster Schritt wird Renin aus Nierenzellen in das Blut abgegeben. Als Stimuli kommen eine verminderte NaCl-Konzentration im Tubuluslumen, eine Blutdrucksenkung oder auch eine Sympathikus-Aktivierung in Betracht. Das Enzym Renin spaltet aus Angiotensinogen das Angiotensin I ab (zweiter Schritt). Im dritten Schritt beachte man das Angiotensin-converting-Enzym (ACE), das sich im Blut und den Wänden der Blutgefäße befindet. Das ACE bildet aus Angiotenin I das Angiotensin II. ACE kann auch andere Proteine spalten, z. B. inaktiviert es Bradykinin.

?

Wie wirkt sich die Blockade von Beta-Rezeptoren der Niere auf das RAAS aus?

WEITER ZU ►60

!

48

Oxytocin	Wehenauslösend
ADH	Antidiuretisch
Prolactin	Milchbildung fördernd
Dopamin	Wirkt in der Hypophyse der Prolactin-Sekretion entgegen (ein Eingriff in das Dopamin-Prolactin-System kommt bei weiblichen Zyklusstörungen in Betracht)

Soweit korrekt? Oder keine Ahnung?

DANN ZURÜCK ZU 46◄

?

Das Vasopressin-Analogon Terlipressin verwendet man bei Blutungen der Ösophagusvarizen. Warum?

WEITER ZU ►43

!

Wenn die blutdrucksenkenden Arzneistoffe auf die glatte Muskulatur erschlaffend wirken, dann können sie auch Spasmen der glatten Muskulatur lösen. 49

Für die Kontraktion von glatten Muskeln ist der Einstrom von Calcium-Ionen über Calciumkanäle und damit die Erhöhung der intrazellulären Ca^{2+}-Konzentration mitentscheidend. Das Ca^{2+} gelangt über die Zellmembran bzw. über spezialisierte Kanäle in die Zelle, wo es gebunden und wieder frei gesetzt werden kann.

?

Welche Wirkung besitzen demnach Calciumkanalblocker?

WEITER ZU ►59

!

Als Gegenspieler des Somatotropin oder GH wirkt Somatostatin oder sein länger wirkendes Analogon Octreotid. 50
Auch das war etwas für Spezialisten. Wer sich die Sache noch einmal ansehen will:

ZURÜCK ZU 43◄

An eindeutig glandotropen Hormonen sind zu nennen:

- die Gonadatropine wie FSH (follikelstimulierendes Hormon) und LH (luteinisierendes Hormon) wirken auf die männlichen oder weiblichen Keimdrüsen ein. In der Folge steigt oder sinkt z. B. die Produktion von weiblichen Geschlechtshormonen wie Östrogenen oder Gestagenen. Über Rückkopplungsprozesse kommt es in abgestimmter Reihenfolge zum Aufbau der Uterusschleimhaut, zum Eisprung, zur Einnistung einer befruchteten Eizelle oder auch zur Aufrechterhaltung einer Schwangerschaft bzw. Abstoßung der Uterusschleimhaut.

1 2 3 4 5 6 7 8 9 10

- Das TSH stimuliert die Funktion und das Wachstum von Schilddrüsengewebe.
- Das adrenocorticotrope Hormon (ACTH) fördert in der Nebenniere die Produktion von Nebennierenrindenhormonen. Dazu zählen die Mineralocorticoide und die Glucocorticoide.

? Worauf könnte eine erhöhte TSH-Konzentration im Blut hindeuten?

WEITER ZU ►57

51 Glatte Muskeln sind wichtige Bestandteile der Wand von Hohlorganen, wie Gallenblase und Gallengänge, Harnleiter oder Blase. Ihr kontrahierter oder erschlaffter Zustand entscheidet auch über den Gefäßtonus und damit über die Durchblutung und den Blutdruck, die Peristaltik des GIT, die Wehentätigkeit und die Weite der Atemwege.

Für die Steuerung des Tonus der glatten Muskulatur gibt es mehrere Mechanismen:

- Steuerung über das VNS, also adrenerg über den Sympathikus oder muskarinerg über den Parasympathikus.
- Steuerung über den Einstrom von Calcium-Ionen.
- Steuerung über verschiedene Überträgerstoffe bzw. Gewebshormone, z. B. Prostaglandin oder Stickstoffmonoxid (NO).

Eine Verringerung des Tonus der glatten Gefäßmuskulatur gelingt über:

- die Verringerung des sympathischen Einflusses durch Alpha-Rezeptorantagonisten,
- eine direkte Beeinflussung der glatten Muskelzellen z. B. durch Calciumkanalblocker („Calciumantagonisten"),
- die Gabe vasodilatierender Botenstoffe, wie organische Nitrate als NO-Donatoren oder Prostaglandin- oder PGI_2-Derivate (Alprostadil, Iloprost).

Ebenso gefäßerweiternd wirkt eine Verringerung der Angiotensin II-Wirkung durch Hemmung seiner Produktion oder durch Blockade seines Rezeptors, die im nachfolgenden Abschnitt besprochen wird. Darüber hinaus gibt es noch weitere, pharmakologisch weniger bedeutende Mechanismen, die am Gefäßtonus ansetzen.

Zu den glattmuskulären Organen, die pharmakologisch beeinflussbar sind, zählen neben den Blutgefäßen die Atemwege, die Hohlorgane im Bauchraum und die Gebärmutter. Eine Bronchialerweiterung senkt den Atemwegswiderstand, z. B. bei Asthma oder chronisch obstruktiver Lungenerkrankung. Eine Spasmolyse löst schmerzhafte Krämpfe (Koliken) der glatten Muskulatur, der Hohlorgane, z. B. der Gallenwege, der Harnleiter und der Speiseröhre. Eine Wehenhemmung (Tokolyse) kommt bei vorzeitigen Wehen, drohendem Abort oder Komplikationen während der Geburt in Betracht, die einen Kaiserschnitt erforderlich machen.

Von eher historischer Bedeutung sind die Mutterkorn-Alkaloide bzw. Lysergsäure-Derivate, die an der glatten Muskulatur über Alpha-Rezeptoren teils antagonistisch und teils agonistisch wirken. Das Ergometrin kann Wehen auslösen, das Methylergometrin fördert nachgeburtliche Kontraktionen des Uterus. Das Ergotamin wirkt vasokonstriktorisch und erhöht den Uterustonus, während das Bromocriptin eine Bedeutung als D_2-Agonist bei M. Parkinson besitzt und das LSD eine Modellpsychose auslöst.

? Warum können manche blutdrucksenkenden und gefäßerweiternden Arzneistoffe auch bei Koliken der Hohlorgane mit Erfolg eingesetzt werden?

WEITER ZU ►49

! Korrekte Zuordnung: Wirkung der Antihistaminika 52

Arzneistoff	Hypnotikum	Antiallergikum	Antiemetikum	Asthmamittel
Doxylamin	☒	☐	☐	☐
Dimetinden	☐	☒	☐	☐
Ketotifen	☐	☒	☐	☒
Dimenhydrinat	☐	☐	☒	☐

? Weshalb sollte man Diphenhydramin nicht bei Prostatahyperplasie oder erhöhtem Augeninnendruck einsetzten?

WEITER ZU ►13

! Botulinumtoxin stört die Freisetzung von Acetylcholin an der motorischen Endplatte, indem es irreversibel ein Protein zerstört. Es resultiert eine Lähmung des Muskels. 53

? Welche beiden Typen von peripheren Muskelrelaxanzien unterscheidet man? Geben Sie jeweils einen Arzneistoff an.

WEITER ZU ►44

! Wirkung von Überträgerstoffen des ZNS und Rückenmarks 54

Einflussnahme	Wirkung
Hemmung des Glycin-Systems im Rückenmark	Krampffördernd
Aktivierung des Glutamat-Systems	Allgemein aktivierend
Aktivierung des GABA-Systems im Gehirn	Sedierend/dämpfend
Blockade des NMDA-Rezeptors	Halluzinogen, sedierend/dämpfend

Zugegeben, das ist jetzt schon ein bisschen speziell.

ENTSCHEIDEN SIE: ZURÜCK ZU 10◄ ODER WEITER MACHEN.

Zu den biogenen Aminen zählt das Histamin. Histamin dient im ZNS als Neurotransmitter. H_1-Rezeptoren sind im Gehirn an der Regulation des Wachzustands bzw. der Aufmerksamkeit, des Appetits und der Auslösung von Übelkeit beteiligt. Am Magen erhöht Histamin über H_2-Rezeptoren die Ausschüttung von Magensaft bzw. -säure. Die größte Menge an Histamin befindet sich jedoch in den Mastzellen, welche bei allergischen Reaktionen eine Schlüsselrolle ausüben, indem sie Histamin ausschütten. Histamin wirkt hier als Gewebshormon. Es bewirkt eine Kontraktion glatter Muskelzellen, Verengung z. B. der Bronchien und Erhöhung der Gefäßdurchlässigkeit (über H_1-Rezeptoren).

?

1. Welche Wirkungen hat eine Blockade von Histamin-Rezeptoren im Gehirn?
2. Welche Wirkung hat eine Blockade von H_2-Rezeptoren am Magen?
3. Welche Wirkungen hat eine Blockade von Histamin-Rezeptoren an Blutgefäßen?

WEITER ZU ►12

55 Hormone werden definitionsgemäß von spezialisierten Drüsen ins Blut abgegeben und entfalten ihre Wirkung an solchen Organen, die passende Rezeptoren besitzen. Man spricht von einer innersekretorischen oder endokrinen Wirkweise. Die übergeordnete Steuerzentrale des Hormonsystems sitzt im Gehirn, und zwar im Hypothalamus des Zwischenhirns. Dort laufen die Informationen über die Körperfunktionen und die Organzustände zusammen. Übrigens liegt dort auch die Steuerzentrale des VNS. Im Fall des Hormonsystems gelangen Steuerimpulse zur Hypophyse und von dort werden dann Hormone ins Blut sezerniert.

?

Wie heißt die gemeinsame Steuerzentrale des Hormon- und des vegetativen Nervensystems? Und wo findet sie sich?

WEITER ZU ►41

56 !

Aprepitant kann als NK_1-Antagonist zytostatikainduziertes Erbrechen verringern. Dem ist nichts weiter hinzuzufügen.

EVENTUELL RÜCKBLICK ZU 16◄

Die endogenen Opioide sind eine weitere Gruppe von peptidischen Transmittern. Dazu zählen die Endorphine (aus 31 Aminosäuren aufgebaut) und die Enkephaline (aus 5 Aminosäuren). Sie wirken schmerzhemmend, indem sie absteigende, die Schmerzleitung hemmende Nervenbahnen stärken. Daneben können Endorphine auch von der Hypophyse über die Blutbahn abgegeben werden. Dies geschieht in Stresssituationen immer gemeinsam mit dem adrenocorticotropen Hormon (ACTH), welches die Cortisolproduktion steigert. Daneben findet sich das endogene Opioidsystem auch in der Peripherie, insbesondere im Darm. Dort hemmt es die Darmmotorik. Die entsprechenden Rezeptoren werden mit den griechischen Buchstaben μ (mü), δ (delta) und κ (kappa) bezeichnet, wobei der μ-Rezeptor (auch MOR für mü-Opiatrezeptor bezeichnet) der wichtigste ist.

?

Welche Wirkung besitzen μ-Rezeptoragonisten
- im ZNS?
- am Darm?

WEITER ZU ► 17

!

TSH stimuliert das Wachstum der Schilddrüse und kurbelt die Produktion von Schilddrüsenhormonen an. Ein erhöhter Wert deutet darauf hin, dass die Konzentration an Schilddrüsenhormonen im Blut grenzwertig oder zu niedrig ist. 57
Gut gemacht! Oder nicht?

DANN ZURÜCK ZU 50 ◄

?

Glucocorticoide aus der Nebennierenrinde spielen bei Stress eine wichtige Rolle, indem sie in Stoffwechselprozesse eingreifen.Insbesondere erhöhen sie die Blutglukose-Konzentration. Auf welchem Weg könnte die Nebennierenrinde das Signal erhalten, mehr von dem körpereigenen Glucocorticoid Cortisol zu sezernieren?

WEITER ZU ► 63

Eine zentrale Rolle bei der mittel- und langfristigen Regulation des Natrium- und Wasserhaushalts bzw. Blutvolumens und des Blutdruck nimmt das Renin-Angiotensin-Aldosteron-System (RAAS) ein. Gemeinsam mit dem Sympathikus sorgt das RAAS für die Funktionsfähigkeit unter kritischen Bedingungen, indem es das Blutvolumen und den Blutdruck steigert. 58

?

Entscheiden Sie sich:
Bei einem Abfall des Perfusionsdrucks an der Niere wird das RAASaktiviert/inaktiviert.
Bei einem Anstieg der Sympathikus-Aktivität wird das RAAS aktiviert/inaktiviert.

WEITER ZU ► 47

!

Calciumkanalblocker, die auch gerne als Calciumantagonisten bezeichnet werden, hemmen den Ca^{2+}-Einstrom und damit auch die Kontraktion von glatten Muskeln. Sie wirken gefäßerweiternd und blutdrucksenkend. 59

Einer der Überträgerstoffe, die eine Erschlaffung oder Relaxation von glatten Muskeln auslösen, ist das NO.

?

Wie wirken demnach NO-Donatoren?

WEITER ZU ► 21

60 **!**

Der (längerfristige) Einsatz von Betablockern senkt die Aktivität des RAAS.
Das haben Sie doch gewusst. Oder?

WIEDERHOLUNG UNTER 47◄ GEFÄLLIG?

Am Ende der Kaskade bindet Angiotensin II an den AT_1-Rezeptor. (Vorsicht: AT II bindet an den AT_1-Rezeptor! Es gibt noch einen AT_2-Rezeptor, der im Regelfall aber keine Rolle spielt). Über den AT_1-Rezeptor löst Angiotensin II seine Wirkungen aus:

- Vasokonstriktion,
- Erhöhung des zentralen Sympathikotonus,
- Erhöhung der peripheren Noradrenalin-Freisetzung,
- Erhöhung der Aldosteron-Ausschüttung (ein Hormon der Nebennierenrinde).

?

Überlegen Sie: Wie wirkt sich
- eine Hemmung des Renins,
- eine Hemmung des ACE,
- eine Blockade des AT_1-Rezeptors aus?

WEITER ZU ►11

61 **!**

Eintreffen eines elektrischen Reizes – Freisetzung aus Vesikeln – Bindung am Rezeptor – enzymatische Spaltung/Wiederaufnahme
War das zu schwer?

BESCHÄFTIGEN SIE SICH NOCHMALS MIT 8◄

Der am häufigsten zu findende Neurotransmitter ist das Acetylcholin (ACh). Es handelt sich um eine quartäre Aminverbindung, welche im ZNS, im vegetativen Nervensystem (VNS) und an der motorischen Endplatte genutzt wird. Acetylcholin wird sehr schnell von der Acetylcholinesterase gespalten. Acetylcholin besitzt, insbesondere als Überträgerstoff des Parasympathikus, eine große pharmakologische Bedeutung. Einzelheiten werden dort besprochen.

?

Kreuzen Sie an
Wo findet sich Acetylcholin als Neurotransmitter?
☐ ZNS
☐ peripheres VNS
☐ motorisches System
Wie wird Actylcholin inaktiviert?

WEITER ZU ►3

62

Eine Hemmung von D_2-Rezeptoren im motorischen System des ZNS könnte M. Parkinson-ähnliche Störungen hervorrufen.
Bei einer drohenden Minderdurchblutung der Nieren, z. B. bei einem kardiogenen Schock mit drohendem Nierenversagen kann die Gabe von Dopaminagonisten sinnvoll sein.
War das zu kompliziert? Dann gehen Sie entweder zurück zu 14◂ oder sogar zum vorletzten Schritt 3◂ oder ignorieren Sie einfach die Aufgabe und trinken eine Tasse Tee.

Im Serotonin-System können derzeit sieben Gruppen von Rezeptoren mit 14 unterscheidbaren Subtypen definiert werden. Man bezeichnet sie als 5-HT-Rezeptoren, abgeleitet vom 5-Hydroxytryptamin (=Serotonin). Pharmakologisch können einige aktiviert bzw. gehemmt werden. Bei Depressionen versucht man, die zentralen Serotonin-Synapsen zu aktivieren, indem man die Serotonin-Konzentration im synaptischen Spalt durch Hemmung des Rückaufnahmetransporters erhöht. Eine Hemmung der zentralen 5-HT_3-Rezeptoren durch die Arzneistoffgruppe der „Setrone“ dämpft zytostatikainduziertes Erbrechen. Die Aktivierung von 5-HT_4-Rezeptoren im GIT steigert die Peristaltik des GIT. Eine Aktivierung von 5-HT_1-Rezeptoren wirkt gefäßverengend – auf diese Weise wirken „Triptane“ gegen Migräneanfälle.

Bei welchem System ist die Anzahl der Rezeptoren besonders unübersichtlich bzw. gibt es am meisten Rezeptortypen: im Noradrenalin-, Dopamin- oder Serotonin-System?

WEITER ZU ▸5

63

Das Stresssignal stammt z. B. aus dem limbischen System und wirkt auf den Hypothalamus ein. In der Folge gibt die Hypophyse mehr adenocorticotropes Hormon ab, welches die Nebennierenrinde stimuliert.
Falls nicht gewusst: keinen Stress aufkommen lassen.

UND NOCHMALS 50◂DURCHARBEITEN.

Wie bereits oben erwähnt, führt eine längerdauernde, höher dosierte Gabe von Glucocorticoiden zur Unterdrückung der körpereigenen Cortisolproduktion, da über den Rückkopplungsmechanismus kein adenocorticotropes Hormon mehr ausgeschüttet wird. Bei einer abrupten Unterbrechung der Glucocorticoid-Gabe fehlt es dem Körper dann an Cortisol, und die fehlende Cortisolwirkung löst lebensbedrohliche Zustände aus.

Im Rahmen einer hormonellen Empfängnisverhütung nimmt die Frau weibliche Geschlechtshormone ein. Wie greifen diese in den Regelkreis ein?

WEITER ZU ▸40

1 2 3 4 5 6 7 8 9 10

64 **!** Bei einer verringerten ADH-Ausschüttung sinkt die Wasserrückresorption. Alkohol wirkt also diuretisch.
Auch abstinente Leute können das wissen oder unter 4◄ die Sache mit dem ADH erneut ansehen.

Damit sind wir am Ende des ersten Kapitels angelangt und man oder frau könnte sich ein Gläschen gönnen …

2 Herz und Kreislauf

Das Herz-Kreislauf-System hat die Aufgabe, den Organismus mit seinen Organen 1
bedarfsgerecht mit Blut zu versorgen. Das Herz kann man als Pumpe betrachten. Als wichtige Kenngröße dient das Herzminuten- oder Herzzeitvolumen (HZV), das wie folgt berechnet wird:

HZV = Herzfrequenz (HF in Schlägen pro Minute) x ausgeworfenes Schlagvolumen (in ml)

? Überlegen Sie: Welchen Wert könnte das HZV bei einem Erwachsenen in Ruhe annehmen?

WEITER ZU ►8

! A: Das kann nicht sein. Bei verengten Arterien steigt doch der Widerstand. 2

ZURÜCK ZU 6◄

! Eine Erweiterung der venösen Gefäße vergrößert die Speicherkapazität der Venen 3
und verringert den Rückstrom zum Herzen und damit die Vordehnung des Herzmuskels bzw. die Vorlast. Eine Erweiterung der arteriellen Gefäße senkt den Druck und verringert den Widerstand und damit die Nachlast.

In manchen Situationen kann der Blutdruck plötzlich stark absinken, was zu einer mangelnden Blutversorgung, z. B. des Gehirns, führen würde. Um dieses Risiko auszuschalten, hat der Organismus einen Reflex entwickelt. Einen plötzlichen Druckabfall registrieren Pressosensoren, z. B. in den Halsarterien, welche den Sympathikus aktivieren. Es kommt zu einer Reflextachykardie mit gesteigerter Kontraktilität.

? Welche Folgen hat eine schnelle Blutdrucksenkung hinsichtlich des myokardialen Sauerstoffbedarfs?

WEITER ZU ►9

4 Bei einer chronischen Herzinsuffizienz reagiert der Organismus mit einer Aktivierung des Sympathikus und des RAAS. Dies führt langfristig zu ungünstigen Umbauvorgängen wie einer Herzvergrößerung und Herzerweiterung. Die medikamentöse Therapie will diese Anpassungsvorgänge des Organismus reduzieren und auf diese Weise die Symptomatik kontrollieren und die Sterblichkeit verringern.

Es kommen ACE-Hemmer (alternativ Sartane) und Betablocker in Betracht, oft auch in Kombination. Beide Arzneistoffgruppen sollten vorsichtig einschleichend dosiert werden. Dies gilt in besonderem Maß für die Betablocker, die eigentlich negativ inotrop wirken. Für die Indikation Herzinsuffizienz sind (bisher) nur die Arzneistoffe Bisoprolol, Metoprolol, Nebivolol und Celiprolol zugelassen.

Diuretika wirken Stauungserscheinungen entgegen bzw. schwemmen Ödeme aus und wirken sich positiv auf die Symptomatik aus. Zusätzlich können Aldosteronantagonisten wie Spironolacton oder Eplerenon gegeben werden, die langfristig das Remodeling verzögern.

? Zählen Sie die vier (oder fünf) Antihypertonika-Gruppen der 1. Wahl auf.

WEITER ZU ► 61

5 **!** Am Myokard kommt es zu einer reduzierten Kontraktilität (negativ inotrope Wirkung).
Die Erregungsbildung wird gehemmt und die Erregungsleitung verzögert.
Widerstandsgefäße bzw. Arteriolen werden erweitert, was zu einer Senkung der Nachlast und Vorlast führt. Ebenso werden Koronargefäße erweitert.

Die Gefäßdilatation betrifft praktisch nur das arterielle System. Insgesamt sinkt der Blutdruck. Bei schneller Senkung käme eine reflektorische Tachykardie hinzu, bei langsamer Senkung stünde die Verlangsamung der HF im Vordergrund. Die Nachlast sinkt und mit ihr der Sauerstoffverbrauch. Die Calciumantagonisten lassen sich in zwei Gruppen unterteilen:

- Dihydropyridine wie Nifedipin, Isradipin oder Amlodipin besitzen ihren Wirkungsschwerpunkt an der glatten Muskulatur („gefäßselektive" Wirkung).
- Verapamil zeigt seinen Wirkungsschwerpunkt am Myokard und an der Erregungsleitung sowie Erregungsbildung (Sinusknoten). Das Diltiazem wirkt an den genannten Wirkorten vergleichbar intensiv und wird deshalb meistens der Verapamil-Gruppe zugeordnet.

? Welche Hauptindikation ergibt sich aus diesen Wirkungen? Entscheiden Sie sich für Hypertonie oder tachykarde Herzrhythmusstörungen.

- Bei Dihydropyridine
- Bei Verapamil

WEITER ZU ► 48

6

! Wirkung von Parasympatholytika und Sympathomimetika

Arzneistoff(gruppe)	Herzfrequenz	Schlagkraft	Blutgefäße/Blutdruck
Parasympatholytikum z. B. Atropin	Erhöhend	Ohne Einfluss	Ohne Einfluss
Sympathomimetikum z. B. Adrenalin	Erhöhend	Erhöhend	Insgesamt verengend/erhöhend

Wichtige Größen bei der Betrachtung der Herzfunktion sind die Nachlast und die Vorlast. Die Nachlast steht für den bei der Systole auftretenden Druck in der Kammer. Sie steigt mit dem Blutdruck und dem arteriellen Widerstand. Die Vorlast ergibt sich aus dem rückströmenden Blutvolumen und dem diastolischen Wanddruck. Sowohl eine Erhöhung der Vorlast als auch der Nachlast steigern die Herzarbeit und den sich daraus ergebenden Sauerstoffbedarf.

? Welche Aussage ist richtig?

GEHE ZU

- A Die Nachlast sinkt bei verengten Arterien. ►2
- B Die Nachlast erhöht sich bei einem erhöhtem Strömungswiderstand der Arterien. ►16
- C Die Vorlast wird bei verengten Venen geringer. ►10

7

! Wir dürfen nicht vergessen, dass das RAAS in seiner Aktivität eingeschränkt wird. Dies scheint auf längere Sicht bzw. in der Summe ausschlaggebend zu sein. Deshalb tritt die maximale Wirkung auf den Blutdruck erst nach einigen Wochen auf.

Ein weiteres wichtiges Anwendungsgebiet ist die kompensierte chronische Herzinsuffizienz. Lange Zeit hielt man Betablocker wegen ihrer negativen Inotropie für kontraindiziert. Allerdings scheinen langfristig die abschirmende Wirkung und der dämpfende Einfluss auf Umbauvorgänge am Herzen („Remodeling“) wichtiger zu sein. Betablocker wirken sich eindeutig günstig auf den langfristigen Verlauf einer Herzinsuffizienz aus. Zu Beginn der Therapie muss allerdings eine sehr geringe Dosis gegeben werden, die langsam, im Verlauf von Wochen, bis zur Zieldosis gesteigert wird.

Zu den kardioselektiven Beta-1-Blockern zählen: Atenolol, Metoprolol, Bisoprolol, Nebivolol und Celiprolol. Nichtselektive Betablocker gelten als Mittel 2. Wahl. Dazu zählt das Propranolol (und das Antiarrhythmikum Sotalol).

? Die Arzneistoffe Celiprolol und Acebutolol sind selektive Beta-1-Antagonisten mit beta-2-mimetischer Wirkung. Wie wirkt sich dies am Herzen und an den Gefäßen aus?

WEITER ZU ►20

8 **!** Ein möglicher Wert in Ruhe wäre: 70 (HF) × 70 ml = 4900 ml, also rund 5 l HZV.

Die Steuerung erfolgt durch Autoregulation über die im Herzen vorliegenden Volumina und den Wanddruck. Modifizierend wirkt das vegetative Nervensystem. Der Sympathikus treibt an und erhöht die HF (positiv chronotrope Wirkung), die Erregbarkeit (positiv bathmotrop), die Überleitungsgeschwindigkeit (positiv dromotrop) und die Kontraktionskraft (positiv inotrop). Dies geschieht über Synapsen mithilfe des Überträgerstoffs Noradrenalin und über das Blut mithilfe von Adrenalin (und wenig NA). Am Herzen finden sich Beta-1-Rezeptoren, welche die Sympathikus-Aktivität vermitteln.

? Was bewirkt demnach die Aktivierung von Beta-1-Rezeptoren am Herzen?

WEITER ZU ►11

9 **!** Eine (zu) schnelle Drucksenkung führt zu einer Reflextachykardie, die als Herzklopfen unangenehm empfunden wird. Die Herzarbeit und der Sauerstoffbedarf steigen an (trotz des gesunkenen Gefäßwiderstands). Bei einem schlechten Zustand der Koronarien kann Sauerstoffmangel bzw. ein Angina pectoris-Anfall ausgelöst werden. Eine sehr schnelle Blutdrucksenkung ist also unerwünscht, auch weil sie zu Schwindel führen kann.

Bei einem drohenden gefährlichen Blutdruckabfall ist eine Gefäßverengung (Vasokonstriktion) im arteriellen System für den Organismus eine Möglichkeit, um einem unzureichenden Perfusionsdruck und einer verschlechterten Versorgung der Gewebe entgegen zu wirken. Eine Vasokonstriktion im venösen System verringert in erster Linie das dort befindliche Blutvolumen, steigert den Rückfluss zum Herzen und verschiebt Blut ins arterielle System. Die akute venöse Gefäßverengung erfolgt unter dem Einfluss des Sympathikus über Alpha-Rezeptoren.Über die Weite der Arterien lässt sich die Verteilung des Blutes auf die Organe steuern. Beispielsweise steht durch eine Gefäßverengung in der Haut und Schleimhaut mehr Blut für die im Notfall wichtigeren Skelettmuskeln und Organe zur Verfügung.

An den Arteriolen befinden sich Alpha-Rezeptoren, welche eine Gefäßverengung auslösen. An den Gefäßen der Skelettmuskulatur und den Herzkranzgefäßen finden sich zusätzlich viele Beta-2-Rezeptoren. Nach deren Aktivierung kommt es zu einer Erweiterung dieser Gefäße, wodurch sich deren Durchblutung erhöht. Eine Sympathikus-Aktivierung verengt zwar insgesamt die arteriellen Blutgefäße und erhöht den Blutdruck, doch durch die Muskeln fließt trotzdem mehr Blut.

? Was passiert demnach im Herz-Kreislauf-System bei einer selektiven Aktivierung

- der Alpha-Rezeptoren,
- der Beta-1-Rezeptoren,
- der Beta-2-Rezeptoren?

WEITER ZU ►19

10

! C: Nein, in diesem Fall steigt der Rückstrom von Blut zum Herzen, und die Vorlast nimmt zu.

ZURÜCK ZU 6◄

11

! Über eine gesteigerte Sympathikus-Aktivität erhöht sich die Kontraktionskraft (inotrope Wirkung) bzw. das Schlagvolumen sowie die HF (chronotrope Wirkung, gefördert durch die bathmotrope und dromotrope Wirkung). Es ergibt sich z. B. ein HZV von 100 Schlägen pro Minute × 80 ml = 8 l HZV.

Der Parasympathikus wirkt als Gegenspieler des Sympathikus. Er senkt am Herzen die Herzfrequenz und die Überleitungsgeschwindigkeit; er hat keinen Einfluss auf die Schlagkraft.

? Wie lässt sich demnach eine Bradykardie pharmakologisch zumindest kurzfristig beeinflussen?

WEITER ZU ►14

12

! Adrenalin senkt den peripheren Widerstand (Beta-2-Stimulation) und steigert die Herzfrequenz (Beta-1).
Das Noradrenalin lässt den peripheren Gefäßwiderstand steigen (Alpha-Rezeptoren). Es stimuliert die Kontraktilität und die Herzfrequenz nur gering (geringe Beta-1-Stimulation). Aufgrund des erhöhten Gefäßwiderstands nimmt die Herzfrequenz reflektorisch sogar ab. Bei einem akuten Herz-Kreislauf-Versagen ist in erster Linie die Blutversorgung lebenswichtiger Organe gefährdet, wodurch diese dem Risiko der Schädigung unterliegen. Adrenalin steigert das HZV, erhöht den Perfusionsdruck (allgemein sympathomimetische Wirkung) und sorgt für die Verteilung des HZV auf die Organe (über Beta-2-Rezeptoren).

Neben Adrenalin und Noradrenalin kommt im akuten Fall bei Herzinsuffizienz oder bei drohendem Kreislaufschock auch Dobutamin zum Einsatz. Alle drei Arzneistoffe wirken positiv inotrop bzw. sympathomimetisch. Sie unterscheiden sich in ihrer Affinität zu den Rezeptortypen Alpha, Beta-1 und Beta-2.

In der folgenden Tabelle sind wichtige Wirkungen einer Sympathikus-Aktivierung aufgeführt. Sie finden diese nach Organen und Rezeptortypen geordnet. Prägen Sie sich zunächst die Wirkungen gut ein und denken Sie daran, dass der Sympathikus die Flucht oder den Kampf vorbereiten soll. Er sorgt dafür, dass dem Organismus aktuell eine möglichst hohe Leistung zur Verfügung steht.

Zur Antagonisierung der Sympathikus-Wirkungen stehen mehrere Arzneistoffgruppen zur Verfügung. Die bedeutsamste davon ist die Gruppe der Betablocker, welche an den Beta-Rezeptoren des Sympathikus andocken, ohne jedoch eine Reaktion auszulösen.

Tab. 2/12 Wirkungen des Sympathikus

Organ	Sympathikus-Wirkung	Rezeptortyp
Herz	▪ Positiv ino-, chrono-, dromo-, bathmotrop ▪ Erhöhter Sauerstoffbedarf ▪ Blutdruck und HZV steigen	Beta-1
Niere	Aktivierung des RAAS: Steigerung der ▪ Reninsekretion ▪ Gefäßkonstriktion ▪ Wasser- und Na^+-Retention ▪ Blutdruckerhöhung	Beta-1
Gefäße in der Skelettmuskulatur/am Herzen	▪ Gefäßerweiterung ▪ Verbesserung der Koronardurchblutung (Blutdrucksenkung)	Beta-2
Bronchien	▪ Relaxation der glatten Muskulatur ▪ Erniedrigung des Atemwegwiderstands	Beta-2
Gehirn	Erhöhung des Sympathikotonus: Steigerung von ▪ Wachheit ▪ Antrieb ▪ Blutdruck	Alpha-1 (zentral)
Herz	▪ Indirekte Steigerung über zentrale Sympathikus-Aktivierung	Alpha-1 (zentral)
Blutgefäße (Haut, Schleimhaut, Skelettmuskulatur, Venen)	▪ Gefäßverengung ▪ Erhöhung des arteriellen Blutdrucks ▪ Erhöhung des venösen Rückstroms	Alpha-1
Präsynaptische Effekte	▪ Regulation/Hemmung der synaptischen Nordadrenalin-Freisetzung ▪ Sympathikus-Aktivität sinkt ▪ Blutdruck sinkt	Alpha-2
Sphinkter der Blase	▪ Tonuserhöhung	Alpha-1

? Überlegen Sie, ob folgende Parameter unter einer Beta-Blockade steigen oder fallen:

- HZV
- O_2-Verbrauch

WEITER ZU ►15

13 **!** Eine Beta-2-Blockade führt zu einer Bronchokonstriktion, eventuell auch zu einem Asthmaanfall. Aus diesem Grund sind Betablocker – auch die kardioselektiven – bei Asthma kontraindiziert.

? Welche unerwünschten Wirkungen können durch eine Beta-Blockade an den Blutgefäßen ausgelöst werden?

WEITER ZU ► 47

! Durch die Gabe eines Parasympatholytikums wie Atropin steigt die Herzfrequenz, insbesondere wenn die Bradykardie durch eine Aktivierung des Parasympathikus eingetreten ist. (Man gibt Atropin kurzfristig oder als Prämedikation bei einer möglichen Reizung des Nervus Vagus mit befürchteter reflektorischer Bradykardie z. B. bei Manipulationen am Hals wie einer Intubation. Langfristig erfolgt bei bradykarden Herzrhythmusstörungen meist die Versorgung mit einem Schrittmacher.) Auch die Gabe eines Sympathomimetikums wie Adrenalin sollte die HF erhöhen. Aber Achtung: Eine sympathomimetische Aktivierung bewirkt noch andere Veränderungen am Herzen und insbesondere auch an den Blutgefäßen. (Auf die Blutgefäße wirkt der Parasympathikus nicht ein.) 14

? Ergänzen Sie die Tabelle

Arzneistoff(gruppe)	Herzfrequenz	Schlagkraft	Blutgefäße/ Blutdruck
Parasympatholytikum z. B. Atropin			
Sympathomimetikum z. B. Adrenalin			

WEITER ZU ► 6

! HZV ↓ (Schlagvolumen und Schlagfrequenz ↓), Folge: O_2-Verbrauch ↓ 15

? Überlegen bzw. ergänzen Sie, weshalb Betablocker bei folgenden Indikationen geeignet sind:

- Bei KHK und Prophylaxe der Angina pectoris wegen …
- Bei Hypertonie wegen …
- Bei Herzrhythmusstörungen, wie z. B. Tachykardien oderdem hyperkinetisches Herzsyndrom, wegen …

WEITER ZU ► 22

! B: Sehr gut. Denken Sie daran, dass sowohl eine gesteigerte Vor- als auch Nachlast den myokardialen Sauerstoffbedarf erhöhen. 16
Machen Sie weiter mit der nächsten Frage.

1 2 3 4 5 6 7 8 9 10

?

Wann ist ein erhöhter Sauerstoffbedarf des Herzmuskels unerwünscht?

WEITER ZU ► 23

17 !

Es kommt zu einer Aktivierung des RAAS: Eine vermehrte Reninsekretion führt letztlich zu mehr Angiotensin II und in der Folge zu einer Gefäßverengung, einem erhöhten Blutvolumen und einem erhöhten arteriellen Blutdruck.

Man kann auch in hydrophile und lipophile Betablocker unterteilen. Hydrophil ist nur das Atenolol (und das Sotalol, welches in erster Linie als Antiarrhythmikum eingesetzt wird und kein selektiver Betablocker ist). Eine hohe Hydrophilie steht für eine Ausscheidung über die Nieren. Die anderen Arzneistoffe sind lipophil. Sie werden hauptsächlich hepatisch eliminiert und sind gut ZNS-gängig.

?

Werfen Sie nun einen Blick auf die Tabelle der Sympathikus-Wirkungen (◘ Tab. 2/12). Es fällt eine Wirkung der Beta-2-Rezeptoren auf, die gegen eine Anwendung von Betablockern bei Hypertonie sprechen könnte. Welche ist das?

WEITER ZU ► 40

18 !

Sie gelangen in die Blutbahn und könnten bei sehr empfindlichen Personen oder bei Kleinkindern systemische Wirkungen, z. B. an den Blutgefäßen oder am Herzen, auslösen.

NA wird präsynaptisch gespeichert und durch Aktivierung des Sympathikus in die Synapse ausgeschüttet, wo es postsynaptisch an Alpha-1-Rezeptoren bindet. Die Ausschüttung von Noradrenalin (NA) wird durch eine negative Rückkopplung über präsynaptische Alpha-2-Rezeptoren herunterreguliert. Viel freies NA in der Synapse gelangt zu Alpha-2-Rezeptoren und reduziert die NA-Ausschüttung.

?

Wie wirkt demnach

- eine selektive Alpha-1-Blockade?
- eine selektive Alpha-2-Blockade?

WEITER ZU ► 26

19 !

Selektive Aktivierungen im Herz-Kreislauf-System:

- Aktivierung der Alpha-Rezeptoren: Es kommt zu einer allgemeinen Vasokonstriktion im gesamten Kreislauf mit einer Erhöhung des Blutdrucks und der Vor- und Nachlast des Herzens.
- Aktivierung der Beta-1-Rezeptoren: Diese wirkt sich nur am Herzen aus, da nur dort Beta-1-Rezeptoren zu finden sind (außerdem finden sie sich noch in der Niere). Das Herz wird aktiviert (u. a. positiv inotrope und chronotrope Wirkung).
- Aktivierung der Beta-2-Rezeptoren: Sie beeinflusst das Herz nicht, da diese Rezeptoren außerhalb des Herzens zu finden sind. An der Skelettmuskulatur wird die Durchblutung erhöht.

Der Organismus nutzt das Noradrenalin (NA) als Überträgerstoff des Sympathikus am Endorgan. Daneben schüttet das Nebennierenmark bei sympathischer Aktivierung viel Adrenalin und wenig NA ins Blut aus. NA bindet vor allem an Alpha- und daneben auch an Beta-1-Rezeptoren. Adrenalin stimuliert die Alpha-, Beta-1- und Beta-2-Rezeptoren in vergleichbarem Ausmaß.

? Wie wirkt sich demnach die Injektion von Adrenalin am Herz-Kreislauf-System aus? Welchen Vorteil besitzt die Gabe von Adrenalin im Vergleich zur Injektion von NA bei einem akuten Herz-Kreislauf-Versagen?

WEITER ZU ►12

! Die Beta-1-Blockade bei gleichzeitigem Beta-2-Agonismus führt zu einer **20**
Dämpfung am Herzen und am RAAS. Daneben kommt es zu einer arteriellen Gefäßerweiterung über die Stimulation der Beta-2-Rezeptoren.

Als weiterer selektiver Betablocker mit einer zusätzlichen Wirkqualität ist Nebivolol zu nennen. Es fördert zusätzlich die NO-Synthese und wirkt somit auch gefäßerweiternd. Allerdings nimmt die Selektivität mit steigender Dosis ab. Die selektiven Betablocker binden bei höherer Dosierung auch an Beta-2-Rezeptoren. Daraus ergeben sich eine Reihe von unerwünschten Wirkungen bzw. Gegenanzeigen.

? Mit welcher unerwünschten Wirkung muss man beim Einsatz von Betablockern an den Atemwegen rechnen?

WEITER ZU ►13

Ein Bluthochdruck, bei dem definitionsgemäß Blutdruckwerte über 140/90 chronisch **21**
auftreten, stellt einen wichtigen Risikofaktor für Herz-Kreislauf-Komplikationen dar. Es sollte unter diese Schwelle gesenkt werden. Sofern nichtmedikamentöse Maßnahmen nicht erfolgreich sind, gelten folgende Arzneistoffgruppen als Antihypertensiva der 1. Wahl: ACE-Hemmer oder alternativ Angiotensin-II-Rezeptorantagonisten, Betablocker, Calciumantagonisten sowie Diuretika. Bei einer nicht ausreichenden Blutdrucksenkung mit einem Arzneistoff kann nach zwei bis drei Wochen die Dosis erhöht oder auf einen Vertreter einer anderen Arzneistoffgruppe gewechselt werden.

? Wie kann die Wahrscheinlichkeit, dass bereits das erste Therapieregime zum Erfolg führt (die sogenannte Responderrate) von Anfang an erhöht werden?

WEITER ZU ►65

! Betablocker kommen bei folgenden Indikationen zum Einsatz: **22**

- Bei KHK und Prophylaxe der Angina pectoris wegen der Verminderung des kardialen Sauerstoffverbrauchs.
- Bei Hypertonie wegen der Verringerung von HZV und RAAS.
- Bei Herzrhythmusstörungen, wie z. B. Tachykardien oder dem hyperkinetischen Herzsyndrom, wegen der Senkung der Frequenz.

Aufgrund einer belegten Verbesserung der Prognose ist die Reinfarktprophylaxe nach einem Herzinfarkt ein Anwendungsgebiet der Betablocker. Weitere Anwendungsgebiete sind Tremor, Hyperthyreose (symptomatisch) und die Migräneprophylaxe.

Es lassen sich Beta-1-Rezeptorenblocker von den nichtselektiven Betablockern unterscheiden. Die Beta-1-Blocker nennt man auch kardioselektiv oder einfach nur selektiv.

? Welche Herz-Kreislauf-Wirkung wird über die Beta-1-Rezeptoren der Niere vermittelt?

WEITER ZU ▶ 17

23 **!** Ein erhöhter Sauerstoffbedarf ist insbesondere dann unerwünscht, wenn das Sauerstoffangebot bzw. die Durchblutung des Herzmuskels nicht optimal ist, z. B. im Rahmen einer arteriosklerotischen Veränderung bzw. einer koronaren Herzkrankheit (KHK). Daneben wird die Versorgung des Myokards mit Sauerstoff tendenziell mit jeder Steigerung der HF schlechter, weil sich der Zeitraum der Muskelerschlaffung verkürzt. Und nur im erschlafften Zustand fließt Blut durch die Herzkranzgefäße.

? Welche Folgen hat eine Blutdrucksenkung durch eine Gefäßerweiterung hinsichtlich der Vor- und der Nachlast? Unterscheiden Sie dabei den venösen und den arteriellen Bereich.

WEITER ZU ▶ 3

24 **!** Eine Gefäßverengung im arteriellen System erhöht den (arteriellen) Blutdruck. Im venösen System bzw. in den Kapazitätsgefäßen, in denen sich 80 % des Blutvolumens befinden, erhöht eine Vasokonstriktion den Rückfluss des Blutes zum Herzen und den Füllungsdruck.

Therapeutisch (selten) eingesetzte und oral anwendbare Alpha-Sympathomimetika sind Midodrin und Etilefrin.

? Welche Auswirkung hat die lokale Anwendung eines Alpha-Sympathomimetikums?

WEITER ZU ▶ 33

25 **!** Auch der Sympathikus bzw. Beta-1-Rezeptoren in der Niere aktivieren das RAAS.

? Welche Auswirkung hat eine Verringerung der Reninaktivität?

WEITER ZU ▶ 34

! Eine selektive Alpha-1-Blockade wirkt dem Sympathikus entgegen, also sympatholytisch. 26
Eine selektive Alpha-2-Blockade verstärkt die Sympathikus-Aktivität, wirkt also indirekt sympathomimetisch.

Clonidin dämpft als Alpha-2-Agonist im Hirnstamm den Symapthikustonus, verringert in der Peripherie die Noradrenalin-Freisetzung und senkt folglich den Blutdruck und die Herzfrequenz. Es wird heute vor allem bei hypertensiven Krisen eingesetzt. Auch das bei Schwangerschaftshochdruck eingesetzte Alpha-Methyldopa wirkt indirekt sympatholytisch.

? Der Arzneistoff Carvedilol wirkt als Antagonist sowohl an Alpha- als auch an Beta-1- und Beta-2-Rezeptoren. Welche Wirkungen ergeben sich daraus?

WEITER ZU ► 38

! AT II ist ein äußerst wirksamer Vasokonstriktor. Die ACE-Hemmung führt also in erster Linie zu einer Gefäßerweiterung mit Verringerung des peripheren Widerstands und Blutdrucksenkung. 27

Die Wirkung von Angiotensin II wird über den Angiotensin-1-Rezeptor vermittelt.

? Vergleichen Sie die Auswirkung einer ACE-Hemmung im Vergleich zu einer AT_1-Rezeptoren-Blockade und berücksichtigen Sie die Veränderungen der Konzentrationen von Angiotensin II und Bradykinin.

WEITER ZU ► 39

! Auf längere Sicht werden Bradykardien wenn möglich operativ mit einem Schrittmacher behandelt. 28

Die bekanntesten Antiarrhythmika sind die negativ chronotrop wirkenden Betablocker, die man als Klasse-2-Antiarrhythmika bezeichnet. Bevorzugt werden Beta-1-selektive Arzneistoffe wie Metoprolol, die bei supraventrikulären und ventrikulären Tachyarrhythmien zum Einsatz kommen. Auch das nichtselektive Sotalol gilt als Betablocker, ist jedoch auch ein Kaliumkanalblocker. Diese Stoffe verlängern die Repolarisationszeit und die Dauer des Aktionspotenzials. Sotalol wird deshalb ebenso wie das Amiodaron zu den Klasse-3-Antiarrhythmika gezählt. Auch diese Gruppe wird wie die Betablocker bei Tachyarrhythmien inklusive Vorhofflimmern eingesetzt.

? Wählen Sie aus und ergänzen Sie: Tachykardie/Bradykardie, verlängern/verkürzen
Betablocker wirken bei ____ und Kaliumkanalblocker ____ die Repolarisationszeit des Aktionspotenzials.

WEITER ZU ► 55

1 2 3 4 5 6 7 8 9 10

29 **!** Es kommt zu einer Reflextachykardie.

Die therapeutisch eingesetzten Alphablocker blockieren selektiv die Alpha-1-Rezeptoren deutlich stärker als die Alpha-2-Rezeptoren. Das im synaptischen Spalt frei gesetzte Noradrenalin kann also an die präsynaptischen Alpha-2-Rezeptoren binden und dadurch die eigene Freisetzung hemmen, sodass es nur zu einer geringen Reflextachykardie kommt. Nach einer Alpha-Blockade bleibt die Wirkung des Noradrenalins und Adrenalins auf die Beta-Rezeptoren erhalten, was sich in einer Steigerung der HF und einer Aktivierung des RAAS mit Wasser- und Na^+-Retention (Ödeme) zeigt. Eine Alpha-Blockade fördert die Insulinfreisetzung und die metabolische Verwertung der Fette (nachdem der Sympathikus die Insulinfreisetzung hemmt). Jedoch sind diese Effekte zu gering, als dass man die Antisympathotonika bei Hypertonie als Mittel 1. Wahl betrachten könnte. Obwohl Alphablocker wirksam den Blutdruck senken, können sie in einer Monotherapie die bei Hypertonie erhöhte Mortalität nicht senken.

? Welche weiteren durch eine Alpha-Blockade ausgelösten unerwünschten Wirkungen sind neben einer Reflextachykardie relevant? Denken Sie dabei an den Kreislauf oder die Schleimhäute.

WEITER ZU ► 35

30 **!** A: Nein. Die Hemmung von ACE kann den Blutdruck nicht erhöhen.

ZURÜCK ZU 34◄

31 **!** Eine Alpha-Blockade wirkt auf den Blasensphinkter entspannend. Bei einer Blasenhalsobstruktion, z. B. im Rahmen einer benignen Prostatahyperplasie (BPH), wirkt sich dies miktionsfördernd aus. Die Restharnbildung wird verringert. Deshalb kann die Gabe eines Alphablockers bei Patienten mit BPH und Hypertonie erwogen werden.

WEITER ZUM RAAS UNTER ► 42

32 **?** Kreuzen Sie Zutreffendes an

Arzneistoff	ACE-Hemmer	3x/d	1–(2)x/d	NW Reizhusten
Candesartan	☐	☐	☐	☐
Captopril	☐	☐	☐	☐
Enalapril	☐	☐	☐	☐
Losartan	☐	☐	☐	☐
Ramipril	☐	☐	☐	☐

WEITER ZU ► 54

33

!

Die Durchblutung der Haut/Schleimhaut wird verringert. Das ist bei angeschwollenen Schleimhäuten, z. B. infolge eines Infekts oder einer Allergie an der Nase, erwünscht, da es zu einer Abschwellung führt. Am Auge geht die Rötung zurück, die als Folge einer Bindehautentzündung auftreten ist („Weißmachereffekt") und die Tränensekretion und der Juckreiz werden vermindert.

Zu den lokal angewendeten Alpha-Sympathomimetika zählen Xylometazolin, Oxymetazolin oder Phenylephrin.

?

Welches Risiko birgt eine Überdosierung von lokal angewandten Sympathomimetika z. B. bei Kindern?

WEITER ZU ►18

34

!

Eine Renin-Hemmung lässt die Bildung von Angiotensin I sinken. In der Folge kann nur weniger vasokonstriktorisches Angiotensin II entstehen, der arterielle Widerstand und der Blutdruck sinken.

?

Welche Aussage ist richtig?		GEHE ZU
A	Die Hemmung von ACE erhöht den Blutdruck, weil in der Folge die Gefäße verengt werden und das Blutvolumen zunimmt.	►30
B	Die Hemmung von ACE senkt den Blutdruck, weil in der Folge die Gefäße erweitert werden und das Blutvolumen abnimmt.	►43
C	Die Hemmung von ACE senkt den Blutdruck, weil in der Folge die Gefäße erweitert werden und das Blutvolumen zunimmt.	►50

35

!

Der Angriff am venösen System kann zu orthostatischen Symptomen (z. B. Schwarzwerden vor den Augen beim Aufstehen), die Blutdrucksenkung zu Müdigkeit und Schwäche führen. Erweiterte Gefäße in der Schleimhaut rufen das Gefühl einer verstopften Nase oder eine Gesichtsrötung hervor.

?

Welche Wirkung zeigt eine Alpha-Blockade am Blasensphinkter? Welches Anwendungsgebiet ergibt sich daraus?

WEITER ZU ►31

36

!

Der Sympathikus erhöht über Beta-1-Rezeptoren in der Niere die Renin-Freisetzung. Als weitere Mechanismen, welche die Renin-Freisetzung erhöhen, sind ein verringerter Perfusionsdruck im Vas afferens des Glomerulus und eine niedrige NaCl-Konzentration im distalen Tubulus zu nennen.

? Wodurch aktivieren Diuretika die Renin-Freisetzung und damit das RAAS?

WEITER ZU ►46

37 ! Korrekte Zuordnung der Aussagen

Aussage	Richtig	Falsch
Das ACE erhöht die Menge an Bradykinin.	☐	☒
Das ACE erniedrigt die Menge an Angiotensin I.	☒	☐
Das ACE erhöht die Menge an Angiotensin II.	☒	☐

ALLES KLAR? ODER SOLLTEN SIE DIE SACHE NOCHMALS UNTER 43◄ ÜBERDENKEN?

? Was ist die Folge einer verminderten AT-II-Bildung an den Arterien?

WEITER ZU ►27

38 ! Carvedilol bewirkt eine Vasodilatation über die Alpha-Blockade. Gleichzeitig verhindert es über die Beta-Rezeptoren die Reflextachykardie und die Renin-Freisetzung.

? Ergänzen Sie: Hinsichtlich der Blutgefäße wirkt ein Alpha-Sympathomimetikum ___

WEITER ZU ►49

39 ! Sowohl bei einer ACE-Hemmung als auch bei einer AT_1-Blockade wird die Angiotensin-II-Wirkung reduziert. Hinsichtlich des Bradykinins gibt es einen Unterschied: Die ACE-Hemmung lässt das Bradykinin ansteigen (da das ACE auch Bradykinin abbaut), wohingegen eine AT_1-Blockade das Bradykinin unbeeinflusst lässt.

Warum ist der Einfluss auf das Bradykinin von solcher Bedeutung? Weil Bradykinin die wichtigste Unverträglichkeitsreaktion von ACE-Hemmern auslöst: den Reizhusten.

Auf längere Sicht muss noch eine weitere Wirkung von Angiotensin II gesehen werden: Es fördert die Hypertrophie von Muskelzellen am Herzen sowie der Gefäßwand und die Bildung von Bindegewebe in den Arterien. Solche Umbauvorgänge, die z. B. im Rahmen einer chronischen Herzinsuffizienz als Remodeling bezeichnet werden, sind vermutlich ein wichtiger Grund für die, trotz guter Kontrolle der Symptome auf längere Sicht, hohe Sterblichkeitsrate bei Herz-Kreislauf-Erkrankungen.

Die Wirkung des AT II wird vom AT_1-Rezeptor vermittelt. (Vorsicht: Es gibt noch einen AT_2-Rezeptor, der jedoch im Erwachsenenalter keine Rolle spielt. AT_2-Rezeptoren sind vermutlich nur in der Fetalzeit von Bedeutung. ACE-Hemmer, AT_1-Blocker und Renin-Inhibitoren sind während der Schwangerschaft kontraindiziert.)

Tab. 2/39 Wirkungen von Angiotensin II und seiner Blockade

Wirkungen von Angiotensin II	Wirkung einer ACE-Hemmung oder AT_1-Blockade
Vasokonstriktorisch	Vasodilatatorisch
Blutdrucksteigernd	Blutdrucksenkend
Steigert die Aldosteron-Freisetzung aus der Nebennierenrinde.Dadurch wird die Na^+-Resorption im distalen Tubulus erhöht und die von der Niere zurück gehaltene Wassermenge sowie das Blutvolumen steigen.	Die Na^+- und Wasser-Retention in der Niere und das Blutvolumen sinken.
Steigert dieFreisetzung des ADH (antidiuretischen Hormons) aus dem Hypophysenhinterlappen.	Die Senkung des ADH führt zu Diurese und Senkung des Blutvolumens.
Aktiviert den Sympathikus und die Adrenalin- und Noradrenalin-Freisetzung.	Der Sympathikotonus und die Katecholamin-Freisetzung sinken.
Fördert die Hypertrophie der Herzmuskulatur bzw. die Entstehung einer Myokardfibrose („Remodeling" des Herzens bei Dauer- bzw. Überstimulation).	Das durch Angiotensin II induzierten Remodelings am Myokard wird gehemmt.
Verringert die Nierendurchblutung durch Verengung der abführenden Nierenarteriolen.	Die Nierendurchblutung steigt.

Katecholamine sind u. a. Adrenalin, Noradrenalin und Dopamin

Entsprechend führt eine Blockade des AT_1-Rezeptors klinisch zu annähernd identischen Ergebnissen wie die ACE-Hemmung. Mit einer Ausnahme: Die Rezeptor-Blockade verringert nicht den Bradykinin-Abbau. Ein Reizhusten tritt bei AT_1-Blockern nicht auf.

Zu den ACE-Hemmern zählen Arzneistoffe wie Captopril, Lisinopril und Ramipril. Die ACE-Hemmer lassen sich nach HWZ bzw. Häufigkeit der täglichen Gabe wie folgt beschreiben:

Arzneistoff	**Dosierung**
Captopril	2 (–3) x/d
Enalapril, Lisinopril	1 (–2) x/d
Ramipril	1 x/d

Zu den AT_1-Blockern zählen die Arzneistoffe Losartan und Candesartan. Oft werden diese Arzneistoffe als Sartane bezeichnet. Die Wirkdauer der Sartane liegt bei 24 Stunden, obwohl die HWZ im Plasma geringer ist.

WEITER ZU ▶ 32

! Eine Blockade der Beta-2-Rezeptoren führt akut zu einem erhöhten peripheren Gefäßwiderstand, da eine Aktivierung über den Sympathikus die Durchblutung der Skelettmuskulatur ansteigen lässt. 40

1 2 3 4 5 6 7 8 9 10

> **?** Trotzdem sinkt auf längere Sicht der Gefäßwiderstand und damit der Blutdruck. Welcher Mechanismus hat also die Oberhand?
>
> WEITER ZU ► 7

41 Herzrhythmusstörungen werden grob eingeteilt in bradykarde und tachykarde. Bradykardien werden eventuell kurzfristig mit positiv chronotropen Arzneistoffen wie z. B. Atropin behandelt. Es steht die operative Behandlung im Vordergrund. Mittel gegen tachykarde Herzrhythmusstörungen setzt man vorsichtig ein, da jedes Antiarrhythmikum selbst Arrhythmien auslösen kann. Antiarrhythmika stabilisieren den Herzrhythmus, indem sie die Auslösung eines Aktionspotenzials verzögern oder dessen Dauer verlängern. Vermutlich lässt sich mit Antiarrhythmika zwar das EKG, jedoch nicht die Lebenserwartung verbessern. Eine Auswirkung auf das weit verbreitete Vorhofflimmern wäre erwünscht, es ist jedoch unklar, ob eher eine Frequenz senkende oder eine Rhythmus stabilisierende Strategie von Vorteil ist.

> **?** Bei welcher Art von Herzrhythmusstörungen steht die nichtmedikamentöse Behandlung im Vordergrund: bei den tachykarden oder den bradykarden?
>
> WEITER ZU ► 28

42 Im Laufe der evolutionären Entwicklung war es wichtig, Mechanismen gegen einen Volumenmangel im Kreislaufsystem zu entwickeln. Neben dem sehr schnell reagierenden vegetativen System spielt das Renin-Angiotensin-Aldosteron-System (RAAS) eine wichtige Rolle bei der Regulation des Blutdrucks. Bei Wasser- oder Salzmangel und (drohendem) Blutdruckabfall wird das RAAS aktiviert. Dadurch kommt es zu einer Vasokonstriktion und der Drosselung der renalen Salz- und Wasserausscheidung. Das RAAS wird darüber hinaus über Beta-1-Rezeptoren in der Niere angekurbelt.
Das RAAS lässt sich wie folgt beschreiben:

1. Im ersten Schritt wird das Enzym Renin ins Blut abgegeben. Renin macht aus Angiotensinogen das Angiotensin I (AT I).
2. Das Enzym ACE (Angiotensin-converting-Enzym) macht aus AT I das Angiotensin II (AT II), welches an den Angiotensin-1-Rezeptor (AT_1) bindet und stark vasokonstriktorisch wirkt.

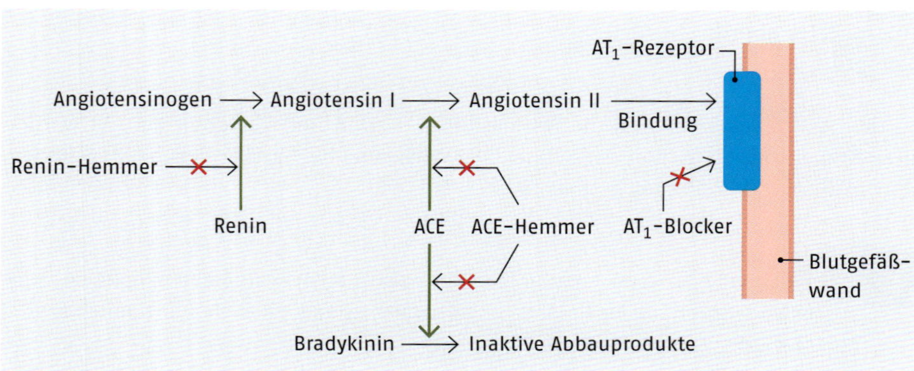

Abb. 2/42 Das Renin-Angiotensin-Aldosteron-System (RAAS)

3. Darüber hinaus wird über AT II bzw. den AT_1-Rezeptor in der Nebenniere das Hormon Aldosteron ausgeschüttet, welches den Wasser- und Natriumhaushalt reguliert. Es verringert durch Angriff an der Niere die Harnausscheidung und erhöht das Blutvolumen.

? Neben einer Verringerung des Blutvolumens oder des Salzgehalts wird das RAAS noch über einen weiteren Mechanismus aktiviert. Welcher Mechanismus ist das?

WEITER ZU ► 25

43

! B: Genauso ist es! Die Hemmung von ACE senkt den Blutdruck, weil in der Folge die Gefäße erweitert werden und das Blutvolumen abnimmt. Das sich anhäufende Angiotensin I ist inaktiv.

Nachdem das RAAS sowohl akut als auch auf längere Sicht das Herz-Kreislauf-System entscheidend beeinflusst, versucht man, z. B. bei Hypertonie oder chronischer Herzinsuffizienz, das RAAS zu dämpfen. Am häufigsten geschieht das durch die Hemmung der Bildung von Angiotensin II. Man hemmt dazu das ACE, das Angiotensin-converting-Enzym. Beim ACE handelt es sich um eine unspezifische Protease, die neben dem Syntheseweg Angiotensin I zu Angiotensin II (AT II) auch andere Proteine um- bzw. abbaut. Von Bedeutung ist z. B. der Abbau von Bradykinin.

? Kreuzen Sie an: Welche Aussage ist richtig, welche falsch?

Aussage	Richtig	Falsch
Das ACE erhöht die Menge an Bradykinin.	☐	☐
Das ACE erniedrigt die Menge an Angiotensin I.	☐	☐
Das ACE erhöht die Menge an Angiotensin II.	☐	☐

WEITER ZU ► 37

44

! Das schnell wirkende Nifedipin wird in der Langzeittherapie nur in retardierter Form eingesetzt. Oder man verwendet langsamer anflutende Dihydropyridine.

Allgemein kann man sagen, dass Calciumantagonisten wie alle arteriellen Vasodilatatoren den Gefäßwiderstand, die Nachlast und den Blutdruck senken. Dabei können orthostatische Beschwerden, Kopfschmerzen, Flush (Rötung der Haut im Gesicht durch Gefäßerweiterung) oder eine Reflextachykardie, eventuell mit pektanginösen Beschwerden auftreten. Sie aktivieren das RAAS und führen wegen der Retention von Natrium und Wasser zu Ödemen.

WEITER ZU ► 51

45 **!** Antriebslosigkeit bis hin zu depressiven Symptomen lassen sich mit ihrer zentralen antiadrenergen Wirkung in Verbindung bringen.

Die Anzahl der Beta-Rezeptoren verändert sich während einer Therapie. Unter Beta-Agonisten sinkt sie („Down-Regulation“) und unter Betablockern steigt sie.

? Was könnte demnach nach längerer Therapie bei einem plötzlichen Absetzen geschehen?

WEITER ZU ►62

46 **!** Eine Senkung des Blutvolumens bzw. eine Verringerung der Salzmenge im Organismus ruft das RAAS auf den Plan.

Elektrische Vorgänge sind entscheidend an der Kontraktion der glatten Muskeln, des Herzmuskels und der Erregungsübertragung am Herzen beteiligt. In den Zellen von kardialen Muskeln inklusive der erregenden Zellen des Sinus- oder AV-Knotens und von glatten Gefäßmuskeln, sorgt der schnelle Anstieg von freien Calcium-Ionen für eine rasche Reizleitung und eine gesteigerte Kontraktilität. Calcium strömt über unterschiedliche Kanäle in die Zellen ein. Einer dieser Kanäle lässt sich durch Calciumkanalblocker oder sogenannte Calciumantagonisten hemmen.

? Welche Folge hat eine medikamentöse Verzögerung des Calcium-Einstroms

- am Herzmuskel?
- in Hinblick auf die Erregungsbildung und Erregungsleitung?
- an glatten Gefäßmuskeln?

WEITER ZU ►5

47 **!** Eine Beta-Blockade kann periphere Durchblutungsstörungen verstärken und ein Kältegefühl in den Gliedmaßen auslösen. Auch Potenzstörungen sind möglich.

? Welche unerwünschten Wirkungen lassen sich insbesondere lipophilen Betablockern zuschreiben, weil sie die Blut-Hirn-Schranke leicht überwinden?

WEITER ZU ►45

48 **!** Korrekte Zuordnung der Hauptindikationen

- Dihydropyridine: Hypertonie (daneben eventuell KHK)
- Verapamil: tachykarde Herzrhythmusstörungen (eventuell Hypertonie, KHK)

Tab. 2/48 Wirkungen und Indikationen von Calciumkanalblockern

Arzneistoff	Gefäßtonus	Myokard (inotrop)	Errgegungs bildung (chronotrop)	Erregungsleitung (dromotrop)	Indikation
Dihydropyridine	↓↓	(↓)	↔	↔	Hypertonie (evtl. KHK)
Verapamil	(↓)	↓(↓)	↓	↓↓	Herzrhytmusstörungen (evtl. KHK, Hypertonie)
Diltiazem	↓	↓	↓	↓	Hypertonie, Herzrhytmusstörungen (evtl. KHK)

Negative/senkende Wirkungen: ↔unwesentlich, (↓) gering, ↓ normal, ↓↓ stark

? Überlegen Sie, weshalb Verapamil nicht mit Betablockern kombiniert werden darf.

WEITER ZU ►56

! Hinsichtlich der Blutgefäße wirkt ein Alpha-Sympathomimetikum vasokonstriktorisch. 49

Eine größere therapeutische Bedeutung besitzen Alpha-Sympatholytika. Zu den Alphablockern zählen die Arzneistoffe Doxazosin, Prazosin und Terazosin. Sie führen zu einer venösen und arteriellen Vasodilatation mit Senkung von Vorlast und Nachlast und Blutdruckabfall.

? Erinnern Sie sich noch? Welche Gegenreaktion löst eine schnelle Vasodilatation aus?

WEITER ZU ►29

! C: Die Hemmung des ACE senkt zwar den Blutdruck, jedoch kann das nicht durch eine Volumenzunahme geschehen. 50

ZURÜCK ZU 34◄

51 Die Steuerung der Organdurchblutung erfolgt über

- das VNS,
- in der Niere freigesetztes Angiotensin II,
- lokal freigesetzte Stoffe (Gewebehormone).

Zu den lokal freigesetzten Stoffen zählt wiederum das Angiotensin II, welches sowohl über den Blutweg als auch durch eine lokale Freisetzung zu den glatten Gefäßmuskeln gelangt. Außerdem spielen das NO (Stickstoffmonoxid, früher EDRF oder endothelium-derived relaxing factor genannt) und das PGI_2(= Prostaglandin I_2 oder Prostazyklin) als endothelvermittelte Botenstoffe eine Rolle.

? Schreiben Sie nochmals die drei besprochenen, die Gefäßweite bestimmenden Faktoren auf, die lokal freigesetzt werden.

WEITER ZU ► 60

52 **!** Die Freisetzung von NO erfolgt nur aus unbeschädigtem Endothel. Bei Läsionen kommt es demnach zu einem NO-Mangel mit der Unfähigkeit zur Gefäßerweiterung. Gleiches gilt für das PGI_2, das ebenfalls gefäßerweiternd wirkt. Es begrenzt die Ausbreitung der Plättchenaggregation bei einer Verletzung, in Zusammenhang mit abnehmender Fließgeschwindigkeit und Entzündungsreaktionen am Endothel.

Das NO wird aus Arginin gebildet. Es ist ein leicht diffusibles Gas, welches leicht die glatte Gefäßmuskulatur erreicht und diese erschlaffen (relaxieren) lässt.

? Die Aminosäure Arginin wird heute in Diätetika zur Vorbeugung von Herz-Kreislauf-Erkrankungen beworben bzw. eingesetzt. Mit welchem Hintergrund?

WEITER ZU ► 57

53 **!** Aufgrund der Vasodilatation sinken das venöse Angebot, das Schlagvolumen und das enddiastolische Volumen, sodass der Blutdruck sinkt. Der Blutdruck könnte zu stark absinken.

? Nitrate werden bei KHK zur Vermeidung oder Behandlung von Angina pectoris-Anfällen eingesetzt. Sie senken jedoch auf längere Sicht nicht die Mortalität und den Krankheitsverlauf. Warum setzt man sie trotzdem ein?

WEITER ZU ► 59

54

! Korrekte Zuordnung

Arzneistoff	ACE-Hemmer	3x/d	1(−2)x/d	NW Reizhusten
Candesartan	☐	☐	☒	☐
Captopril	☒	☒	☐	☒
Enalapril	☒	☐	☒	☒
Losartan	☐	☐	☒	☐
Ramipril	☒	☐	☒	☒

Wir können festhalten: ACE-Hemmer besitzen eine den Blutdruck senkende und eine schützende Wirkung am Herzen. Sie senken die Mortalität bei Hypertonie und Herzinsuffizienz. Außerdem wirken sie sich nach einem Herzinfarkt positiv aus.

AT_1-Blocker, auch Sartane genannt,weisen die gleichen Indikationsgebiete auf wie ACE-Hemmer und werden, da sie im Vergleich eine schmalere Datenbasis hinsichtlich ihres Nutzens aufweisen, bei Unverträglichkeit von ACE-Hemmern eingesetzt. Sartane entfalten keine durch Bradykinin vermittelten Wirkungen, dazu zählen der Reizhusten und das angioneurotische Ödem.

Den ACE-Hemmern bzw. alternativ den Sartanen schreibt man einen nephroprotektiven Effekt zu. Das Fortschreiten einer Niereninsuffizienz wird verringert, einer Proteinurie bei einer Nephropathie, z. B. infolge Diabetes, wird entgegengewirkt. Entsprechend setzt man beide Stoffklassen bevorzugt bei einem erhöhten Risiko für einen Nierenschaden ein.

Ein weiterer pharmakologischer Angriffspunkt ist die Hemmung der Renin-Aktivität mit dem direkten Protease-Hemmer Aliskiren. Auf diese Weise entsteht zunächst weniger Angiotensin I und entsprechend weniger AT II. Die klinischen Wirkungen sollten mit denen der ACE-Hemmer vergleichbar sein. Das Kinin-System wird – ähnlich wie bei den AT_1-Blockern – nicht beeinflusst, was weniger Nebenwirkungen wie Reizhusten oder angioneurotische Ödeme bedeutet. Bisher ist Aliskiren nur für die Indikation Hypertonie zugelassen. Es gilt noch zu beweisen, ob sich die protektiven Effekte der ACE-Hemmer hinsichtlich der Prognoseverbesserung bei KHK und Herzinsuffizienz oder in Bezug auf eine Nephroprotektion auf Aliskiren übertragen lassen. Es gilt als RAAS-Hemmer 2. oder 3. Wahl.

? Mit welchen vier Arzneistoffgruppen lässt sich das RAAS dämpfen?

WEITER ZU ▸64

55

! Betablocker wirken bei Tachykardie und Kaliumkanalblocker verlängern die Repolarisationszeit des Aktionspotenzials.

Als Klasse-4-Antiarrhythmika bezeichnet man die Calciumantagonisten Verapamil und Diltiazem. Sie wirken durch ihren hemmenden Einfluss auf den Calcium-Einstrom negativ chronotrop, negativ bathmotrop und negativ inotrop. Die Frequenz-senkende Wirkung ergibt sich insbesondere aus dem Angriff am Sinus- und AV-Knoten.

Die Klasse-1-Antiarrhythmika verringern die Leitungsgeschwindigkeit. Sie verlängern die Depolarisationszeit, indem sie einen schnellen Natriumkanal hemmen. Zu dieser Stoffklasse zählen Chinidin, Ajmalin, Lidocain, Propafenon und Flecainid.

? Ordnen Sie die Antiarrhythmika zu

Arzneistoff	Kl. 1	Kl. 2	Kl. 3	Kl. 4	Betablocker	Calciumantagonisten	Kaliumkanalblocker	Natriumkanalblocker
Ajmalin	☐	☐	☐	☐	☐	☐	☐	☐
Amiodaron	☐	☐	☐	☐	☐	☐	☐	☐
Bisoprolol	☐	☐	☐	☐	☐	☐	☐	☐
Chinidin	☐	☐	☐	☐	☐	☐	☐	☐
Flecainid	☐	☐	☐	☐	☐	☐	☐	☐
Sotalol	☐	☐	☐	☐	☐	☐	☐	☐
Verapamil	☐	☐	☐	☐	☐	☐	☐	☐

WEITER ZU ►67

56 **!** Bei einer Kombination von Verapamil (oder Diltiazem) mit Betablockern kommt es zu einer Verstärkung der kardiodepressiven Wirkung. Bei Dihydropyridinen tritt dieser Effekt nicht auf.

Theoretisch sinkt dadurch der Sauerstoffverbrauch des Herzens, und das Sauerstoffangebot nimmt zu. Allerdings können schnell wirkende Stoffe das Gegenteil bewirken und bei KHK pektanginöse Beschwerden auslösen, denn fallen der Blut- und Perfusionsdruck rasch ab, so erhöht der damit verbundene reflektorische Frequenzanstieg den Sauerstoffverbrauch. Dihydropyridine unterscheidet man in schnell anflutende mit kurzer HWZ und langsam anflutende:

Arzneistoff	**HWZ in Stunden**
Nifedipin	2–5 h (schnell)
Felodipin, Isradipin	8 h (langsam)
Nisoldipin, Lercanidipin	8–11 h (langsam)
Amlodipin	36 h (sehr langsam)

? Welches der genannten Dihydropyridine soll – wenn überhaupt – in der Langzeittherapie ausschließlich in retardierter Form eingesetzt werden?

WEITER ZU ►44

! Eine argininreiche Ernährung soll die Produktion von gefäßerweiterndem NO fördern. 57

? Welche Stoffe mit welchen Eigenschaften können als Vasodilatatoren eingesetzt werden?

WEITER ZU ▶63

! Die gefäßspezifischen Dihydropyridine könnten mit Betablockern kombiniert werden. Das Verapamil bzw. Diltiazem besitzt Herz dämpfende Eigenschaften. Deshalb wird es nicht gemeinsam mit Betablockern angewendet. 58

ACE-Hemmer sollten nicht mit Sartanen kombiniert werden.

? Vorsicht ist geboten bei einer gemeinsamen Gabe von RAAS dämpfenden Stoffen wie ACE-Hemmern/AT_1-Blockern und kaliumsparenden Diuretika/Aldosteronantagonisten hinsichtlich des Kaliumspiegels. Worum geht es dabei?

WEITER ZU ▶66

! Nitrate beeinflussen zuverlässig die akute Symptomatik bei der KHK. Allerdings müssen zusätzlich die kardiovaskulären Risikofaktoren therapiert werden. 59

Aufgrund ihrer erschlaffenden Wirkung auf die glatte Muskulatur an den Gallen- und Harnwegen könnten Nitrate auch bei Koliken eingesetzt werden. Schnell wirkende Nitrate besitzen allerdings eine nur kurze Wirkdauer.

Die unerwünschten Wirkungen der Nitrate stehen in direktem Zusammenhang mit ihren vasodilatierenden Eigenschaften: Kopfschmerz, Kreislaufdysregulation mit Blutdruckabfall, Orthostase und Reflextachykardie.

Nitrate dürfen nicht gemeinsam mit PDE-Hemmern wie Sildenafil gegeben werden, da es zu einer überschießenden Blutdrucksenkung kommen kann. Vorsicht ist auch geboten bei der gemeinsamen Gabe mit anderen blutdrucksenkenden Mitteln.

WEITER ZU DEN ANTIARRHYTHMIKA UNTER ▶41

! Gefäßverengend wirkt Angiotensin II, gefäßerweiternd wirken NO und das PGI_2. 60

Das einschichtige Endothel zwischen Blut und Gefäßwand hat folgende wichtige Funktionen in Zusammenhang mit der Steuerung der Durchblutung:

- Regulation des Gefäßtonus,
- Einfluss auf die Thrombozytenaggregation,
- Regulation des Gefäßwachstums.

Die oben genannten drei Überträgerstoffe werden vom Endothel gebildet. Neben einer Hyperlipidämie führen kardiovaskuläre Risikofaktoren wie Rauchen und arterielle Hypertonie zu einer endothelialen Dysfunktion.

?

Weshalb wirkt sich eine Schädigung des Endothels, z. B. bei Atherosklerose, auf die Erweiterungsfähigkeit der Gefäße und eine sich anschließende Thrombozytenaggregation negativ aus?

WEITER ZU ► 52

61 !

Es handelt sich um ACE-Hemmer plus Sartane, Betablocker, Calciumkanalblocker und Diuretika.
Nicht gewusst?

PFUI, DANN FLUGS ZURÜCK ZU 65 ◄ (ABB. 2/65)

?

Welche beiden Arzneistoffgruppen sind für die Therapie der chronischen Herzinsuffizienz unerlässlich? Welche Arzneistoffgruppe wirkt in erster Linie symptomatisch? Welche Arzneistoffgruppe könnte zusätzlich gegeben werden?

WEITER ZU ► 69

62 !

Es treten überschießende „Rebound"-Effekte auf. Das im Körper vorhandene Noradrenalin bzw. Adrenalin trifft auf mehr Rezeptoren, was zu einer heftigen Wirkung führt. Es kommt zu Tachykardie, Blutdruckanstieg und pektanginösen Beschwerden. Eine Betablocker-Therapie muss langsam ausschleichend beendet werden.

Betrachten Sie nochmals die Tabelle der Sympathikus-Wirkungen (Tab. 2/12) und konzentrieren Sie sich auf die Alpha-Rezeptoren. Diese befinden sich z. B. in den Blutgefäßen. Ihre Aktivierung führt zu einer Gefäßkontraktion.

?

Welche Effekte ergeben sich aus einer Aktivierung der Alpha-Rezeptoren im arteriellen bzw. im venösen System?

WEITER ZU ► 24

63 !

Neben Hemmstoffen des Renin-Angiotensin-Systems, Antisympathotonika, Beta-2-Agonisten und Alphablockern wirken Stoffe vasodilatierend, die das NO- und das PGI_2-Angebot erhöhen.

Man kann das gasförmige NO über Prodrugs zuführen. Eingesetzt werden die sogenannten Nitrate und Molsidomin, welche zu einer Relaxation der glatten Muskulatur mit Gefäßerweiterung führen.

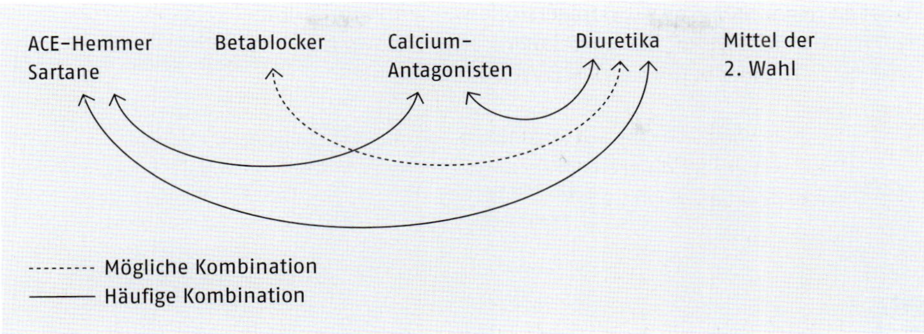

Abb. 2/65 Therapie des Bluthochdrucks

? Welche Auswirkung hat eine indirekte NO-Zufuhr auf die Herzfunktion, wenn NO insbesondere an Venen und größeren Arterien ansetzt?

WEITER ZU ►68

! Das RAAS wird durch Beta(-1)-Blocker, Renin-Hemmer, ACE-Hemmer und AT_1- 64
Antagonisten gehemmt.

? Weshalb haben auch Betablocker einen Einfluss auf die Renin-Aktivität?

WEITER ZU ►36

! Um eine hohe Responderrate zu erhalten, kann von Anfang an eine Kombinati- 65
onstherapie von zwei Arzneistoffen unterschiedlicher Arzneistoffklassen gewählt werden.

Eine Kombinationstherapie kommt auch in Betracht, wenn eine Monotherapie nicht zu einer ausreichenden Blutdrucksenkung geführt hat. Am beliebtesten sind Kombinationen mit einem Diuretikum, insbesondere mit Hydrochlorothiazid. Es sind jedoch auch andere Kombinationen möglich (Abb. 2/65).

? Nicht alle Calciumantagonisten sind für eine Kombination mit Betablockern geeignet. Welche Calciumkanalblocker dürfen nicht mit Betablockern kombiniert werden?

WEITER ZU ►58

! Die RAAS-dämpfenden Arzneistoffe, Aldosteronantagonisten oder kaliumspa- 66
renden Diuretika erhöhen den Kaliumspiegel. Vorsicht vor einer Hyperkaliämie!

Tab. 2/66 Auswahl von Antihypertonika

Arzneistoffgruppe	Begleiterkrankungen	Kontraindikationen
ACE-Hemmer	Herzinsuffizienz, KHK, diabetische Nephropathie	Hyperkaliämie, Nierenarterienstenose
Sartane	Reizhusten durch ACE-Hemmer	Hyperkaliämie, Nierenarterienstenose
Betablocker	KHK, Tachykardie, chronische Herzinsuffizienz	Asthma, (COPD), metabolisches Syndrom, Diabetes mellitus, AV-Block
Calciumantagonisten: Dihydropyridine, Verapamil	Stabile Angina pectoris	Herzinsuffizienz, Ödeme, Tachykardie, Bradykardie
Diuretika	Herzinsuffizienz	Metabolisches Syndrom, Diabetes mellitus, Hypokaliämie

Zu den Antihypertonika der 2. Wahl zählen neben den Alphablockern wie Doxazosin die Antisympathotonika Clonidin, Moxonidin und Reserpin und der Vasodilatator Hydralazin. Bei diesen Stoffen wurde im Rahmen einer Monotherapie keine Senkung der Mortalität nachgewiesen. Darüber hinaus hält man ihr Risiko unerwünschter Wirkungen für höher als das der Antihypertonika der 1. Wahl. Alle Antihypertensiva der 1. Wahl gelten grundsätzlich als vergleichbar effektiv. Falls Begleiterkrankungen oder das Alter berücksichtigt werden sollen, kann differenzierter ausgewählt werden.

WEITER ZUR CHRONISCHEN HERZINSUFFIZIENZ UNTER ►4

67 **!** Korrekte Zuordnung der Antiarrhythmika

Arzneistoff	Kl. 1	Kl. 2	Kl. 3	Kl. 4	Betablocker	Calciumantagonisten	Kaliumkanalblocker	Natriumkanalblocker
Ajmalin	☒	☐	☐	☐	☐	☐	☐	☒
Amiodaron	☐	☐	☒	☐	☐	☐	☒	☐
Bisoprolol	☐	☒	☐	☐	☒	☐	☐	☐
Chinidin	☒	☐	☐	☐	☐	☐	☐	☒
Flecainid	☒	☐	☐	☐	☐	☐	☐	☒
Sotalol	☐	(☒)	☒	☐	(☒)	☐	☒	☐
Verapamil	☐	☐	☐	☒	☐	☒	☐	☐

Möchten Sie sich die Antiarrhythmika nochmals ansehen?

DANN GEHEN SIE ZU 28◄ BZW. 55◄

Auch die Herzglykoside kann man als Antiarrhythmika bezeichnen. Sie wurden früher als positiv inotrope Stoffe bei Herzinsuffizienz weit verbreitet eingesetzt. Es hat sich allerdings gezeigt, dass sich Herzglykoside wie Digoxin zwar positiv auf die Symptome auswirken, die Lebenserwartung jedoch nicht beeinflussen können. Im Gegenteil: Aufgrund ihrer engen therapeutischen Breite muss bei zu hoher Dosis mit einer Übersterblichkeit gerechnet werden. Die Herzglykoside wirken zusätzlich negativ chronotrop und hemmen die Überleitung am AV-Knoten. Deshalb gehören sie – vorsichtig dosiert – bei supraventrikulären Tachyarrhythmien mit Herzinsuffizienz auch heute noch zum Arzneischatz.

WEITER ZU ▶ 21

! Es werden der Rückfluss des Blutes zum Herzen und der Aortendruck verringert. Vor- und Nachlast des Herzens sinken ebenso wie der Sauerstoffbedarf. Von untergeordneter Bedeutung ist die geringfügige Koronardilatation mit leicht steigendem Sauerstoffangebot für das Myokard. 68

Besonders schnell wirkt Glyceroltrinitrat (GTN), das als Spray oder in Form von Zerbeißkapseln beim akuten Angina pectoris-Anfall angewandt wird. Identisch wirkt das Isosorbiddinitrat-Spray. Prophylaktisch zur Verhinderung eines Angina pectoris-Anfalls werden retardierte Präparate von GTN, ISDN (Isosorbiddinitrat), Isosorbidmononitrat (ISMN) oder Pentaerythritylnitrat (PETN) eingesetzt.

Bei chronischer Nitratzufuhr kommt es zu einer Nitrattoleranz. Aus diesem Grund muss eine Nitratpause, z. B. über Nacht, eingehalten werden. In dieser Zeit kann, falls nötig, Molsidomin zur Anwendung kommen.

? Aus welchem Grund sollte man Nitrate nicht bei niedrigem Blutdruck anwenden?

WEITER ZU ▶ 53

! Es handelt sich um ACE-Hemmer (alternativ Sartane) und Betablocker. Symptomatisch und entstauend wirken Diuretika (und Herzglykoside). Eine zusätzliche Option stellen die Aldosteronantagonisten dar. 69

Nochmal ein Blick auf die Therapie der chronischen Herzinsuffizienz unter 4◀ gefällig?

Die stabile KHK ist durch eine Unterversorgung des Herzmuskels mit Sauerstoff gekennzeichnet. Ihr typisches Symptom ist der akute Angina pectoris-Anfall. Die medikamentöse Therapie zielt auf eine Ökonomisierung der Herzarbeit ab. Das gelingt in erster Linie mit Betablockern. Darüber hinaus soll ein akuter Anfall verkürzt und die Anfallshäufigkeit verringert werden. Neben den Betablockern spielen die schnell wirkenden Nitrate im akuten Anfall und die langwirkenden zur Anfallsprophylaxe eine Rolle.

Als Alternative zu Betablockern steht das Ibravadin zur Verfügung. Dieses hemmt einen unspezifischen Ionenkanal am Herzen. In der Folge verlängert sich die Diastole und die HF sinkt. Dies führt zu einer besseren Versorgung des Herzmuskels bei niedrigerem

Sauerstoffbedarf. Ibravadin kann als Reservemedikament bei KHK und bei chronischer Herzinsuffizienz angewendet werden.

Nicht vergessen sollte man auch die Therapie einer Fettstoffwechselstörung, z. B. mit Statinen, oder die Hemmung der Thrombozytenaggregation, um eine Gerinnselbildung in den Koronarien zu vermeiden.

Sie haben das Ende des Lernprogramms erreicht – hoffentlich bei normalem Blutdruck und ohne Herzschmerzen.

3 Diuretika

- Harnbereitung
- RAAS und Kaliumhaushalt ab ► 22
- Einteilung der Diuretika ab ► 4
- Nebenwirkungen und Anwendungsgebiete der Diuretika an ► 14

Tab. 3/1 Orte und Stufen der Harnbereitung

1

Ort	Mechanismus	Ergebnis
Stufe 1		
Glomerulus: Filtration (Teilchen < 5000 Da passieren ungehindert; Teilchen > 70000 Da werden nicht abfiltriert)	Durchblutung 1700 l/d, Filtrationsdruck (und Fläche bzw. Anzahl an Nephronen), Durchmesser bzw. Größe der gelösten Teilchen	Primärharnbildung = glomeruläres Filtrat, 180 l/d
Stufe 2		
Proximaler Tubulus: Natrium-Resorption, Rückresorption von Glukose	Na^+-Transporter, Carboanhydrase, Glukosetransporter	Rückresorption von 60–70 % des filtrierten Na^+
Stufe 3		
Henlesche Schleife: Wasser- und Na^+-Resorption; untergliedert sich in:		
Absteigender Teil	Wasserresorption mithilfe des Gegenstromprinzips	Konzentrierung des Filtrats mit stark steigender Osmolarität
Aufsteigender Teil	Transporter	Rückresorption von 20 % des filtrierten Na^+
Stufe 4		
Distaler Tubulus: Na^+-Resorption, K^+-Sekretion	Austausch von K^+ gegen Na^+, gefördert durch Aldosteron	Die Menge variiert je nach Na^+- bzw. K^+-Aufnahme über die Nahrung (max. 5 % des filtrierten Na^+)

Tab. 3/1 Orte und Stufen der Harnbereitung (Fortsetzung)

Ort	Mechanismus	Ergebnis
Stufe 5		
Sammelrohr: Wasser- und Na^+-Resorption	ADH macht die Wand des Sammelrohrs wasserdurchlässig	Je nach Bedarf bzw. Osmolarität des Blutplasmas (max. 5 % des filtrierten Na^+)
Harnausscheidung		
Harnleiter/Blase/Harnröhre	Ca. 1,5 bis 2 l/d, also rund 1 % des abgepressten Filtrats bzw. Primärharns, ca. 0,5 % der filtrierten NaCl-Menge, also z. B. 8 g, je nach aufgenommener Menge; je nach K^+-Angebot erscheint mehr oder weniger K^+ im Harn, der Harn ist normalerweise praktisch frei von Glukose, Aminosäuren oder Eiweiß	

Da = Dalton (eine Einheit der Molekülmasse)

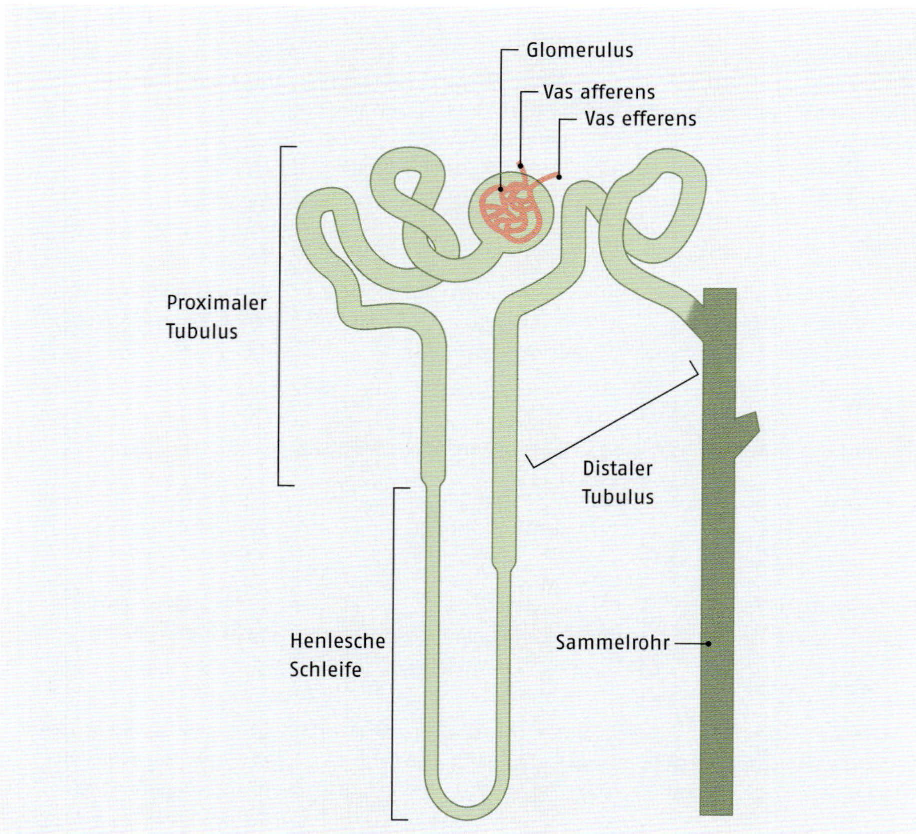

Abb. 3/1 Das Nephron

Die Nieren haben die Aufgabe, das Volumen und die Zusammensetzung des Blutes an die Bedürfnisse des Organismus anzupassen. Das bedeutet, dass sie insbesondere Wasser, Salze und stickstoffhaltige Verbindungen ausscheiden. Das Nephron ist die kleinste Funktionseinheit der Niere, ca. 1,2 Millionen Nephrone sind in einer gesunden Niere aktiv. Ein Nephron besteht – in der Reihenfolge der Harnbereitung – aus Glomerulus, proximalem Tubulus, Henlescher Schleife, distalem Tubulus und anschließendem Sammelrohr.

? Wie lässt es sich erklären, dass Menschen mit nur einer Niere problemlos leben können?

WEITER ZU ▸8

Das Aldosteron ist der Hauptvertreter der Mineralocorticoide der Nebennierenrinde. Es erhöht die K^+-Sekretion im Austausch gegen Na^+ und verursacht im ganzen Körper eine Na^+- und Wasserretention. Dies geschieht in der Niere, daneben auch im Darm und den Schweiß- und Speicheldrüsen. 2

? Überlegen Sie und kreuzen Zutreffendes an:
Ein Aldosteronantagonist könnte eingesetzt werden
☐ bei hoher Volumenlast bei Herzinsuffizienz,
☐ als Diuretikum,
☐ bei Kaliummangel.

WEITER ZU ▸12

! Korrekte Zuordnung von Arzneistoff und Arzneistoffgruppe nach ihrem Wirkort am Nephron 3

Arzneistoff	Osmodiuretikum	Schleifendiuretikum	Thiazid	Kaliumsparend	Aldosteronantagonist
Triamteren	☐	☐	☐	☒	☐
Sorbit	☒	☐	☐	☐	☐
Indipamid	☐	☐	☒	☐	☐
Eplerenon	☐	☐	☐	(☒)	☒
Torasemid	☐	☒	☐	☐	☐

Diese Zuordnung sollte Ihnen gelingen. Vielleicht prägen Sie sich noch einmal die Aufstellung der Diuretika unter 7◂ ein. Oder Sie stürzen sich auf die nächste Aufgabe.

1 2 3 4 5 6 7 8 9 10

? Ordnen Sie die Arzneistoffe der passenden Arzneistoffgruppe zu

Arzneistoff	Osmo-diuretikum	Schleifen-diuretikum	Thiazid	Kalium-sparend	Aldosteron-antagonist
Hydrochlorothiazid	☐	☐	☐	☐	☐
Spironolacton	☐	☐	☐	☐	☐
Furosemid	☐	☐	☐	☐	☐
Amilorid	☐	☐	☐	☐	☐
Xipamid	☐	☐	☐	☐	☐

WEITER ZU ►19

4 **!** Die Ausschüttung von Aldosteron wird gesteigert durch eine Hyponatriämie und eine Hyperkaliämie.
Möchten Sie sich die Sache mit dem Aldosteron noch einmal ansehen?

DANN GEHEN SIE ZURÜCK ZU 2◄

Neben der Natrium-Ausscheidung müssen wir einen Blick auf den Kaliumhaushalt werfen. Sowohl eine Hypo- als auch eine Hyperkaliämie ist zu vermeiden. Das aufgenommene Kalium wird nach intrazellulär verschoben, gegebenenfalls wird die Ausscheidung erhöht (zu 90 % über die Niere; mithilfe von Aldosteron).

? Eine Hemmung des RAAS führt zu einer
☐ Erhöhung des Kaliums.
☐ Erniedrigung des Kaliums im Organismus.

WEITER ZU ►7

5 **!** B: Leider nein. Sehen Sie sich noch einmal die ◘Tab. 3/1 unter 1◄ an.

6 **!** Die sogenannten Schleifendiuretika sind die am stärksten wirksamen Diuretika, weil sie den entscheidenden Schritt der Harnkonzentrierung hemmen.

Stufe 4: Im distalen Tubulus findet eine Kontrolle und Anpassung der Ausscheidung statt. Zum einen wird, je nach Situation, mehr oder weniger Natrium rückresorbiert. Zum anderen muss die im Organismus hauptsächlich intrazellulär vorliegende Kaliummenge über einen von der Plasmafiltration unabhängigen Mechanismus geregelt werden. Kalium kann je nach Bilanz im distalen Tubulus sezerniert oder rückresorbiert werden, wobei dies im Austausch gegen Natrium erfolgt. Bei einer hohen Natriumkonzentration im distalen Tubulus wird mehr Natrium resorbiert und mehr Kalium sezerniert.

?

Entscheiden Sie sich:

Eine hohe Konzentration von Natrium im distalen Tubulus führt zu

		GEHE ZU
A	einer höheren Kaliumausscheidung.	► 9
B	einer niedrigeren Kaliumausscheidung.	► 11

!

Eine Hemmung des RAAS führt zu einer Erhöhung des Kaliums. Die Aldosteron-Ausschüttung und damit auch die Kaliumsekretion über die Niere werden gehemmt. 7

Uff, jetzt ist aber Schluss mit Kalium und RAAS.

WER NOCH BEDARF HAT GEHE ZURÜCK ZU 4 ◄

Tab. 3/7 Pharmakologische Angriffsmöglichkeiten im Rahmen der Harnbereitung

Angriffsort	Wirkmechanismus	Saluretische Wirkung (dosisabhängig)
Proximaler Tubulus	Hemmung der Carboanhydrase, z. B. Azetazolamid	Ca. 5 % des filtrierten Na^+
Henlesche Schleife, aufsteigender Teil	Schleifendiuretika hemmen die Na^+-Resorption und damit auch die Konzentrierung des Filtrats	Ca. 30 % des filtrierten Na^+
Distaler Tubulus	Thiazide hemmen die Na^+-Resorption	Ca. 5–10 % des filtrierten Na^+
	Kaliumsparende Diuretika und Aldosteronantagonisten hemmen v. a. die K^+-Sekretion	Ca. 3 % des filtrierten Na^+ Ca. 3 % des filtrierten Na^+
Sammelrohr	Gabe von Vasopressin oder ADH-Analoga	Hemmung der Wasserdiurese
	Hemmung der ADH-Abgabe, z. B. Alkohol	Steigerung der Wasserdiurese
Harnausscheidung	Beeinflussung der Blasenaktivität	Keine diuretischen Effekte!
	Hemmung des Detrusormuskels mit Anticholinergika	Senken die Wandspannung und Überaktivität bei Belastungsinkontinenz
	Sphinkter: Hemmung mit Alphablockern	Erleichtern das Wasserlassen bei Belastungsinkontinenz (z. B. BPH)
	Tonuserhöhung des Sphinkters mit Noradrenalin-Mimetika	Bei Belastungsinkontinenz

Die Diuretika lassen sich nach ihrem Wirkort am Nephron einteilen:

- Osmodiuretika werden glomerulär filtriert, anschließend nicht rückresorbiert und binden Wasser. Zu den Osmodiuretika zählen Mannit(ol) und Sorbit(ol).
- Nur sehr schwach diuretisch wirken Carboanhydrasehemmer. Sie reduzieren den Austausch von H^+ gegen Na^+ im proximalen Tubulus. Im Ergebnis werden maximal 5 % des filtrierten Na^+ ausgeschieden. Carboanhydrasehemmer wie Acetazolamid kommen als Diuretika praktisch nicht mehr zum Einsatz. Carboanhydrasehemmer besitzen eine Bedeutung in der Augenheilkunde, da sie den Augeninnendruck senken.
- Schleifendiuretika hemmen den Natrium-Rücktransport in der Henleschen Schleife. In der Folge werden bis zu 30 % des filtrierten Na^+ ausgeschieden. Zu den Schleifendiuretika zählen Furosemid (kurz wirkend) bzw. Piretanid und Torasemid (beide länger wirkend).
- Thiazide blockieren im distalen Tubulus den Natrium-Rücktransport. Maximal 10 % des filtrierten Na^+ bleiben im Harn. Zu den Thiaziden zählen Hydrochlorothiazid, Chlorthalidon, Indipamid und Xipamid.
- Kaliumsparende Diuretika blockieren den Natrium-Kalium-Austausch im distalen Tubulus. Ihre diuretische Wirkung ist mit ca. 3 % des filtierten Na^+ gering. Sie wirken jedoch einer Hypokaliämie entgegen. Dazu zählen Triamteren und Amilorid.
- Aldosteronantagonisten binden am Aldosteron-Rezeptor. In der Folge werden die Transportmoleküle, die den Natrium-Kalium-Austausch im distalen Tubulus bewerkstelligen, kaum mehr gebildet. Es ergibt sich eine kaliumsparende, mit ca. 3 % des filtrierten Na^+ schwache und verzögerte diuretische Wirkung. Zu dieser Arzneistoffgruppe gehören Spironolacton und Eplerenon.

? Ordnen Sie die Arzneistoffe der passenden Arzneistoffgruppe zu

Arzneistoff	Osmodiuretikum	Schleifendiuretikum	Thiazid	Kaliumsparend	Aldosteronantagonist
Triamteren	☐	☐	☐	☐	☐
Sorbit	☐	☐	☐	☐	☐
Indipamid	☐	☐	☐	☐	☐
Eplerenon	☐	☐	☐	☐	☐
Torasemid	☐	☐	☐	☐	☐

WEITER ZU ▶ 3

8 **!** Für die Erhaltung der Funktion der Nieren sind ca. 1 Million an funktionierenden Nephronen nötig. Somit reicht eine Niere aus. Allerdings ist dann die Reserve nicht mehr groß.

?

Welche Reihenfolge der Stationen der Harnbereitung ist korrekt? GEHE ZU

A Glomerulus – proxim. Tubulus – Henlesche Schleife – dist. Tubulus – Sammelrohr ►16

B proxim. Tubulus – Glomerulus – dist. Tubulus – Henlesche Schleife – Sammelrohr ►5

C Glomerulus – Henlesche Schleife – proxim. Tubulus – dist. Tubulus – Sammelrohr ►21

9

!

B: Genau. Wenn viel Natrium vorbei fließt, wird auch viel Kalium ausgetauscht.

Stufe 5: Am Ende des Prozesses der Harnbereitung kann im Sammelrohr je nach Situation und Bedarf Wasser ins Blut aufgenommen werden oder nicht. Mit der Flüssigkeit wird auch NaCl resorbiert. Das aus der Hypophyse stammende Hormon Adiuretin (= antidiuretisches Hormon = ADH = Vasopressin) macht die Membran wasserdurchlässig. Ohne ADH kommt es zu einer Wasserdiurese, da die Wände des Sammelrohrs kaum wasserdurchlässig sind.

?

Der gemeinsame Genuss von koffein- und alkoholhaltigen Getränken führt zu einer deutlichen Diurese. Wie ist das zu erklären?

WEITER ZU ►22

10

!

Richtig ist:
Die typischen low-ceiling-Diuretika sind die Thiazide.
Die typischen high-ceiling-Diuretika sind die Schleifendiuretika.

Eine Einteilung nach der Schnelligkeit des Wirkungseintritts ist ebenso möglich. Osmodiuretika müssen intravenös gegeben werden. Sie wirken rasch bei einer kurzen Wirkdauer. Schleifendiuretika wirken nach intravenöser Gabe innerhalb von einigen Minuten, nach oraler Gabe innerhalb einer halben Stunde. Die Wirkdauer beträgt 3–6 Stunden. Thiazide und kaliumsparende Diuretika wirken nach 1–2 Stunden (p. o.), die Wirkdauer beträgt 12–24 Stunden. Die Wirkung von Aldosteronantagonisten setzt erst nach 24–48 Stunden ein, sie wirken bis zu 4 Tage.

?

Ordnen Sie folgende diuretisch wirkenden Arzneistoffe nach ihrem Wirkungseintritt. Beginnen Sie mit dem schnellsten Diuretikum:
Triamteren (oral), Spironolacton (oral), Hydrochlorothiazid (oral), Mannitol, Furosemid (oral)

WEITER ZU ►17

11

!

A: Denken Sie unter 6◄ noch einmal über das Thema Austausch von Natrium gegen Kalium nach.

1 2 3 4 5 6 7 8 9 10

12 **!** Alles ist richtig: Ein Aldosteronantagonist könnte eingesetzt werden bei hoher Volumenlast bei Herzinsuffizienz, als Diuretikum und bei Kaliummangel.

? Überlegen Sie und kreuzen Zutreffendes an.
Die Ausschüttung von Aldosteron wird gesteigert durch eine
- ☐ Hyponatriämie,
- ☐ Hypernatriämie,
- ☐ Hyperkaliämie,
- ☐ Hypokaliämie.

WEITER ZU ►4

13 **!** Ein leicht erhöhter Diabetes mit Blutglukosewerten bis zu 150 oder 160 mg/100 ml Blut lässt sich mit Urintestreifen nicht nachweisen, da diese Konzentration vollständig im proximalen Tubulus rückresorbiert wird. Die Nierenschwelle ist nicht überschritten.

Stufe 3: In der Henleschen Schleife kommt es mithilfe des Gegenstromprinzips zu einer Konzentrierung des Harns und zur Rückresorption von ca. 20 % des filtrierten Natriums. An dieser Stelle erhöht sich in Summe der Salz- bzw. Natriumgehalt des Harns stark.

? In der Henleschen Schleife geschieht die entscheidende Aufkonzentrierung des Harns. Wie sind Arzneistoffe, die diesen Mechanismus effektiv hemmen, hinsichtlich ihrer diuretischen Wirkstärke zu beurteilen?

WEITER ZU ►6

14 **!** Es besteht die Gefahr einer Dehydrierung mit erhöhtem Thromboserisiko.

Bei der Gabe von Diuretika sollte man die Kaliumkonzentration im Auge behalten. Sowohl eine Hypokaliämie als auch eine Hyperkaliämie sind möglich. Mit den Schleifendiuretika und Thiaziden ist das Risiko einer Hypokaliämie verbunden.

? Bei welchen Diuretika steht das Risiko einer Hyperkaliämie im Vordergrund?

WEITER ZU ►18

15 **!** Aldosteronantagonisten = kaliumsparende Diuretika < Thiazide < Schleifendiuretika
Hat das auch ohne Blick auf die Tabelle unter 7◄ (▫Tab. 3/7) geklappt?

Unter klinischen Gesichtspunkten ist eine Einteilung nach Wirkstärke sinnvoll. Arzneistoffe, deren diuretische Wirkung trotz hoher Dosis nicht weiter gesteigert werden kann, bezeichnet man als low-ceiling-Wirkstoffe. Dazu gehören die Thiazide. Schleifendiuretika bezeichnet man als high-ceiling-Diuretika, deren diuretische Wirkung über einen weiten Dosisbereich steigerungsfähig ist. Die diuretische Wirkung von kaliumsparenden Diuretika ist so gering, dass sie nur in Kombination mit Thiaziden eingesetzt werden. Auch die Aldosteronantagonisten besitzen eine sehr geringe diuretische Wirkung. Bei diesen Stoffen steht nicht die diuretische, sondern die neurohumorale Wirkung im Vordergrund, da sie sich günstig auf langfristige Umbauvorgänge bei Herzkrankheiten auswirken.

?

Ergänzen Sie:
Die typischen low-ceiling-Diuretika sind die ______.
Die typischen high-ceiling-Diuretika sind die ______.

WEITER ZU ▶ 10

!

A: Prima, genau richtig. Und schon geht es weiter. **16**

Die Harnbereitung lässt sich anhand mehrerer Stationen beschreiben.
Station 1:
Im Glomerulus erfolgt eine Filtration des Blutes. Unterhalb eines arteriellen Blutdrucks von 80 mmHg fällt die Filtration steil ab. Bei höheren Werten bleibt die Filtration ziemlich konstant, da die Niere ihren Filtrationsdruck selbständig reguliert. Insgesamt werden pro Tag rund 180 l Primärharn aus ca. 1700 l durchfließendem Blut abgepresst – das entspricht ca. 20 % des Plasmawassers. Im Primärharn finden sich alle im Blut gelösten Moleküle mit einem Molekulargewicht unter 5000 Da (Dalton). Zelluläre Bestandteile und Moleküle mit einem Molekulargewicht über 70000 Da bleiben vollständig im Blut zurück.

?

Das Albumin im Plasma hat ein Molekulargewicht von ca. 60000 Dalton. Findet man Albumin im Primärharn?

WEITER ZU ▶ 20

!

Die richtige Reihenfolge lautet: **17**
Mannitol, Furosemid, Hydrochlorothiazid = Triamteren, Spironolacton

Die folgenden Nebenwirkungen können bei allen Diuretika auftreten:

- Blutdruckabfall wegen Abnahme des Blutvolumens,
- Erhöhung der Blutviskosität mit Gefahr einer Thrombusbildung,
- Aktivierung des RAAS wegen der Abnahme des Blutvolumens
  (Es droht die Verringerung der Nierendurchblutung! ACE-Hemmer verhindern diese Gegenregulation und verstärken dadurch die Diuretika-Wirkung),
- Elektrolytstörungen.

? Welche Gefahr ergibt sich, wenn ein Patient, der mit Diuretika behandelt wird, zu wenig Wasser trinkt?

WEITER ZU ► 14

18 **!** Das Risiko einer Hyperkaliämie ist v. a. bei kaliumsparenden Diuretika und Aldosteronantagonisten zu beachten.

? Wie könnte sich die Gabe von RAAS-Hemmstoffen wie ACE-Hemmern auf den Kaliumhaushalt auswirken?

WEITER ZU ► 23

19 **!** Korrekte Zuordnung von Arzneistoff und Arzneistoffgruppe

Arzneistoff	**Osmodiuretikum**	**Schleifendiuretikum**	**Thiazid**	**Kalium-sparend**	**Aldosteron-antagonist**
Hydrochlorothiazid	☐	☐	☒	☐	☐
Spironolacton	☐	☐	☐	(☒)	☒
Furosemid	☐	☒	☐	☐	☐
Amilorid	☐	☐	☐	☒	☐
Xipamid	☐	☐	☒	☐	☐

WIEDERHOLUNG UNTER 7 ◄ GEFÄLLIG? ODER HABEN SIE DIE SACHE DRAUF?

? Bringen Sie die folgenden Diuretika-Gruppen hinsichtlich ihres saluretischen Effekts in eine sinnvolle Reihenfolge. Beginnen Sie mit der am schwächsten wirkenden Gruppe:
Aldosteronantagonisten, kaliumsparende Diuretika, Schleifendiuretika, Thiazide

WEITER ZU ► 15

20 **!** Albumin mit einem Molekülgewicht von etwas über 60000 Da gelangt nur zu 0,3 % durch den Filter, ebenso wie an Albumin gebundene kleinmolekulare Stoffe wie z. B. einige Arzneistoffe.

Bei einer Glomerulonephritis ist die erste Stufe der Harnbereitung, die glomeruläre Filtration gestört, und Albumin erscheint im Harn. Das ist ein Grund, weshalb häufig nach Eiweiß im Urin gefahndet wird.

Die kleinmolekularen Stoffe würden durch die Filtration alle aus dem Blut verschwinden. Sie müssen demnach zumindest teilweise im weiteren Verlauf rückresorbiert werden wie z. B. Glukose, Kationen und Anionen.

Damit gelangen wir zur Stufe 2, der Aufbereitung des Primärharns im proximalen Tubulus. Hier werden 60–70 % des filtrierten Natriums mit Hilfe eines aktiven Transports ins Blut rückresorbiert. Das entsprechende Chlorid und Wasser werden passiv mitgeschleppt. Auch die filtrierte Glukose gelangt über ein Transportmolekül wieder ins Blut zurück. Nur bei deutlich erhöhten Glukosekonzentrationen (> 160 mg/dl, die Nierenschwelle für Glukose) reicht dieser Mechanismus nicht aus, sodass Glukose letztlich im Endharn erscheint.

? Lässt sich ein leichter Diabetes mithilfe von Urinteststäbchen nachweisen?

WEITER ZU ▶ 13

! C: Oh nein, gehen Sie direkt noch einmal zu 1◀ 21

! Alkohol hemmt die Produktion von ADH und senkt die Rückresorption von Wasser. Was Sie nicht wissen konnten: Darüber hinaus erhöht Koffein die Durchblutung der Niere, was zu mehr Filtrat bzw. Primärharn führt. In der Summe handelt es sich um eine an zwei unterschiedlichen Punkten ansetzende, synergistisch wirkende Kombination. 22

Das bereits in ▶ Kap. 1 besprochene RAAS soll an dieser Stelle noch einmal kurz erwähnt werden. Bei einer akuten Blutdrucksenkung oder einem Abfall des Blutvolumens kommt es zu einer Freisetzung von Renin. Dieses spaltet vom Peptid Angiotensiogen das Angiotensin I, welches mithilfe von ACE zu Angiotensin II wird. Angiotensin II ist ein starker Vasokonstriktor, der den Blutdruck im Notfall oben hält. Als Folge der renalen Vasokonstriktion sinken die Nierendurchblutung und die glomeruläre Filtrationsrate. Zusätzlich setzt es aus der Nebennierenrinde Aldosteron frei.

Daneben löst Angiotensin II über den Hypothalamus Durst aus und fördert den Appetit auf Kochsalz. Insgesamt ergibt sich aus der Aktivierung des RAAS neben dem blutdrucksteigernden ein Natrium und Wasser sparender Effekt.

WEITER ZU ▶ 2

! Letztlich senken sie die Aldosteron-Aktivität, sie könnten insbesondere bei gemeinsamer Gabe mit kaliumsparenden Mitteln zu einer Hyperkaliämie führen. 23

Indikationen von Diuretika:

1. Bei Ödemen: Das sind Schwellungen des Gewebes wegen eines erhöhten Flüssigkeitsgehalts, wobei sich die Flüssigkeit meist im Interstitialraum befindet. Durch die Gabe eines Saluretikums scheidet die Niere mehr Salze und Wasser aus, das Blut wird wegen der darin verbliebenen Eiweiße „dicker" undFlüssigkeit wird aufgrund des kolloidosmotischen Drucks in das Gefäßlumen gesaugt – die Ödeme gehen zurück. Im akuten

Fall gibt man Schleifendiuretika, z. B. bei akuter Herzinsuffizienz, oder Osmodiuretika, z. B. bei einem Anstieg des Hirndrucks. Zur langfristigen Ödemausschwemmung werden die länger wirkenden Thiazide oder Schleifendiuretika eingesetzt.

2. Bei Hypertonie: Hierbei wünscht man sich einen milden, langsamen und länger anhaltenden Effekt. Bevorzugt werden Thiazide, eventuell in Kombination mit kaliumsparenden Diuretika. Es kommt zunächst zu einer Volumenabnahme, später zu einer Senkung des Gefäßwiderstands bzw. Blutdrucks.
3. Bei Herzinsuffizienz: Hier sollen eventuell Ödeme ausgeschwemmt werden. Zusätzlich wünscht man sich aufgrund der Verringerung des Blutangebots eine Senkung der Vorlast. Auf längere Sicht kommt es wegen der Senkung des peripheren Widerstands zu einer Senkung der Nachlast. Zusätzlich zu Thiaziden oder Schleifendiuretika können Aldosteronantagonisten wie Spironolacton gegeben werden.
4. Bei einer Niereninsuffizienz oder zur Prophylaxe einer Schockniere: Indiziert sind Schleifendiuretika oder Xipamid (auch bei eingeschränkter glomulärer Filtrationsrate (GFR)). Thiazide, kaliumsparende Diuretika und Aldosteronantagonisten sind bei sehr niedriger GFR problematisch, da diese weiter gesenkt wird.

Sie haben das Ende des Lernprogramms zu den Diuretika erreicht.
Glückwunsch!

4 Blut und Blutfette

Blut besteht zu knapp 50 % aus zellulären Bestandteilen. Nach Zentrifugation ergibt sich ein Überstand, welcher als Plasma bezeichnet wird. Im Blutplasma liegen die zu transportierenden Stoffe gelöst vor, wie z. B. die Gerinnungsfaktoren, anorganische und organische Ionen, das Plasmaeiweiß Albumin, die Immunglobuline oder die Lipoproteine (Blutfette). Blutplasma ohne Gerinnungsfaktoren wird als Serum bezeichnet. Die Blutzellen werden im Knochenmark aus Stammzellen gebildet. 1
Sie differenzieren sich in:

- Rote Blutkörperchen oder Erythrozyten
  Aufgabe: Gastransport, insbesondere von Sauerstoff mit Hilfe des Hämoglobins (Hb)
- Weiße Blutkörperchen oder Leukozyten (sie lassen sich in Monozyten oder unterschiedliche Granulozyten einteilen)
  Aufgaben: Immunabwehr, Bildung und Abgabe von Globulinen und Zytokinen, Beteiligung an Entzündungsvorgängen, Aufnahme oder Zerstörung von Zellbruchstücken oder von körperfremdem Material
- Thrombozyten
  Aufgabe: Blutstillung

? Kann zentrifugiertes Blut bzw. Blutplasma noch gerinnen?

WEITER ZU ► 11

! Bei einer zu geringen Zahl von Leukozyten kann die Anregung der Produktion sinnvoll sein, insbesondere wenn das Knochenmark grundsätzlich zur Produktion imstande ist. Bedrohliche Leukozytopenien können sich als Folge einer Krebsbehandlung/Chemotherapie ausbilden, sodass G-CSF vor schwerwiegenden Infektionen schützt oder den nächsten Zyklus einer Chemotherapie bzw. die gewünschte Dosis eines Zytostatikums erst ermöglicht. 2

? Wann könnte die Gabe von Erythropoetin angezeigt sein?

WEITER ZU ► 26

3 Die Intaktheit des Blutgefäßsystems ist nicht nur bei sichtbaren äußeren Verletzungen gefährdet. Ständig werden im Körper kleine Gefäße undicht, sodass die Notwendigkeit besteht, die Gefäße von innen abzudichten. Dabei spielen drei Bereiche eine Rolle:

- die Reaktion der Blutgefäße,
- die Blutgerinnung mit der Bildung eines faserigen Fibrinnetzes,
- die Blutstillung bzw. die Thrombozytenaggregation.

Darüber hinaus muss der Organismus gebildete Thromben auch wieder abbauen können. Dies wird als Fibrinolyse bezeichnet.

Nach einer Verletzung kommt es zu einer Vasokonstriktion und einer Verklebung des Gefäßendothels, damit weniger Blut verloren geht. An diesen Vorgängen sind indirekt Prostaglandine und NO beteiligt, denen Sie in ▸ Kap. 1 bereits begegnet sein sollten.

Lösliche Gerinnungsfaktoren reagieren in einer Kaskade nacheinander, an deren Ende die Bildung von vernetztem Fibrin bzw. ein Thrombus steht. In der folgenden Abbildung ist der Ablauf der Blutgerinnung skizziert.

? Was geschieht, wenn zu abgenommenem Blut ein Stoff gegeben wird, der freie Calcium-Ionen komplexiert bzw. abfängt, wie z. B. Oxalat?

WEITER ZU ► 7

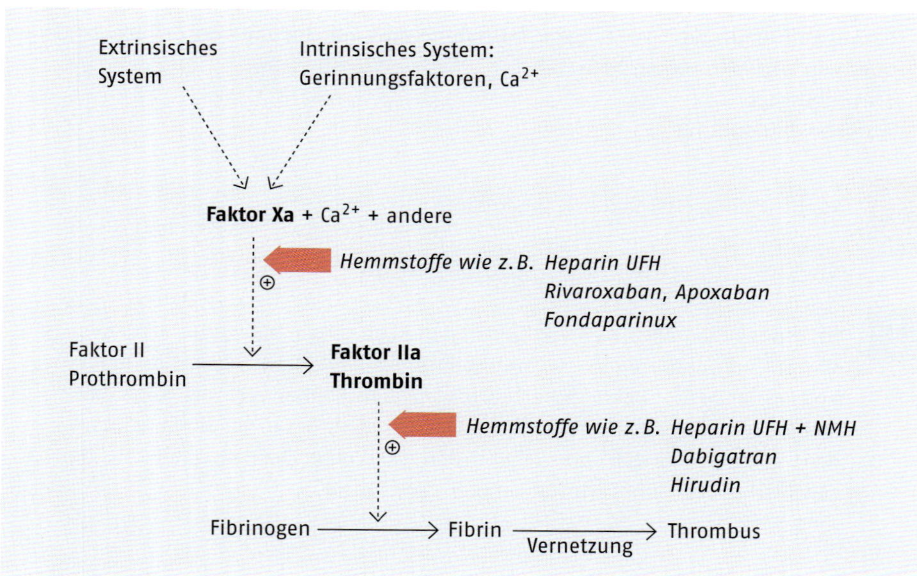

○ Abb. 4/3 Gerinnungskaskade

! Vitamin B_{12} kann nicht ausreichend resorbiert werden. Sein Mangel führt zu einer verminderten Zellproduktion, insbesondere von Erythrozyten. 4

Bei einem Vitamin-B_{12}-Mangel enthalten die einzelnen Erythrozyten mehr Hb als gewöhnlich, und sind etwas größer bei insgesamt erniedrigtem Hb-Gehalt im Blut. Man spricht von einer makrozytären Anämie.

? Warum wird Vitamin B_{12} bei einem Mangel üblicherweise parenteral zugeführt?

WEITER ZU ► 13

! In erster Linie findet sich ein erniedrigter Hämoglobinwert. Normalerweise enthält das Blut mehr als 13 g/100 ml (Mann) bzw. 11 g/100 ml Hb (Frau). Werte deutlich darunter werden als Anämie bezeichnet. Als klinische Symptome kommen blasses Aussehen, Müdigkeit oder Kurzatmigkeit infrage. 5

? G-CSF wird gentechnologisch hergestellt. Es ist also teuer. Können Sie sich Situationen oder Zustände vorstellen, in denen die Anwendung eines solchen Faktors sinnvoll und wirtschaftlich ist?

WEITER ZU ► 2

! Als Folge einer Nierenschädigung kann die Produktion von EPO und damit die Bildung von Erythrozyten vermindert sein. Es kommt zu einer Erythropoetinmangelanämie. 6

? Welche Vitamine sind an der Bildung von Erythrozyten beteiligt? Der chronische Mangel welcher Vitamine könnte demnach zu einer Anämie führen?

WEITER ZU ► 21

! Oxalat oder auch Citrat senkt die freie Calcium-Ionenkonzentration. Damit fehlt dieser Faktor im Ablauf der Fibrinbildung. Die Blutgerinnung wird gehemmt. 7
Wenn Sie die Frage nicht lösen konnten, sehen Sie sich die Abbildung unter 3◄ (○ Abb. 4/3) genau an.

? Denken Sie nun darüber nach, welche Folgen eine gestörte Produktion von NO haben kann mit der bei einer Endotheldysfunktion, z. B. im Gefolge einer Atherosklerose, zu rechnen ist.

WEITER ZU ► 10

8 **!**

Ein Gesamtcholesterolwert von 280 mg/dl ist eindeutig über dem Normwert und gilt als behandlungsbedürftiger Risikofaktor für Arteriosklerose bzw. kardiovaskuläre Ereignisse.
Das haben Sie doch gewusst – der Wert ist unbestritten zu hoch.

UNTER 29◄ KÖNNEN SIE NOCH EINMAL NACHSCHLAGEN.

Die Bedeutung von erhöhten Triglyceridwerten (über 200 mg/100 ml; früher: Neutralfette) als kardiovaskulärer Risikofaktor ist entweder gering, oder sie treten nur in Kombination mit anderen Faktoren in Erscheinung.

Triglyceride gelangen nach ihrer Resorption in Form von Chylomikronen über die Lymphe unter Umgehung der Leber ins Blut. Ihre Verweilzeit im Blut liegt nur bei 10–20 Minuten, da sie entweder sofort als Energieträger verbraucht oder in Speicherfett überführt werden.

?

Weshalb ist die Messung von Triglyceriden direkt nach einer Mahlzeit unsinnig?

WEITER ZU ►15

9 **!**

Faktor-IIa-Hemmer: UFH, NMH, Dabigatran (ein DOAK)
Faktor-Xa-Hemmer: UFH, Rivaroxaban (ein DOAK)
Wer muss und wer kann das behalten? Das x in Rivaroxaban und Apixaban könnte hilfreich sein.

?

Können Sie die Vorteile der NMH gegenüber der UFH beschreiben? Nennen Sie Beispiele von Arzneistoffen.

WEITER ZU ►16

10 **!**

Fehlendes NO kann zu Durchblutungsstörungen bis hin zum Verschluss eines Gefäßes führen.

Bei der Betrachtung der Prozesse rund um die Gefäßabdichtung ist folgende Feststellung wichtig. Die Abläufe im arteriellen und im venösen System unterscheiden sich. Im arteriellen System, welches durch hohe Drücke und hohe Fließgeschwindigkeit gekennzeichnet ist, steht die Blutstillung bzw. die Thrombozytenaggregation im Vordergrund. Es bilden sich „weiße“ Thromben. Im venösen Niederdrucksystem mit seinen niedrigen Fließgeschwindigkeiten steht die Bedeutung der Blutgerinnung mit den in der Leber gebildeten Gerinnungsfaktoren im Vordergrund.

?

Welche therapeutischen Konsequenzen hat diese Feststellung? Welches System sollte gehemmt werden, um Thromben in folgenden Bereichen zu vermeiden?

- In den Herzkranzgefäßen,
- in den Beinvenen,
- in den Vorhöfen des Herzens.

WEITER ZU ►27

! Ja. denn es enthält noch die löslichen Gerinnungsfaktoren. 11

Die Bildung von Erythrozyten wird über das Hormon Erythropoetin (EPO) angeregt, welches von der Niere produziert und abgegeben wird. Für ihre Zellbildung sind die Vitamine B_{12} und Folsäure wichtige Faktoren. Darüber hinaus wird Eisen als Bestandteil von Hb benötigt. Der GM-CSF (granulocyte macrophage colony-stimulating factor) oder G-CSF regen die Bildung von Granulozyten und Makrophagen an.

? Welche Folge kann eine Schädigung des Nierenparenchyms (tritt oft gemeinsam mit einer Niereninsuffizienz auf) hinsichtlich der Blutwerte haben?

WEITER ZU ► 6

! Den TAH erhält der Patient A zur Herzinfarktprophylaxe, die Cumarine erhält der Patient B zur Schlaganfallprophylaxe. (Statt der Cumarine setzt man immer häufiger die direkten oralen Antikoagulanzien (DOAK) ein. An anderer Stelle mehr dazu.) 12

FALLS SIE SICH UNSICHER WAREN, SOLLTEN SIE ZURÜCK ZU 27 ◄

Zur Synthese der Blutgerinnungsfaktoren IX, X, VII und II („1972“) benötigt die Leber Vitamin K. Cumarine hemmen als Vitamin-K-Antagonisten die Produktion dieser Faktoren. Das bedeutet, dass die vollständige Wirkung erst dann eintritt, wenn die noch zirkulierenden Faktoren abgebaut sind. Umgekehrt kann als Antidot gegebenes Vitamin K nicht sofort wirken, da die Synthese der Gerinnungsfaktoren erst einsetzen muss. Ebenso dauert es nach Absetzen der Cumarine ein paar Tage, bis die Blutgerinnung wieder vollständig aktiv ist.

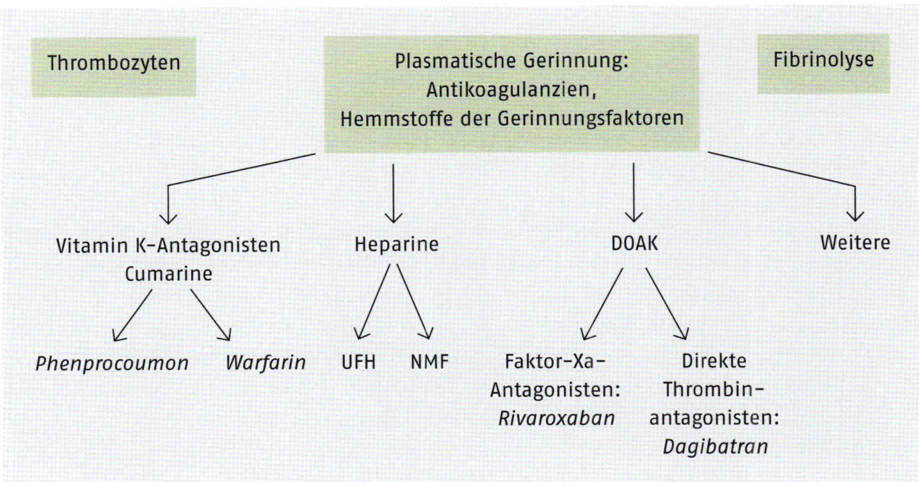

Abb. 4/12 Pharmakologische Beeinflussung der Blutgerinnungssysteme

Als Vitamin-K-Antagonisten wirken die Cumarine. In Deutschland wird vor allem Phenprocoumon eingesetzt, in anderen Ländern auch Warfarin.

? Weshalb ist man heute davon abgekommen, Phenprocoumon-Patienten für den Notfall eine Vitamin-K-Ampulle mitzugeben?

WEITER ZU ► 31

13 **!** Ohne Intrinsic Factor gelingt die Resorption nicht, bei einem Mangel lässt sich Vitamin B_{12} nicht in ausreichendem Umfang oral substituieren.
(Es scheint allerdings, dass von sehr großen oral eingenommenen Vitamin B_{12}-Dosen doch ein geringer Anteil und eine eventuell ausreichende Menge resorbiert werden könnte. Man nimmt 1 % der zugeführten Dosis an; demnach würde bei 500 µg oraler Gabe der Tagesbedarf in Höhe von 3 µg problemlos gedeckt.)

? Im Rahmen einer Chemotherapie mit Zytostatika kommt es häufig zu einer Leukopenie (Verminderung der Leukozyten) mit erhöhter Infektanfälligkeit. Welche Faktoren können ein zu starkes Absinken der Leukozytenzahl verringern?

WEITER ZU ► 20

14 **!** Bei immobilen Patienten, z. B. im Rahmen einer stationären Behandlung, ist das Risiko eines venösen Thrombus erhöht. Das Liegen verlangsamt den Blutfluss und fördert die Thrombenbildung. Gefürchtet sind tiefe Beinvenenthrombosen, welche oft die Ursache einer lebensgefährlichen Lungenembolie abgeben.
Es geht wieder um das Thema venöser oder arterieller Thrombus, dass ab 3◄ besprochen wurde.

Bei den Heparinen unterscheidet man unfraktionierte (UFH) und fraktionierte bzw. niedermolekulare Heparine (NMH).

UFH besteht aus 40–50 Zuckereinheiten. Es bildet mit Antithrombin einen Komplex, der die Faktoren Xa und IIa hemmt. UFH wird mehrmals täglich gegeben. Man unterscheidet die therapeutische und die prophylaktische Anwendung. Je nach Zielsetzung gibt man hohe Dosen i. v. oder niedrige s. c. Eine Kontrolle der PTT (partielle Thromboplastinzeit) ist nötig.

NMH besteht aus durchschnittlich ca. 15 Zuckereinheiten. Es hemmt in Form seines Komplexes mit Antithrombin den Faktor IIa. Bei NMH genügt eine einmal tägliche s. c.-Gabe. Eine Kontrolle der PTT ist nicht nötig. Beispiele für NMH sind Certoparin, Enoxaparin oder Dalteparin. Alle Heparine können ausschließlich parenteral appliziert werden.

Relativ neue Entwicklungen sind Substanzen, die direkt (also ohne Komplexbildung mit Antithrombin) die Faktoren Xa oder IIa hemmen und oral gegeben werden können. Es handelt sich um Dabigatran (direkter IIa- oder Thrombin-Hemmer) und Rivaroxaban oder Apixaban (direkte Xa-Hemmer). Diese Arzneistoffgruppe wird auch als DOAK oder NOAK bezeichnet (direkte oder neue orale Antikoagulanzien).

?

Welche der genannten Substanzen hemmen den Gerinnungsfaktor IIa, welche hemmen den Faktor Xa? Welche davon können oral gegeben werden?

WEITER ZU ►9

!

Die Triglyceridwerte sind sehr stark von der Art der aufgenommenen Nahrung abhängig. Deshalb misst man sie nüchtern, am besten morgens. 15

Die Leber verarbeitet Cholesterol u. a. zu Gallensäuren und zu VLDL-Partikeln. Die triglyceridreichen VLDL versorgen den Organismus – ähnlich wie die Chylomikronen – über die Blutbahn mit Triglyceriden. VLDL verweilen im Blut nur einige Stunden. Nach Abgabe der Triglyceride bleiben davon cholesterolreiche LDL-Partikel übrig. Sie transportieren sozusagen das Cholesterol in die Körperperipherie und lagern es eventuell in Arterien ab. Zur Leber zurückkehrendes LDL wird mithilfe von LDL-Rezeptoren in die Leberzellen eingeschleust und verarbeitet. Die Verweilzeit von LDL im Blut liegt bei ca. 50 Stunden. HDL-Partikel nehmen Cholesterol in der Peripherie auf und bringen es in die Leber zurück.

?

Welche Rolle spielt demnach das LDL-Cholesterol bei der Entstehung einer Atherosklerose im Vergleich zum HDL?

WEITER ZU ►32

!

NMH werden nur einmal täglich appliziert. Eine individuelle Kontrolle der gerinnungshemmenden Wirkung ist nicht nötig. (Außerdem tritt eine Nebenwirkung der UFH deutlich seltener auf: die Heparin-induzierte Thrombozytopenie (=HIT).) Beispiele sind Certoparin, Enoxaparin und Dalteparin. 16

Haben Sie es noch gewusst?

SOLLTEN SIE ZUM RÜCKSPRUNG ZU 14◄ANSETZEN?

Die großen Indikationen der NMH sind die Thromboseprophylaxe, z. B. nach Operationen wie einem Hüftgelenkersatz oder die Behandlung akuter tiefer Venenthrombosen oder einer Lungenembolie. Die Akutbehandlung erfordert höhere Dosen als die Prophylaxe. Darüber hinaus werden Heparine bei akutem Koronarsyndrom eingesetzt.

?

Man versucht, eine parenterale Behandlung nicht zu lange durchzuführen und auf eine orale Antikoagulation umzustellen. Welche oral anwendbaren Arzneistoffe kommen zur Thromboseprophylaxe infrage?

WEITER ZU ►24

!

C: Prima. Alles richtig erkannt. 17

Es ist klinisch nachgewiesen, dass Statine bei Risikogruppen zu einer Senkung der Mortalität führen. Die diesbezügliche Wirksamkeit lässt sich dabei nicht allein mit dem Einfluss auf die Cholesterolwerte erklären. Auch andere Effekte scheinen von Bedeutung zu sein. Diskutiert werden z. B. eine verbesserte Endothelfunktion bzw. NO-Synthese, eine verringerte Radikalbildung, eine Entzündungshemmung oder eine verbesserte Plaquestabilität mit vermindertem Thromboserisiko. Man spricht von pleiotropen Effekten.

Das Indikationsgebiet der Statine ist die Hypercholesterolämie, insbesondere bei erhöhtem LDL. Behandelt wird häufig bei KHK und als Sekundärprophylaxe nach einem Herz- oder Hirninfarkt.

Standarddosierungen sind 10–20 mg Rosuvastatin bzw. 20–40 mg Ator-, Lova-, Prava- oder Simvastatin. Es kommt zu einer dosisabhängigen Senkung des LDL. Dabei gilt die 6 %-Regel: Eine Verdopplung der Statindosis senkt das LDL um weitere 6 %.

Zur Dosisfindung gibt es unterschiedliche Meinungen. Zum einen könnte ein vorgegebener Cholesterol-Zielwert durch Auftitrierung der Dosis erreicht werden. Eine andere Möglichkeit ist die Gabe einer festen Dosis („fire and forget"). Ebenso umstritten ist die Frage, ob einzelne Statine besser wirksam sind als andere.

Bei einer ungenügenden Senkung wird eine Kombination mit Austauscherharzen oder Ezetimib erwogen.

? Was könnte der Grund dafür sein, dass es schwierig ist, für derartige Kombinationen einen Nutzen nachzuweisen?

WEITER ZU ► 34

18

! Ein Antikörper muss parenteral gegeben werden und sein Einsatz ist mit einem hohen Blutungsrisiko verbunden. Auch aufgrund der hohen Kosten kommt der entsprechende Arzneistoff Abciximab nur in Kliniken bei ausgewählten Patienten zum Einsatz.

Die Auflösung eines fibrinreichen Thrombus gelingt durch Aktivatoren von Plasminogen, welches dann zu Plasmin wird. Solche Fibrinolytika, die allesamt parenteral verabreicht werden, sind Streptokinase, Urokinase und Alteplase (= tPA). Da bereits organisierte, d. h. mehrere Stunden bestehende Thromben nicht abgebaut bzw. lysiert werden können, ist nur der frühestmögliche Einsatz sinnvoll. Bei durch einen Gefäßverschluss verursachtem Herz- oder Hirninfarkt ist somit eine möglichst frühzeitige Abklärung in der Klinik hilfreich. Eine besondere Bedeutung besitzt die Prophylaxe solcher Ereignisse durch die Behandlung der Grunderkrankung, z. B. einer Hyperlipidämie oder einer Hypertonie.

? Weshalb ist es wichtig, bei einem Schlaganfall möglichst schnell zu entscheiden, ob es sich um einen Verschluss oder eine Blutung handelt?

WEITER ZU ► 25

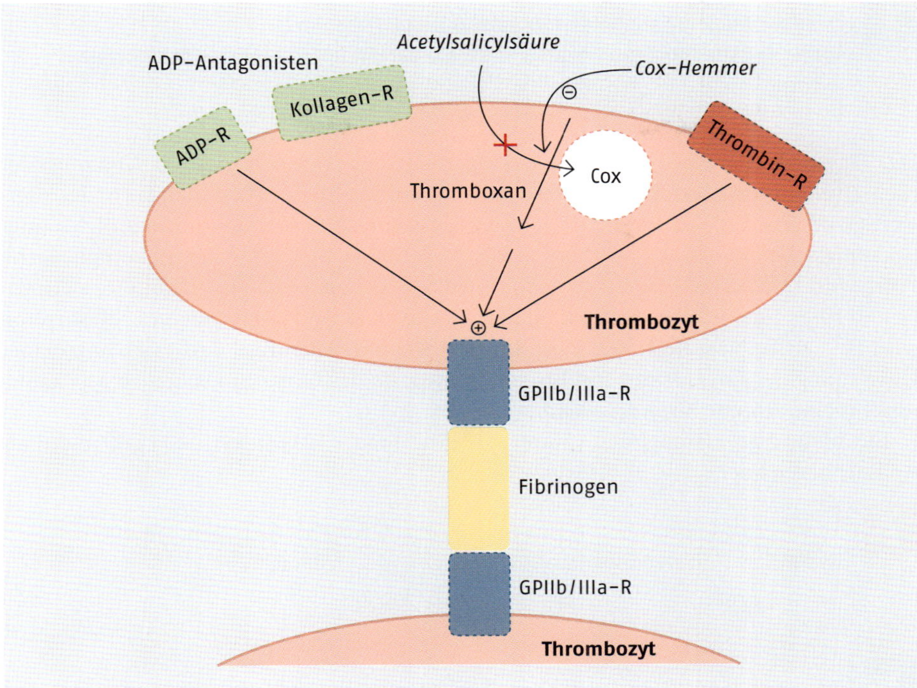

Abb. 4/18 Thrombozytenaggregationshemmer und Fibrinolytika

!

- Zum einen die Wirksamkeit: Um welchen Prozentsatz genau verhindern die Arzneistoffe das Risiko eines thromboembolischen Ereignisses oder eines ischämischen Schlaganfalls? 19
- Welche genaue Rate an unerwünschten Ereignissen tritt unter Praxisbedingungen auf, z. B. Blutungen schwerwiegender oder nicht schwerwiegender Art?
- Mit welchem Therapieregime lässt sich die Rate an Klinikeinweisungen und die Morbidität am stärksten reduzieren?
- Welche Kosten entstehen: Kosten der AM, Kosten der Therapieeinstellung und -überwachung?

Das war gar nicht so einfach. Vielleicht denken Sie noch einmal in Ruhe über dieses Problem mit Blick auf 24◄ nach.

Betrachten wir nun die arterielle Situation.

?

Welche Art von Gefäßverschluss dominiert im arteriellen System?

WEITER ZU ►37

20 **!**

Man setzt Kolonie stimulierende Faktoren wie G-CSF ein.
Unter 11◂ sind die Faktoren angeführt, die bei der Differenzierung der Blutzellen wichtig sind.

Der Tagesbedarf an Eisen beträgt ca. 1–2 mg. Aufgrund der mäßigen Resorption muss der Mensch allerdings rund 10–20 mg Eisen pro Tag aufnehmen, am besten in Form des zweiwertigen Eisens Fe^{2+}, da dreiwertiges Eisen noch schlechter aufgenommen wird. Vitamin C kann als Antioxidans das Fe^{2+} vor einer Oxidation zu Fe^{3+} schützen. In komplexierter Form wird Eisen etwas leichter aufgenommen, z. B. gebunden im Myoglobin. Aus diesem Grund ist es für Fleischesser leichter, den Eisenbedarf zu decken. Nach der Resorption wird Fe^{2+} zu Fe^{3+} oxidiert. Fe^{3+} kann injiziert werden. Allerdings darf es nicht zu einer Überladung des Organismus mit Eisen kommen, da der Organismus keinen Mechanismus für eine erhöhte Eisenausscheidung besitzt.

Ein Mangel an Hämoglobin (Mann < 13 g/dl; Frau < 12 g/dl, evtl. < 11 g/dl) wird als Anämie bezeichnet.

?

Überlegen Sie sich, wie sich eine Eisenmangelanämie genau äußert. Welche Symptome sind erkennbar, welche Blutwerte weisen darauf hin?

WEITER ZU ▸5

21 **!**

An der Bildung der Erythrozyten sind die Vitamine B_{12} und Folsäure beteiligt. Sie sind mit den Stoffen vertraut, die zur Blutbildung benötigt werden?

WENN NICHT, SEHEN SIE SICH 11◂ AN.

Vitamin B_{12} (= Cyanocobalamin) kann über den Magen-Darm-Trakt nur mithilfe des im Magen gebildeten Intrinsic Factors resorbiert werden.

?

Welche Konsequenz bringt das Fehlen dieses Faktors z. B. infolge einer chronischen Gastritis mit sich?

WEITER ZU ▸4

22 **!**

Ibuprofen bindet an COX und zwar mit einer Wirkdauer von einer bis einigen Stunden. In dieser Zeit ist das Enzym quasi vor einer Acetylierung geschützt. ASS kann also nicht mehr irreversibel inaktivieren. Nach einer solchen Anwendung ist die TAH nicht mehr vollständig, insbesondere wenn mehrere Tage lang mit diesen Arzneistoffen in dieser Reihenfolge therapiert wird. (Eine Anwendung in umgekehrter Reihenfolge wäre aus Sicht einer TAH folgenlos. Bei längerer Anwendung von Ibuprofen insbesondere in höheren Dosen ist jedoch das Blutungsrisiko im GIT erhöht.)

Wie Sie der Abbildung unter 18◂ (○ Abb. 4/18) entnehmen können, ist der ADP-Rezeptor an der Thrombzytenaggregation beteiligt. ADP-Antagonisten binden reversibel an den ADP-Rezeptor. Zu dieser Arzneistoffgruppe zählen Clopidogrel und Ticlopidin.

? Würde nicht die gemeinsame Gabe eines ADP-Rezeptorantagonisten mit ASS die Thrombozytenaggregation besonders wirksam hemmen?

WEITER ZU ▸40

Die Fibrate senken ebenfalls Blutfettwerte, und zwar insbesondere die Triglyceride um 23
20–40 %. Daneben wird auch das LDL um 10–20 % gesenkt, während das HDL um 5–20 % angehoben wird.

Tab. 4/23 Wirkungen der gebräuchlichsten Lipidsenker

Lipidsenker	Cholesterolsenkung	HDL-Erhöhung	Triglyceridsenkung
Statine	++++	+	+
Ionenaustauscher-harze	+++	+	–
Fibrate	+	++	+++
Ezetimib (als Monotherapie nur in Ausnahmefällen)	(++)	(+)	–

Wirkungen: – keine, + schwach, ++ mittel, +++ stark, ++++ sehr stark

? Weshalb gelten Fibrate heute nicht mehr als Mittel der Wahl bei Hypercholesterolämie?

WEITER ZU ▸30

! Oral können eingesetzt werden: Phenprocoumon oder Warfarin (Vitamin-K-Ant- 24
agonisten) und Dabigatran oder Rivaroxaban (beides DOAK).
Können Sie diese Antwort als Punkt verbuchen?

WENN NICHT ZURÜCK ZU 14◂

Inzwischen sind die DOAKs auch bei Vorhofflimmern zur Prophylaxe eines Schlaganfalls zugelassen. Bei einem prophylaktischen Einsatz besitzt die Nutzen-Risiko-Abwägung eine besonders hohe Bedeutung. Es muss die therapeutische Wirksamkeit im Sinne einer Verhinderung eines thromboembolischen Ereignisses gegen das Risiko unerwünschter Blutungen abgewogen werden. Ein eindeutiger Nachteil von Phenprocoumon ist seine enge therapeutische Breite, die häufigere Kontrollen der Gerinnungshemmung erforderlich macht. Bei den DOAKs sind Kontrollen weder nötig noch möglich.

?

Welche Überlegungen müssen angestellt werden, um den Königsweg der antithrombotischen Therapie zwischen Blutungsrisiko und therapeutischer Effektivität zu identifizieren?

WEITER ZU ► 19

25 !

Bei einem Verschluss muss möglichst früh lysiert werden, während bei einer Blutung die Lyse fatal wäre.

Bei venösen Thromben ist eine solche fibrinolytische Therapie nicht aussichtsreich. Man gibt hier NMH oder Fondaparinux und beginnt frühzeitig eine orale Antikoagulation (○ Abb. 4/3).

ES GEHT WEITER ZU DEN BLUTFETTEN UNTER ► 36

26 !

Bei Anämien, die nicht durch einen Mangel an Eisen, Vitamin B_{12} oder Folsäure ausgelöst sind. Dies ist häufiger bei dialysepflichtigen Patienten infolge schwerer chronischer Niereninsuffizienz der Fall. Die Niere produziert zu wenig Erythropoetin, es handelt sich also um eine Substitutionstherapie. Es gilt bei Anämien, dass das ersetzt wird, was fehlt – also Eisen, Folsäure, Vitamin B_{12} oder EPO.

WEITER ZUR HÄMOSTASE BZW. BLUTGERINNUNG UNTER ► 3

27 !

Die ersten beiden Antworten sind relativ einfach:
In den (arteriellen) Herzkranzgefäßen sollte die Thrombozytenaggregation und in den Beinvenen das plasmatische Gerinnungssystem gehemmt werden.
Bei den Vorhöfen des Herzens wird es schwieriger. Der eine Vorhof zählt eindeutig zum venösen System, der andere erhält sauerstoffreiches, also arterielles Blut von der Lunge. Insgesamt überwiegt auch hier das Gerinnungssystem, weil der Blutdruck und die Fließgeschwindigkeit erniedrigt sind. Im linken Vorhof gebildete Blutgerinnsel werden über die Herzkammern in das arterielle System ausgeworfen, z. B. ins Gehirn mit der Folge eines ischämischen Schlaganfalls.

?

Beantworten Sie nun folgende Frage:
Patient A hat ein erhöhtes Herzinfarktrisiko, Patient B hat aufgrund von Vorhofflimmern ein erhöhtes Schlaganfallrisiko. Welchem Patienten werden Cumarine als Gerinnungshemmer, und welchem Patienten werden Thrombozytenaggregationshemmer (TAH) verordnet?

WEITER ZU ► 12

28 !

D: Das ist nicht ganz vollständig.

ZURÜCK ZU 35 ◄

! Die Abkürzungen HDL und LDL stehen für High-density- bzw. Low-densitiy-Lipoproteine. Sie unterscheiden sich in ihrer Dichte, dem Cholesterolgehalt und dem Apolipoprotein. 29
Alles klar? Dann geht es gleich weiter.

Die Blutfettwerte haben in der modernen Medizin eine große Bedeutung erlangt. Die Erhöhung oder Erniedrigung bestimmter Lipidfraktionen wird mit einem erhöhten Risiko für eine Atherosklerose der Blutgefäße und in der Folge für Herzinfarkte, Schlaganfälle und pAVK in einen ursächlichen Zusammenhang gebracht. Bei Cholesterolwerten über 250 mg/100 ml ist man sich einig, dass diese einen Risikofaktor darstellen. Weniger als 200 mg/dl werden im Allgemeinen als günstig betrachtet. Bei den sehr häufig anzutreffenden Werten dazwischen ist die Bedeutung nicht so klar.

? Was bedeutet ein gemessener Gesamtcholesterolwert von 280 mg/dl?

WEITER ZU ►8

! Fibrate senken zwar die Triglyceride effizient, allerdings ist die Senkung des LDL nicht so ausgeprägt wie bei den Statinen. Und: Die Statine sind den Fibraten hinsichtlich der Senkung der Mortalität deutlich überlegen. 30

Bis vor kurzem waren Nikotinsäure-Präparate am Markt. Diese senken die Blutfettwerte ähnlich wie die Fibrate mit dem Schwerpunkt Triglyceride. Allerdings konnten diese günstigen Ergebnisse nur selten erzielt werden, weil die Nikotinsäure in der notwendigen Dosis schlecht vertragen wird. Es kommt durch eine Gefäßerweiterung zu Rötungen des Gesichts und Oberkörpers, zu Schwindel, Juckreiz und Verdauungsbeschwerden.

? Welche Arzneistoff-Kombination besitzt ein erhöhtes Risiko für eine Rhabdomyolyse?

WEITER ZU ►33

! Grundsätzlich wirkt injiziertes Vitamin K schneller als oral gegebenes. Allerdings ist dieser Unterschied nicht bedeutend. Zu beachten ist, dass zuerst die Gerinnungsfaktoren wieder von der Leber produziert werden müssen – und das dauert mindestens 24 Stunden. 31

? Werfen Sie noch einmal einen Blick auf die Abbildungen unter 3◄ und 12◄ (○Abb. 4/3, 4/12). Sie sehen, dass Heparine wichtige und häufig verwendete Gerinnungshemmer sind, obwohl sie parenteral gegeben werden müssen. Mit welcher Begründung werden Sie bei immobilisierten Patienten eingesetzt?

WEITER ZU ►14

32 **!**

Ein erhöhtes LDL-Cholesterol ist ein kardiovaskulärer Risikofaktor, während HDL vor Arteriosklerose schützt.

Das ist eine wichtige Erkenntnis, die unter 15◂ angesprochen wurde. Entsprechend sollte neben dem Gesamtcholesterol auch das HDL und das LDL bestimmt werden.

In westlichen Industrieländern werden täglich mit der Nahrung etwa 500–750 mg Cholesterol aufgenommen, von denen wiederum nur rund 200 mg tatsächlich resorbiert werden. Die Leber deckt den größeren Teil ihres Bedarfs allerdings durch eigene Synthese ab. Man geht davon aus, dass der Körper täglich ca. 1000 mg Cholesterol selbst synthetisiert. Diese Zahlen verdeutlichen, dass man über das Ausmaß der Wirksamkeit einer reduzierten Cholesterolaufnahme durch diätetische Maßnahmen bei Hypercholesterolämie trefflich streiten kann.

?

Weshalb kann die Cholesterolmessung unabhängig von der Nahrungsaufnahme erfolgen?

WEITER ZU ▸39

33 **!**

Die Kombination aus Statinen und Fibraten.

?

Beurteilen Sie die folgenden Aussagen

Ausmaß der Cholesterol-Senkung	Richtig	Falsch
Statine > Ezetimib > Betasitosterin	☐	☐
Colestyramin > Statine > Fibrate	☐	☐
Fibrate > Betasitosterin > Ionenaustauscher	☐	☐

WEITER ZU ▸42

34 **!**

Die Kombinationen senken zwar die Cholesterolwerte effektiver, jedoch könnten die anderen, „pleiotropen" Effekte der Statine bereits ausgereizt sein.

Eine häufige Nebenwirkung der eigentlich gut verträglichen Statine sind Muskelschmerzen, die in seltenen Fällen, v. a. bei hoher Dosis und in Kombination mit Fibraten Anzeichen einer Rhabdomyolyse sind.

WEITER ZU ▸23

35 **!**

Die Arzneistoffe gelangen mit dem gebundenen Cholesterol in den Dickdarm. Dort können Sie Unverträglichkeiten wie Gasbildung und Durchfall hervorrufen.

Das war eigentlich eine Frage aus der Rubrik GIT, Verdauung bzw. Ballaststoffe. Aber vielleicht konnten Sie die Frage auch durch Nachdenken lösen?

Die Cholesterolsynthese im Organismus erfolgt zu 90 % in der Leber. Aus Acetyl-Coenzym A (Acetyl-CoA, ein C2-Körper) entsteht HMG-CoA (Hydroxymethylglutaryl-CoA), woraus im entscheidenden Schritt die Mevalonsäure mit Hilfe des Enzyms HMG-CoA-Reduktase gebildet wird. Daraus entsteht das Cholesterol, das einen wichtigen körpereigenen Baustein darstellt.

Die Statine wie z. B. Lovastatin oder Simvastatin (oder auch HMG-CoA-Reduktase-Hemmer oder Cholesterol-Synthese-Hemmer hemmen den entscheidenden Schritt der Cholesterolsynthese. In der Folge entsteht nicht nur weniger Cholesterol, es wird vor allem mehr Cholesterol aus dem Blut in die Zelle aufgenommen, um ausreichend über den Baustein Cholesterol zu verfügen. In der Folge sinkt der Cholesterolspiegel im Blut, insbesondere die LDL-Konzentration.

?

Welche Aussagen sind korrekt?

a) Statine binden an Cholesterolrezeptoren.
b) Statine verringern die intrazelluläre Cholesterolsynthese.
c) Statine verringern die Cholesterolresorption aus dem Darm.
d) Ezetimib verringert die Cholesterolresorption aus dem Darm.
e) Unter einer Statintherapie wird vermehrt Cholesterol in die Leberzellen geschleust.

Entscheiden Sie sich:		GEHE ZU
A	Alle Aussagen sind richtig.	▸ 41
B	a), b), c) und e) sind richtig.	▸ 38
C	b), d) und e) sind richtig.	▸ 17
D	Nur e) ist richtig.	▸ 28

36

Zu den Blutfetten oder -lipiden werden gezählt: Cholesterin/Cholesterol dient als wichtiger Baustoff für Gallensäuren und Zellmembranen und als Ausgangsstoff für die Synthese von Steroidhormonen. Triglyceride sind wichtige Energieträger und die im Organismus bedeutendste Energiespeicherform.

Aufgrund der fehlenden Wasserlöslichkeit müssen die Fette mithilfe von spezialisierten Vehikeln im Blut transportiert werden. Solche Transportformen sind die Lipoproteine. Man unterteilt sie auf der Basis ihrer Dichte in mehrere Typen. Es gibt z. B. High-density-, Low-density- oder Very-low-density-Lipoproteine (VLDL). Grundsätzlich bestehen diese aus Lipiden und einem Nicht-Lipid-Anteil, den Apolipoproteinen.

?

Wofür stehen wohl die Abkürzungen HDL oder LDL?

WEITER ZU ▸ 29

37

!

Im arteriellen System steht die Aggregation der Thrombozyten im Vordergrund. Die Unterscheidung zwischen venösem und arteriellem System wurde bereits unter 10◂ behandelt. Vielleicht sollten Sie Ihre Erinnerung daran auffrischen?

Diese Abbildung führt verschiedene Mechanismen auf, welche bei der Thrombozytenaggregationshemmung (TAH) eine wichtige Rolle spielen. Am bekanntesten sind die COX-

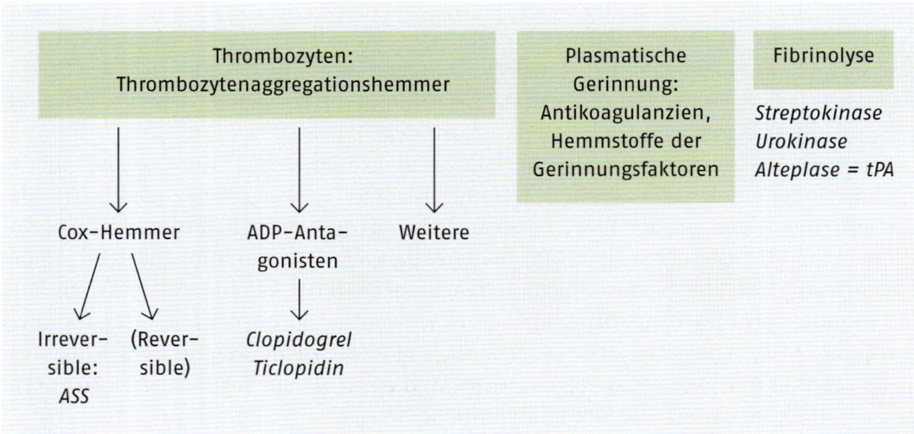

Abb. 4/37 Thrombozytenaggregation

Hemmer. Sie hemmen das Entstehen von Thromboxan über das Enzym Cyclooxigenase (COX). Für eine klinisch ausreichende Hemmung müssen über 90 % der COX gehemmt sein. Die Acetylsalicylsäure (ASS) besitzt eine Sonderstellung unter den COX-Hemmstoffen. Sie acetyliert das Enzym, die Hemmung ist irreversibel. Denn: Thrombozyten haben keinen Zellkern und können keine Proteinsynthese betreiben. Also können Sie kein neues Enzym mehr produzieren. Es müssen erst wieder neue, voll funktionsfähige Thrombozyten gebildet werden, damit der Weg über COX und Thromboxan zu einer Thrombozytenaggregation führt. Bei einer Lebensdauer von rund sieben Tagen werden pro Tag rund 15 % der Thrombozyten erneuert. Nach einer vollständigen Hemmung sind nach 2–3 Tagen Therapiepause rund ein Drittel der Thrombozyten wieder funktionsfähig.

Die Acetylierung findet bereits kurz nach der Resorption der ASS auf dem Weg zur Leber statt. Für eine vollständige und dauerhafte Wirkung sind nur 50–100 mg ASS täglich nötig. Höhere Dosen wie z. B. 300 oder 500 mg erhöhen die Therapiesicherheit, allerdings auch die Nebenwirkungsrate in Form von Blutungen, da auch die COX des Magen-Darm-Trakts und mit ihr die Produktion schleimhautschützender Prostaglandine gehemmt wird.

Andere Cox-Hemmer wie Ibuprofen oderAcetylsalicylsäure binden reversibel an das Enzym. Ihre Wirkung ist schwächer und vor allem entsprechend ihrer HWZ nur einige Stunden lang.

? Überlegen Sie: Was geschieht, wenn zuerst der COX-Hemmer Ibuprofen und anschließend 100 mg ASS gegeben werden?

WEITER ZU ►22

38 **!** B: Nein. Das machen Statine nicht.

ZURÜCK ZU 35◄

! Der größere Teil des Blutcholesterols stammt aus der eigenen Synthese und damit 39
nicht direkt aus der Nahrung. Außerdem ist die HWZ des LDL mit über zwei Tagen so lang, dass es im Tagesverlauf kaum schwankt.

BEI UNSICHERHEIT WERFEN SIE NOCH EINMAL EINEN BLICK AUF 32◄

Ein erheblicher Teil des Cholesterols in der Leber wird über den Gallensaft abgegeben bzw. zu Gallensäuren umgebaut. Der Gallensaft gelangt in den Darm und wird in großem Umfang wieder rückresorbiert (ein enterohepatischer Kreislauf).

Die Resorption von Cholesterol aus dem Darm wird selektiv gehemmt durch Ezetimib (wirksame Dosis 10 mg/d). Die Anionenaustauscherharze Colestyramin und Colesevelam binden im Darminneren an Gallensäuren und verringern in Tagesdosen ab 10 g wirksam den enterohepatischen Cholesterolkreislauf.

Der in seinem chemischen Bau dem tierischen Cholesterol ähnliche Pflanzeninhaltsstoff Betasitosterin (ein Sterol) hemmt ebenfalls die Cholesterinresorption. Phytosterole werden beispielsweise Margarine zugesetzt. Als Arzneimittel ist Betasitosterin außer Handel. Auch ein hoher Ballaststoffanteil der Nahrung erschwert die (Rück-)Resorption von Cholesterol aus dem Darm.

? Zu welchen unerwünschten Wirkungen könnte es bei nicht resorbierbaren Resorptionshemmern kommen, die in Dosen von mehreren Gramm zum Einsatz kommen?

WEITER ZU ►35

! Das stimmt. Die Wirksamkeit bei einer dualen TAH wäre verbessert. Aber das 40
Risiko für Blutungen ist erhöht. Deshalb wird die Kombination nur dann eingesetzt, wenn das Risiko eines arteriellen Verschlusses besonders hoch ist, z. B. nach einer Stentimplantation über einen begrenzten Zeitraum von mehreren Monaten.

Die dritte Möglichkeit einer pharmakologischen TAH stellt die Blockade der GP IIb/IIIa-Rezeptoren dar. Damit wird die Zusammenballung von Thrombozyten am letzten Glied in der Kette äußerst wirksam und vollständig unterbunden. Dies geschieht mit dem Antikörperbruchstück Abciximab, das an den GPIIb/IIIa-Rezeptor bindet (○ Abb. 4/18).

? Wann würde man zu einem solchen Mittel greifen?

WEITER ZU ►18

! A: Das wäre nun doch zu einfach gewesen. 41

ZURÜCK ZU 35◄

42 **!** Korrekte Zuordnung der Aussagen

Ausmaß der Cholesterol-Senkung	**Richtig**	Falsch
Statine > Ezetimib > Betasitosterin	☒	☐
Colestyramin > Statine > Fibrate	☐	☒
Fibrate > Betasitosterin > Ionenaustauscher	☐	☒

Ende des Kapitels. Schokolade gefällig? In kleinen Dosen erhöht sie weder die Blutfette noch greift sie in die Blutgerinnung ein.

5 Magen-Darm-Trakt

- Gegen Säure gerichtete Arzneistoffe, die am Magen angreifen
- Verdauung und Laxanzien ab ► 26
- Antiemetika, Prokinetika ab ► 48
- Antidiarrhoika ab ► 40
- Mittel gegen chronisch-entzündliche Darmerkrankungen ab ► 34

In der folgenden Abbildung wird die Situation an der Belegzelle verdeutlicht. Es geht um 1
die Steuerung und die pharmakologische Beeinflussung der Säureproduktion. Die Stimuli links sorgen für mehr oder weniger Säure im Inneren des Magens rechts. Darunter ist

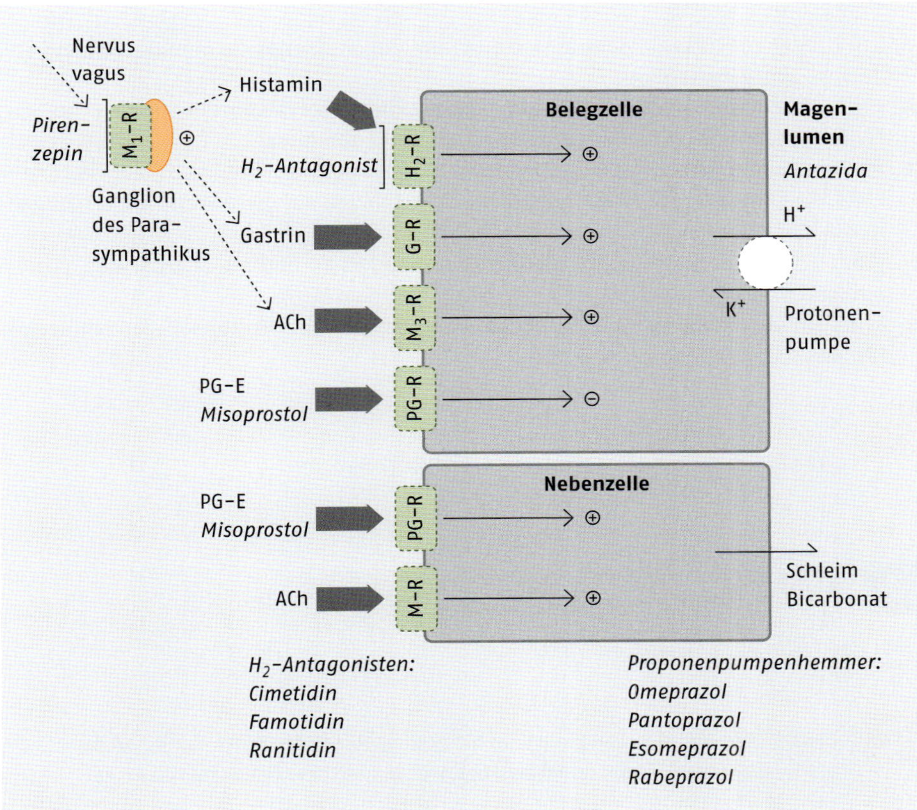

Abb. 5/1 Beleg- und Nebenzelle: Steuerung und pharmakologische Beeinflussung der Säureproduktion

1 2 3 4 5 6 7 8 9 10

schematisch eine Nebenzelle dargestellt, welche die schützenden Faktoren liefert und so vor einer Selbstverdauung des Magens schützt.

Bedeutsame aggressive Faktoren im Magensaft sind Pepsinogen/Pepsin und Salzsäure. Pepsinogen wird in den Hauptzellen gebildet, ins Mageninnere abgegeben und in saurem Milieu bei $pH < 3$ in die aktive Form Pepsin umgewandelt. Deshalb ist die Säure, die in den Belegzellen gebildet wird, der Dreh- und Angelpunkt des aggressiven Geschehens. Es gilt der alte Spruch: Ohne Säure kein Magen- oder Zwölffingerdarmgeschwür bzw. keine Erosionen in der Speiseröhre. Andererseits produziert der Magen protektive Faktoren, um sich vor einer Selbstverdauung zu schützen: den Hydrogencarbonat- oder Bicarbonat-haltigen Schleim, dessen Produktion in mehreren Zelltypen, insbesondere aber in den Nebenzellen geschieht. Seine Produktion ist auch von einer guten Durchblutung der Schleimhaut abhängig.

In ○ Abb. 5/1 sind die für die Steuerung wichtigen Transmitter und Rezeptoren dargestellt. Gastrin, Acetylcholin und Histamin binden an ihre Rezeptoren und steigern die Säureproduktion der Belegzellen. PGE hemmt an den Belegzellen die Säureproduktion und steigert an den Nebenzellen die Schleimproduktion. Der Parasympathikus wirkt über den Nervus vagus verdauungssteigernd, erhöht die Sekretion von Drüsen und steigert somit die Säure- und Schleimsekretion.
Pharmakologisch nutzt man folgende Eingriffsmöglichkeiten:

- Mit basischen Antazida neutralisiert man im Mageninneren die bereits gebildete und dorthin abgegebene Säure.
- H_2-Antihistaminika wie Cimetidin, Famotidin oder Ranitidin binden an den H_2-Rezeptoren der Magenschleimhaut und blockieren diese.
- Protonenpumpenhemmer wie Omeprazol oder Pantoprazol binden irreversibel an die H^+/K^+-ATPase (die Protonenpumpe) und inaktivieren auf diese Weise die H^+-Abgabe in das Magenlumen.
- Pirenzepin greift am Ganglion des Parasympathikus an und reduziert seinen aktivierenden Einfluss.
- Mit Hilfe des synthetischen Prostaglandin-Derivats Misoprostol soll der schützende Einfluss von PGE imitiert werden.

? Wie lauten die Überträgerstoffe, die an der Belegzelle die Säureproduktion steuern? Zählen Sie auch die dazu gehörigen Rezeptoren auf.

WEITER ZU ▶ 15

2 **!** Anticholinerge Arzneistoffe können zu Verdauungsproblemen mit Verstopfung führen. Dazu gehören die klassischen Antidepressiva und die Antihistaminika der ersten Generation.

? Der Arzneistoff Butylscopolamin wird bei gesteigerter Motorik bzw. Krämpfen der glatten Muskulatur, wie z. B. Magen-Darm-Krämpfen oder Gallenkoliken eingesetzt. Welche Eigenschaften könnte dieser Arzneistoff besitzen? Eher sympatholytische, sympathomimetische, parasympatholytische oder parasympathomimetische?

WEITER ZU ▶ 32

3

! Der Kaliummangel lässt die Darmmotilität sinken. Darauf reagiert der Laxanzien-Anwender mit der Einnahme von Laxanzien bzw. einer Dosissteigerung. In der Folge verstärkt sich der Kaliummangel usw.

NOCH EIN BLICK AUF DIE ZWEITE TABELLE UNTER 23◄ (◘ TAB. 5/23/2) GEFÄLLIG?

? Womit lässt sich z. B. postoperativ die Darmmotorik anregen? Mit Sympathomimetika oder mit Parasympathomimetika?

WEITER ZU ►39

4

! Am muskarinischen M_3-Rezeptor greift Acetylcholin an. Demnach können cholinerge Arzneistoffe die Säureproduktion steigern (das ist ja eine der Aufgaben des Parasympathikus, nämlich die Stärkung der Verdauung bzw. Energiegewinnung und -einsparung) und umgekehrt würden Anticholinergika die Säureproduktion senken.
Zugegeben, das war eine verzwickte Frage.

MÖCHTEN SIE NOCH EINMAL DIE ABBILDUNG UNTER 1◄ (○ ABB. 5/1) ANSEHEN?

Allerdings nutzt man Anticholinergika heutzutage therapeutisch nicht mehr, da sie zu wenig spezifisch sind und der Nutzen im Verhältnis zu den andernorts ausgelösten Nebenwirkungen zu gering ist.

Muskarin-Rezeptoren finden sich insbesondere an den Endorganen des Parasympathikus. Man unterscheidet derzeit die Subtypen M_1 bis M_5. M_1 findet sich im Gehirn und an den Ganglien, M_3 an der glatten Muskulatur (Funktion: Kontraktion) und an den Drüsen (Funktion: Sekretion). Der natürliche Agonist ist das Acetylcholin – und eben das namengebende Muskarin, das im Fliegenpilz vorkommt.

Aber was ist mit Pirenzepin? Das Pirenzepin greift spezifisch und blockierend am M_1-Rezeptor des dem Magen übergeordneten Ganglions an. Dadurch wird die Aktivität des Parasympathikus in der Endstrecke verringert und die Magensäureproduktion gesenkt. Allerdings ist auch dieser Ansatz heute ohne große Bedeutung. In üblicher Dosierung ist die Wirkung von Pirenzepin im Vergleich zu anderen Arzneistoffen zu gering, in höherer Dosierung stören die systemischen anticholinergen Wirkungen. Es bleibt eventuell der Einsatz bei erhöhter Speichelproduktion, die als Nebenwirkung in Zusammenhang mit der Gabe von Neuroleptika auftreten kann.

Kommen wir dann zum letzten relevanten Rezeptor an der Belegzelle.

? Welche Arzneistoffe bzw. Arzneistoffgruppen greifen am H_2-Rezeptor an?

WEITER ZU ►20

5

! A: Hoppla, das ist falsch. Acetylcholin ist doch der Überträgerstoff des Parasympathikus, und der müsste doch eigentlich …

BEGINNEN SIE NOCHMALS AB 4◄ ODER BLICKEN ZURÜCK AUF 41◄

1 2 3 4 5 6 7 8 9 10

6 **!** Ein Laktasemangel führt bei hoher Laktoseaufnahme zu einem vermehrten Auftreten im Dickdarm. Dort kann die Laktose von Bakterien gespalten werden. Entstehende Gase können zu Unverträglichkeiten führen.

Als osmotisch wirkende Abführmittel setzt man gerne Stoffe ein, die wenig von Darmbakterien verstoffwechselt werden. Dazu zählen die schlecht resorbierbaren Zucker oder Zuckeralkohole, wie z. B. Lactulose, Lactitol, Mannit(ol) oder Sorbit(ol). Das zu den Polyethylenglykolen mit hoher Molekülmasse zählende Macrogol wirkt analog. Es wird praktisch gar nicht von Bakterien angegriffen und gilt als sehr gut verträglich.

? Eine chronische Überdosierung von Abführmitteln in Verbindung mit wässrigen Stühlen kann die Versorgung des Organismus verschlechtern. An welche Stoffe sollte man denken?

WEITER ZU ► 24

7 **!** Zytostatika induziertes Erbrechen bzw. Übelkeit und Erbrechen als Folge einer Strahlentherapie.

Typische Serotoninantagonisten sind die „Setrone“ wie Ondansetron oder Granisetron. Diese Arzneistoffe binden an den 5-HT_3-Rezeptor und blockieren den Rezeptor. Ihr Einsatzgebiet ist das akute durch Zytostatika induzierte Erbrechen und das postoperative Erbrechen.

In hohen Dosen blockiert MCP neben D_2- auch 5-HT_3-Rezeptoren, was zu seiner antiemetischen Wirkung beiträgt.

? In der Abbildung unter 48◄ (Abb. 5/48) findet sich noch der NK_1-Rezeptor. Welcher Transmitter bindet daran?

WEITER ZU ► 37

8 **!** Man müsste magnesium- und aluminiumhaltige Antazida kombinieren. Das wird in Fertigarzneimitteln tatsächlich oft getan.

Eine andere Möglichkeit ist die Verwendung eines natürlich vorkommenden Schichtgesteins, welches neben neutralisierenden anionischen Oxiden und Hydroxiden auch Magnesium- und Aluminium-Ionen enthält. Solche Schichtgitterantazida gibt es: Sie heißen Talcit oder Magaldrat.
Trotzdem sollte man beim Einsatz von Antazida überlegen:

- Bilden die mehrwertigen Kationen Komplexe mit anderen Arzneistoffen, die dadurch in ihrer Resorption beeinträchtigt werden?
- Gibt es Hinweise auf eine Niereninsuffizienz, sodass in der Folge resorbierte Kationen schlecht ausgeschieden werden?

- Werden eventuell gemeinsam mit Antazida magensaftresistente Darreichungsformen eingenommen und kommt es zu einer unerwünschten frühzeitigen Auflösung der magensaftresistenten Darreichungsform?

Aluminium besitzt neben seinen obstipierenden auch schleimhautschützende Eigenschaften. Ferner bindet es Gallensäuren, die in den Magen gelangen können. Das ist bei einer entzündeten Magenschleimhaut durchaus erwünscht. Im Arzneistoff Sucralfat ist Aluminium mit Saccharosesulfat als Komplex gebunden. In diesem Zusammenhang ist noch das Natriumalginat zu nennen. Es bildet im sauren Magen einen zähen Schleim.

?

1. Welches Anwendungsgebiet könnte Sucralfat besitzen?
2. Wann könnte Natriumalginat zum Einsatz kommen?

WEITER ZU ▸18

!

Bei Blähungen oder unspezifischen Verdauungsstörungen („dyspeptische 9
Beschwerden“) kann sowohl die Simethicon-Gabe als auch das Enzymgemisch hilfreich sein. Eine echte medizinische Indikation besitzt das Enzymgemisch bei einer Pankreasinsuffizienz, die mit Verdauungsbeschwerden und Fettstühlen einhergeht.

Der Arzneistoff Orlistat hemmt die Lipase. Orlistat wird zur Gewichtsreduktion eingesetzt. Es wird weniger Fett resorbiert, somit steht dem Körper weniger Energie zur Verfügung. Allerdings muss mit Fettstühlen und insbesondere bei höherer Dosierung mit Durchfall gerechnet werden.

?

Mit welchem Arzneistoff könnten sogenannte Dreimonatskoliken bei Säuglingen behandelt werden?

WEITER ZU ▸29

!

Therapeutisch wird als synthetisches Prostaglandin-Derivat das Misoprostol ein- 10
gesetzt. Es verstärkt den körpereigenen Schutz der Schleimhaut, und zwar nicht nur im Magen (▸Kap. 1 und 6), sondern im gesamten Magen-Darm-Trakt. PGE verstärkt auch die Durchblutung der Schleimhäute des MDT und zeichnet sich insgesamt als ein wichtiger Schutzfaktor aus, da es die Voraussetzung für die Mucinproduktion und die Bildung der etwa 0,5 mm dicken, äußerst zähen und widerstandsfähigen Schleimschicht darstellt. Allerdings ist der therapeutische Effekt durch die Gabe von Misoprostol alleine nicht sehr groß. Schleimhautschäden wird heute vor allem durch eine Hemmung der Säureproduktion vorgebeugt.

? Was könnte passieren, wenn die Menge an Prostaglandinen, die an den Rezeptor gebunden sind, abnimmt?

WEITER ZU ► 21

11

! Es handelt sich um die Gruppe der sogenannten Protonenpumpenhemmer (PPI) oder H^+/K^+-ATPase-Hemmstoffe. Dazu gehören Arzneistoffe wie Omeprazol, Esomeprazol, Pantoprazol und Rabeprazol.

Diese Arzneistoffe gelangen über das Blut in die Belegzelle und von dort zur Protonenpumpe, die in die Zellmembran eingebettet ist und H^+ im Austausch gegen K^+ in das Mageninnere schaufelt. Auf der sehr sauren H^+-Seite wandeln sich diese Arzneistoffe pH-bedingt um und binden chemisch (kovalent) an die Protonenpumpe (PP). Dadurch wird diese inaktiviert. Diese Bindung kann nicht mehr rückgängig gemacht werden, die erfassten PP sind irreversibel inaktiviert.

Es kommt bei der Wirkdauer der PPI also nicht auf die Halbwertszeit im Plasma an. Wichtig ist, wie viele PP mit einer Dosis erreicht werden. Eine einmal tägliche Gabe ist häufig ausreichend. Mit einer einzigen Gabe erreicht man nur einen Teil der PP, nach der dritten oder vierten Gabe ist ein Gleichgewichtszustand hinsichtlich Hemmung und Neubildung erreicht. Die Zellen synthetisieren pro Stunde knapp 2 % der PP neu. Das bedeutet, dass nach 24 Stunden knapp die Hälfte der ursprünglichen PP wieder aktiv ist. Dies ist für viele therapeutische Zwecke ausreichend, da eine komplette 24 Stunden dauernde Anhebung des pH-Werts über 4 oder 5 nicht erwünscht ist.

Diese Aussagen zur Pharmakokinetik müssen erst einmal verdaut werden. Sie sind insbesondere für Fragen der therapeutischen Dosierung wichtig.

WEITER ZU ► 22

12

! A: Bravo, das ist alles richtig. Sie können sofort weiter arbeiten und sich auf den nächsten Themenbereich stürzen.

Als Antazida bezeichnet man Arzneimittel, die grundsätzlich geschluckt werden und im Mageninneren durch eine direkte chemische Reaktion mit der Säure den pH-Wert des Magensaftes anheben. Es handelt sich dabei um anorganische Salze oder salzartige Verbindungen. Das Anion ist immer für die Neutralisationsreaktion mit den Protonen der Salzsäure zuständig. Die zugeführten Kationen verändern die Eigenschaften des Salzes und besitzen unterschiedliche Eigenschaften, die nichts mit der Säurebindung zu tun hat. Das älteste, klassische Antazidum ist das Natriumhydrogencarbonat ($NaHCO_3$), das auch unter den Bezeichnungen Bullrichsalz, Speisesoda oder Natriumbicarbonat gehandelt wird.

? Machen Sie sich nun Gedanken, wie dieses Salz mit Säure reagiert. Was geschieht genau bei dieser Reaktion, wie schnell läuft sie ab? Welche Gründe gibt es, dass Natriumbicarbonat heute als obsolet gilt?

WEITER ZU ► 45

! Domperidon kann keine extrapyramidalmotorischen Störungen auslösen und es kann bei Patienten mit Morbus Parkinson eingesetzt werden. (Allerdings steht es im Verdacht, schwere Herzrhythmusstörungen auszulösen, da es die QT-Zeit verlängert.)
Die extrapyramidalmotorischen Störungen beschäftigen uns auch in ▸Kap. 8, Psychopharmaka/Neuroleptika bzw. Antipsychotika. 13

Das Dopamin-System ist bedeutend

- bei der Steuerung der Motorik im ZNS,
- beim Erbrechen,
- darüber hinaus steuert es die Magenentleerung und die Propulsiv-Motorik des Dünndarms, indem es über D_2-Rezeptoren die Motorik hemmt.

Die D_2-Antagonisten MCP und Domperidon bezeichnet man als Prokinetika. Sie wirken motilitätsfördernd bzw. beschleunigen die Passage durch den Magen und den oberen Dünndarm ohne Durchfall auszulösen, da es im Dickdarm keine D_2-Rezeptoren gibt. (Über den gesamten MDT wirkt Serotonin über HT_4-Rezeptoren motilitätssteigernd. Der HT_4-Agonist Prucaloprid wirkt abführend.)

? Welche Rolle spielt das Serotonin gemäß der Abbildung unter ▸48 (○Abb. 5/48) beim Erbrechen?

WEITER ZU ▸44

! Die Reaktionsgleichung lautet hier: $CaCO_3 + 2\,H^+ \rightarrow H_2O + CO_2 + Ca^{2+}$ 14
Calciumcarbonat ist unlöslich in Wasser. Es reagiert also langsamer bzw. nachhaltiger und führt nach erfolgter Säureneutralisation im Magen nicht zu einem alkalischen pH-Wert. Ein Säurerebound findet vermutlich nicht statt. Unangenehm kann jedoch auch hier die Gasentwicklung sein. Das entstehende Calcium stört im Allgemeinen nicht.

Am häufigsten werden als Antazida Aluminium- und Magnesiumsalze verwendet. Als Anionen kommen Oxide und Hydroxide und beim Aluminium auch das Phosphat in Betracht. Alle genannten Verbindungen sind schlecht wasserlöslich.

Aluminiumsalze reagieren etwas langsamer und mit niedrigerer Neutralisationskapazität. Ihre Wirkdauer ist im Verhältnis zu anderen Antazida eher lang, dafür wirken die frei werdenden Aluminium-Ionen stopfend. Aluminium-Ionen werden zu höchstens 1 % resorbiert. Es ist aber zu bedenken, dass die Aufnahme von Aluminium kritisch zu sehen ist. Dies gilt insbesondere während der Schwangerschaft.

Magnesiumsalze reagieren etwas schneller und wirken dadurch auch kürzer. Magnesium-Ionen werden zu ca. 20 % resorbiert, was man nicht immer als Nachteil sehen muss. Das nicht resorbierte Magnesium bindet auf osmotischem Weg Wasser – das ist der Grund, weshalb magnesiumhaltige Antazida abführend wirken können.

?

Wie könnte man nun die genannten Eigenschaften zu einem optimalen Antazidum vereinen?

WEITER ZU ►8

15 !

An der Belegzelle finden folgende für die Pharmakologie mehr oder weniger relevanten Übertragungsvorgänge statt.
Die Magensäureproduktion wird verringert durch:

PGE	Über den Prostaglandin-Rezeptor

Die Magensäureproduktion wird gesteigert durch:

Acetylcholin (ACh)	Über den (muskarinischen) M_3-Rezeptor
Gastrin	Über den Gastrin-Rezeptor (weniger relevant)
Histamin	Über den H_2-Rezeptor

Sie haben alles richtig? Bravo, dann lösen Sie bitte die nächste Aufgabe. Andernfalls gehen Sie bitte nochmals zu 1◄, um sich die Verhältnisse an der Belegzelle genauer einzuprägen.

?

Welche Arzneistoffgruppen bzw. Arzneistoffe greifen am Prostaglandin-Rezeptor an? Wozu werden diese Arzneistoffe eingesetzt?

WEITER ZU ►10

16 !

C: Nö, leider falsch.

HIERMIT WIRD EIN NOCHMALIGES STUDIUM AB 20◄ANGEORDNET.

17 !

Bei einer normal hydratisierten Person können 0,2 l Wasser die Quellung im Magen verbessern. Angesichts der Größenordnung des Wasserumsatzes im MDT spielt diese Menge insgesamt eine untergeordnete Rolle.

Die Verdauung lässt sich durch die Gabe eines Entschäumers wie Simeticon oder durch ein Enzymgemisch aus Lipasen, Proteasen und Amylasen beeinflussen. Pflanzliche Bittermittel oder galletreibende Mittel sollen die Sekretion von Verdauungssäften anregen.

?

Wann könnte Simethicon, und wann könnte das Enzymgemisch angezeigt sein?

WEITER ZU ►9

18 !

1. Sie haben es vermutlich geahnt. Sucralfat könnte bei Schädigungen der Schleimhaut im Magen oder Zwölffingerdarm eingesetzt werden, eventuell auch zur Prophylaxe. Angesichts sehr wirksamer Säurehemmer hat allerdings der Schleimhautschutz an Bedeutung verloren.
2. Das Natriumalginat wird im sauren Magen zur Alginsäure, welche oben auf dem Mageninhalt schwimmt. Auf diese Weise soll insbesondere ein Rückfluss von saurem Magensaft in die Speiseröhre verhindert und die Schleimhaut geschützt werden – ganz ohne Aluminium.

Kommen wir an dieser Stelle noch einmal zu den wirksamsten säurehemmenden Arzneistoffen zurück – den PPI. PPI sind Prodrugs, die im sauren Milieu direkt an der Protonenpumpe in ihre Wirkform überführt werden. Diese verbindet sich sofort irreversibel mit der Eiweißstruktur der PP.

? Warum reagieren PPI nicht schon im Magen bzw. was kann man tun, damit die Umwandlung in die Wirkform nicht folgenlos im Magen bzw. als Reaktion mit Nahrungseiweiß erfolgt? Denken Sie dabei an die galenische Darreichungsform.

WEITER ZU ▶ 28

Ballaststoffe sorgen insbesondere im Dickdarm für die Füllung des Darms. Sie halten durch ihren wasserziehenden Effekt den Stuhl geschmeidig, regen die Darmmotorik an, verkürzen die Darmpassagezeit und fördern den Entleerungsreiz und das Stuhlvolumen. Ballaststoffe dienen der Darmflora als Nahrung und können sich vermutlich auf deren Zusammensetzung auswirken. 19

? Welche unerwünschte Wirkung könnte in Zusammenhang mit der Aktivität der Darmflora auftreten?

WEITER ZU ▶ 31

! Am H_2-Rezeptor greifen die H_2-Antagonisten wie Cimetidin, Famotidin und Ranitidin an, indem sie den Rezeptor blockieren, ohne die Aktivierung weiter zu leiten. 20

Bravo, da haben Sie einen wichtigen Aspekt genannt. Sollten Ihnen die H_2-Antagonisten nicht eingefallen sein, dann prägen Sie sich noch einmal die Verhältnisse an der Belegzelle in derAbbildung unter 1◂ (○Abb. 5/1) ein.

Wofür steht denn eigentlich die 2 im H_2? Vor 100 Jahren entdeckte man das Histamin als Überträgerstoff. Es folgten die Antihistaminika, welche die Histaminwirkung an den Blutgefäßen und der Haut antagonisieren konnten. Diese Arzneistoffe konnten jedoch die Histaminwirkung am Magen nicht unterdrücken. In der Folge keimte der Verdacht auf, dass es sich um unterschiedliche Rezeptoren handeln müsste, weshalb eine Unterscheidung in H_1- und H_2-Rezeptor nötig wurde. Jetzt galt es nur noch nach Stoffen zu suchen, die spezifisch an H_2-Rezeptoren binden, ohne jedoch eine Histamin-Reaktion auszulösen. Dieses gelang und die erste systemisch wirkende säurehemmende Arzneistoffklasse war entdeckt – die H_2-Antihistaminika oder kurz H_2-Antagonisten.

Wir kommen zum letzten Glied in der Kette.

? Wie erfolgt letztlich die Produktion bzw. die Sekretion der Säure in das Mageninnere? Womit lässt sich die Produktion an dieser entscheidenden Stelle unterbinden? Nennen Sie nur den Namen der Arzneistoffgruppe.

WEITER ZU ▶ 41

21 **!** Eine Abnahme von Prostaglandinen am Rezeptor würde die Säureproduktion tendenziell ansteigen und die Bildung von bicarbonathaltigem Schleim abnehmen lassen. Das Risiko für Schleimhautschäden durch aggressive Faktoren nähme also zu.

Dieses Risiko gibt es tatsächlich. Sogenannte COX-Hemmstoffe, die weit verbreitet als Analgetika, Antiphlogistika oder Antirheumatika zum Einsatz kommen, hemmen das Enzym Cyclooxigenase, welches für die Synthese von Prostaglandinen zuständig ist. Indirekt greifen also die COX-Hemmstoffe am Prostaglandin-Rezeptor an, indem sie die Menge an Schleimhaut schützendem Prostaglandin E verringern, wodurch das Risiko für Schleimhautschäden bis hin zu Geschwüren und Blutungen im MDT steigt.

Machen wir nun weiter mit unserem eigentlichen Thema Säureproduktion.

? Welche Arzneistoffe bzw. Arzneistoffgruppen greifen am muskarinischen M_3-Rezeptor an?

WEITER ZU ►4

22 Sie sollten jetzt mit den besprochenen Arzneistoffen und Arzneistoffgruppen vertraut sein.

? Welche Zuordnung ist korrekt?

		GEHE ZU
A	Misoprostol/PG-Derivat; Ranitidin/H_2-Antagtonist; Omeprazol/PPI	►12
B	Misoprostol/PPI; Pirenzepin/Anticholinergikum; Famotidin/H_2-Antagonist	►38
C	Pantoprazol/PPI; Cimetidin/Anticholinergikum; Sucralfat/PG-Derivat	►16

23 **!** Korrekte Zuordnung von Arzneistoff und Arzneistoffgruppe

Arzneistoff	Osmotisch	Zuckerderivat	Darmreizend	Salz	Entschäumer
Bisacodyl	☐	☐	☒	☐	☐
Lactulose	☒	☒	☐	☐	☐
Sennesblätter	☐	☐	☒	☐	☐
Macrogol	☒	☐	☐	☐	☐
Natriumsulfat	☒	☐	☐	☒	☐
Simethicon	☐	☐	☐	☐	☒

Alles im Griff?

ODER IST EIN BISSCHEN WIEDERHOLUNG UNTER 35◄ ANGESAGT?

Das ZNS greift nur modulierend in die Verdauungsprozesse bzw. die Darmmotorik und die Sekretion von Verdauungssäften ein. Der Parasympathikus bzw. cholinerge Neurone mit dem Überträgerstoff Acetylcholin (ACh) wirken fördernd bzw. aktivierend. Der Sympathikus wirkt eher hemmend.

Werfen Sie noch einen intensiven Blick auf die beiden folgenden Tabellen:

Tab. 5/23/1 Steigerung der Darmmotilität

Auslöser	Rezeptortyp	Bsp. Arzneistoff
Direkte Parasympathomimetika/Cholinergika	muskarinischer Acetylcholinrezeptor (mAChR)	Acetylcholin, Muskarin
Indirekte Parasympathomimetika/Cholinergika (Acetylcholinesterase-Hemmer)		Donezepil, Distigmin
Serotoninagonisten	$5\text{-}HT_3$-Rezeptor	
	$5\text{-}HT_4$-Rezeptor	Prucaloprid, Metoclopramid
Dopaminantagonisten	D_2-Rezeptor	Metoclopramid, Domperidon

Tab. 5/23/2 Hemmung der Darmmotilität

Auslöser	Rezeptortyp	Bsp. Arzneistoff
Sympathikus	Alpha-Rezeptor	Adrenalin
Adrenerge Arzneistoffe (außerdem: Sphinktertonus ↑)		SSNRI-Antidepressiva wie Duloxetin, Venlafaxin
Parasympatholytika/Anticholinergika	mAChR	Klassische Antidepressiva wie Amitriptylin
Dopamin	D_2-Rezeptoren	L-DOPA
Endorphine, Opioide	Opiatrezeptor (μ)	Loperamid
Enkephalinase-Hemmer	Opiatrezeptor (δ)	Racecadotril
K^+-Mangel	(Muskeltonus ↓)	Diuretika, Aldosteronantagonisten (Laxanzienmissbrauch)

? Bei chronischem Laxanzienmissbrauch droht ein Kaliummangel. Wie kann sich daraus ein Teufelskreis entwickeln?

WEITER ZU ► 3

24 **!** In erster Linie werden vermehrt Wasser und darin gelöste Elektrolyte ausgeschieden. Insbesondere ein Kaliummangel kann sich ungünstig auswirken, da dieser die Darmmotilität verringert und eine Darmträgheit verschlimmert. Auf längere Sicht könnte auch die Versorgung mit Vitaminen gefährdet sein.

Auf dem oben beschriebenen Mechanismus beruht auch die abführende Wirkung der nicht resorbierbaren Salze Glaubersalz (Natriumsulfat) und Bittersalz (Magnesiumsulfat).

? Versuchen Sie, das Verhalten der genannten Salze im Darm zu beschreiben und zu vergleichen.

WEITER ZU ▶35

25 **!** Grundsätzlich versucht der Magen, die mit der Nahrung zugeführten Bissen durch Kneten, Säure und Pepsin zu einem Brei, dem Chymus, zu verarbeiten. Erst mit einer Teilchengröße bis ca. 1 mm wird dieser Nahrungsbrei durch den Pförtner (Pylorus) in Richtung Dünndarm geschoben. Allerdings bleiben selbst nach stundenlanger Knetarbeit immer auch größere Teilchen zurück. Diese werden bei leerem Magen durch den Pylorus weiter gereicht.

Magensaftresistente Darreichungsformen werden im Grunde wie kleine Knorpel oder Knochen behandelt. Sie überwinden erst nach erfolglosem Zerkleinerungsversuch den Pylorus. Das geschieht am schnellsten bei leerem Magen, also ca. 30–60 Minuten vor Nahrungsaufnahme. Liegt jedoch die magensaftresistente Darreichungsformen zu Beginn bereits in kleinen Teilchen vor, dann werden diese Kügelchen in jedem Fall schneller, eventuell auch gemeinsam mit dem Nahrungsbrei durch den Pylorus befördert. (In der MUPS®-Galenik wurde dieser Ansatz umgesetzt.)

Immer gilt: Eine größere Menge an Flüssigkeit wie z. B. 200 ml Wasser auf nüchternen Magen erleichtert die Öffnung des Magenpförtners.

Die PPI haben folgende Anwendungsgebiete: Ulkuskrankheit, Refluxkrankheit (erosiv und nicht-erosiv), Sodbrennen; begleitend im Rahmen der Helicobacter-Eradikationstherapie; begleitend als Magenschutz zur Therapie mit nichtsteroidalen Antirheumatika (NSAR) bzw. COX-Hemmern, insbesondere bei Risikopatienten; Zollinger-Ellison-Syndrom.

Die PPI sind aufgrund ihrer überlegenen Wirksamkeit vor den H_2-Antagonisten Mittel der Wahl.

Bei der Ulkustherapie unterscheidet man zwischen Helicobacter-pylori-positivem und H.p.-negativem Ulkus. Beim H.p.-positivem wird durch eine Eradikationstherapie bestehend aus einem PPI + zwei Antibiotika (Triple-Therapie; eingesetzte Antibiotika z. B. Clarithromycin + Metronidazol oder + Amoxycillin) der Magenkeim wenn möglich vernichtet. Es kommt dadurch nur noch selten zu Ulkusrezidiven.

! Geben Sie einen Anwendungshinweis zu einem Protonenpumpenhemmer.

WEITER ZU ▶47

26

Der Darm soll den vom Magen vorbereiteten Nahrungsbrei so weit wie möglich in resorbierbare Einheiten spalten, die so erhaltenen kleineren Moleküle resorbieren und den unverdaulichen Rest inklusive einer geringen Menge Wasser ausscheiden. Dazu muss der Nahrungsbrei mit Wasser und Enzymen versetzt werden. Insgesamt sind es rund 7 l Wasser, die auf dem Weg vom Magen zum Dickdarm in den Verdauungstrakt abgegeben und wieder resorbiert werden. Anschließend muss der verbliebene Darminhalt so lange gespeichert werden, bis er in geeigneter Umgebung entleert werden kann.

? Inwieweit beeinflusst ein großes Glas Wasser die Verdauungstätigkeit im Darm?

WEITER ZU ► 17

27

! Dopamin kann emetisch wirken. Ein antidopaminerger Arzneistoff wirkt demnach antiemetisch.
Bei Bedarf:

RÜCKSPRUNG ZU 48◄ UND DER DORT AUFGEFÜHRTEN ABBILDUNG (○ ABB. 5/48).

An zentrale Dopaminrezeptoren binden die klassischen Neuroleptika (Mittel gegen Psychosen bzw. Schizophrenie). Auch das Metoclopramid (MCP) überwindet die Blut-Hirn-Schranke und wirkt peripher und zentral als Antagonist am D_2-Rezeptor. Bei diesen Arzneistoffen treten als unerwünschte Wirkung infolge der D_2-Blockade extrapyramidalmotorische Störungen auf. Das sind Störungen der Motorik, die in ähnlicher Form bei Morbus Parkinson auftreten. Aus diesem Grund sollte eine zentrale Blockade der Dopaminrezeptoren bzw. der Einsatz von MCP nur nach einer kritischen Nutzen-Risiko-Analyse erfolgen.

Das Domperidon wirkt als peripherer D_2-Antagonist, da es nicht zentralgängig ist. (Allerdings liegt im ZNS die Zone mit Chemorezeptoren außerhalb der Blut-Hirn-Schranke. Somit kann Domperidon auch dort den D_2-Rezeptor blockieren.)

? Welche Vorteil besitzt Domperidon gegenüber MCP?

WEITER ZU ► 13

28

! Man verwendet Prodrugs und/oder setzt magensaftresistente Formen ein.

Es ist tatsächlich so, dass die Prazole wie Omeprazol durch pH-Werte < 3 in ihre Wirkform überführt werden und in der Folge nicht mehr ins Blut resorbiert werden können. Im Magen würden die Wirkformen nicht an die Protonenpumpen gelangen, da diese Strukturen in Kanälchen versteckt sind, in denen sich die gebildete Säure sammelt, um dann ins Magenlumen zu diffundieren. Es müssen also die Prodrugs vor Säure geschützt werden, damit sie unverändert im Dünndarm resorbiert und über das Blut zu den Belegzellen transportiert werden können. Nur in der Nähe der PP herrscht im Körper – abgesehen vom Mageninneren – ein richtig saurer pH.

Die PPI werden demnach in einer magensaftresistenten Darreichungsform angeboten. Diese Darreichungsform übersteht die Magenpassage und löst sich im schwach alkalischen Milieu des Dünndarms auf. In der Folge werden die Prazole frei gesetzt und resorbiert. Am schnellsten gelangt eine magensaftresistente Darreichungsform durch einen ungefüllten, nüchternen Magen.

? Beschreiben Sie, wann und wie ein für den Magen nicht zu zerkleinerndes Objekt den Magen wieder verlässt.

WEITER ZU ▸ 25

29

! Man gibt häufig Simethicon, eventuell auch pflanzliche Extrakte von Verdauungsdrogen oder verabreicht der stillenden Mutter eine Kümmel-Anis-Fenchel-Mischung als Tee.

DER ENTSCHÄUMER WURDE UNTER 17◂ ANGESPROCHEN.

Nach dem Essen stehen durchmischende Pendelbewegungen, zwischen den Mahlzeiten propulsiv motorische Bewegungen zum Weitertransport und zur Reinigung im Vordergrund. Nachdem das Darmnervensystem die Sekretion und die Motorik größtenteils autonom steuert, sind der Füllungsgrad und die Konsistenz des Darminhalts insbesondere im Dickdarm wichtige Größen, welche die Dauer der Darmpassage beeinflussen.

? Welche Rolle spielen Ballaststoffe im Rahmen der Verdauung?

WEITER ZU ▸ 19

30

! Es kommt zu Darmatonie bzw. Verstopfung.
Das sollte Mann/Frau wissen. Es wurde in ▸Kap. 1 bei den Neurotransmittern angesprochen und begegnet uns wieder bei der Schmerzbehandlung mit Opiaten.

Ein Opiat, das nur im Darm wirkt, da es sowohl schlecht resorbiert wird als auch die Blut-Hirn-Schranke nicht überwindet, ist das Loperamid. Loperamid kann symptomatisch bei allen Formen von Diarrhoe eingesetzt werden, ohne dass es eine Abhängigkeit auslöst oder andere zentrale Wirkungen zeigt.

Die körpereigenen Liganden an den μ-Rezeptoren sind die Endorphine, zu denen auch die Enkephaline zählen. Eine Erhöhung der Enkephalin-Konzentration an der Darmmuskulatur hemmt die Darmmotilität und wirkt demnach obstipierend. Dieses Wirkprinzip wird mit dem Arzneistoff Racecadotril umgesetzt. Ein Metabolit des Racecadotrils hemmt Enkephalin abbauende Enzyme (Enkephalinasen), was in der Folge zu einer Verringerung der Motorik und auch der Sekretion des Darms führt, da mehr Enkephaline zur Verfügung stehen.

Es gibt sehr viele Überträgerstoffe, welche die Darmmotorik beeinflussen. Zu nennen sind das Gastrin, das Somatostatin, das Cholezystokinin oder das Motilin. Das Antibiotikum Erythromycin wirkt als Agonist am Motilinrezeptor und somit motilitätssteigernd.

WEITER ZU ▸ 34

! Nicht verdaute Nahrungsbestandteile werden eventuell von bakteriellen Enzymen gespalten. Dabei können Gase entstehen, die sich als Meteorismus (Blähungen) und Flatulenz (übermäßiger Gasaustritt aus dem Darm) bis hin zu Darmkrämpfen äußern. 31

Zu den Ballaststoffen zählen in erster Linie unverdauliche Kohlenhydrate, wie z. B. Zellulose oder Pektine. Insbesondere in Vollkornprodukten oder allgemein in pflanzlicher Nahrung wie in Gemüsen oder Hülsenfrüchten finden sich viele Ballaststoffe. Eher Arzneimittelcharakter besitzt der Leinsamen oder der Flohsamen. Man spricht im Fall der Arzneimittel eher von Füll- oder Quellstoffen statt von Ballaststoffen.

? Wie lange dauert es durchschnittlich, bis sich Füllstoffe auf die Konsistenz des Stuhls auszuwirken beginnen? Denken Sie dabei an die üblichen Magen-Darm-Transitzeiten der Nahrung.

WEITER ZU ►42

! Aufgrund der klinischen Wirkungen kann es sich nur um ein Sympathomimetikum oder ein Parasympatholytikum handeln. Tatsächlich handelt es sich bei Butylscopolamin um ein Parasympatholytikum/Anticholinergikum. 32

Wer das jetzt falsch hatte, der muss zur Strafe seinen Sympathikus aktivieren und den Müll die Treppe herunter und die Mineralwasserkiste hinauf tragen.

Butylscopolamin bindet am cholinergen Rezeptor und blockiert diesen. In der Folge wird die Aktivität der glatten Muskulatur verringert. Es wird allerdings schlecht resorbiert. Vielleicht erklärt sich seine Wirksamkeit über einen direkten Angriff an der Muskulatur des Darms von der Darmlumenseite. Oder man injiziert es. Butylscopolamin überwindet als geladenes quartäres Amin nicht die Blut-Hirn-Schranke, weshalb es keine zentralen anticholinergen Wirkungen auslöst. Butylscopolamin kann wie alle Anticholinergika zu Darmträgheit führen.

? Welche Nebenwirkung am Darm verursacht Dopamin oder L-DOPA, die Vorstufe davon?

WEITER ZU ►48

! B: Das ist leider nicht ganz richtig. Wie war das noch mit Acetylcholin als Überträgerstoff des Parasympathikus? Und mit Gastrin? 33

STÜRZEN SIE SICH NOCHMALS AUF 41◄ UND DIE ABBILDUNG UNTER 1◄ (⊙ ABB. 5/1).

1 2 3 4 5 6 7 8 9 10

34 Der „normale" akute Durchfall ist meistens nicht behandlungsbedürftig. Um die Symptomatik zu lindern werden noch folgende Therapieprinzipien angewandt:

- Abdichtung der Schleimhaut, um ein Eindringen von Toxinen zu verhindern und die Sekretion zu verringern,
- Bindung von Toxinen oder Bakterien,
- Antisepsis gegenüber Mikroorganismen,
- pro- oder präbiotische Präparate zur Stärkung der Darmflora.

Bei einem längerdauernden, chronischen Durchfall müssen die Ursachen abgeklärt werden. Es könnte sich um einen Reizdarm, aber auch um chronisch-entzündliche Darmerkrankungen (CED) oder um Darmkrebs handeln.

Morbus Crohn und Colitis ulcerosa werden in erster Linie antientzündlich behandelt. Beide Krankheitsbilder zählen zu den chronisch-entzündlichen Darmerkrankungen, die sich in der Lokalisation, der Art der Mukosaschädigungen und hinsichtlich der Spätrisiken unterscheiden. Beide Krankheiten verlaufen häufig in Schüben. Sie werden antientzündlich behandelt, wobei sowohl die Diagnose als auch der Ort der Entzündung für die Auswahl des Medikaments eine Rolle spielen.

? Denken Sie an die Galenik der Mittel gegen chronisch-entzündliche Darmerkrankungen: Welche Bedeutung hat die genaue Lokalisation der Entzündung im Darm?

WEITER ZU ►49

35 **!** Beide Salze sind gut wasserlöslich. Glaubersalz zerfällt in Lösung in die Ionen Natrium und Sulfat. Während Natrium schnell resorbiert wird, zählt das Sulfat zu den schlecht resorbierbaren Stoffen. Es bindet Wasser, gelangt in den Dickdarm und löst den Defäkationsreiz aus.
Beim Bittersalz verhält es sich ähnlich. Allerdings wird zusätzlich zum Sulfat auch das Magnesium-Ion nicht besonders gut resorbiert. Ca. 80 % des eingenommenen Magnesiums erscheint neben dem Sulfat im Dickdarm. Die Unterschiede ergeben sich demnach nicht aus der abführenden Wirkung, sondern aus der Begleitwirkung der Kationen.

Auch ein erhöhter Wassereinstrom in den Darm kann abführend wirken. Manche Stoffe reizen die Darmschleimhaut und erhöhen die Flüssigkeitssekretion in den Darm. Man nennt diese Wirkung hydragog oder sekretorisch. Auf pharmakologischem Weg lässt sich mit den sogenannten Hydragoga oder Sekretagoga die Sekretion von Flüssigkeit in das Darminnere steigern. Zu dieser Stoffgruppe zählen die Anthrachinondrogen Sennesblätter, Faulbaumrinde, Rhabarberwurzel oder Aloedicksaft und die chemisch definierten Arzneistoffe Natriumpicosulfat und Bisacodyl.

? Ordnen Sie die Arzneistoffe der passenden Gruppe zu

Arzneistoff	Osmotisch	Zuckerderivat	Darmreizend	Salz	Entschäumer
Bisacodyl	☐	☐	☐	☐	☐
Lactulose	☐	☐	☐	☐	☐
Sennes-blätter	☐	☐	☐	☐	☐
Macrogol	☐	☐	☐	☐	☐
Natrium-sulfat	☐	☐	☐	☐	☐
Simethicon	☐	☐	☐	☐	☐

WEITER ZU ►23

! (Nein, mit Fußball oder dem FC Bayern München hat das nix zu tun.) 36
Die Triple-Therapie ist eine Eradikationstherapie für den Magenkeim Helcobacter pylori, der für Ulkusrezidive verantwortlich gemacht wird. Dazu setzt man drei Arzneistoffe, nämlich einen PPI und zwei Antibiotika, ein.

Wenn sich Ihre Magensäure in Balance mit den die Schleimhaut schützenden Faktoren befindet, dann geht es weiter zur Verdauung unter ►26.

! Die Substanz P bindet an den NK_1-Rezeptor und löst im Brechzentrum Erbrechen 37
aus. Die Blockade dieses Rezeptors hat sich als effektiv zur Emesis-Prophylaxe im Rahmen einer Chemotherapie erwiesen, wenn sie in Kombination mit einem Setron und einem Glucocorticoid erfolgt. Der entsprechende Arzneistoff heißt Aprepitant.
Wer das gewusst hat: Hut ab. Ansonsten sehen Sie sich die Abbildung unter 48◄ (Abb. 5/48) an. Oder gehen Sie einfach weiter.

Auch Glucocorticoide wirken antiemetisch. Ihr Wirkmechanismus ist unbekannt. Häufig kommt Dexamethason zum Einsatz, das bereits einen Tag vor einem Zytostatika-Einsatz angewendet wird.

WEITER ZU ►40

! B: Uiuiui. Ist da was mit PP und PG durcheinander gekommen? 38

ZURÜCK ZU 22◄

39 **!** Bei Darmatonie (= Tonusverlust) setzt man Parasympathomimetika ein. Vielleicht ist eine Wiederholung von ▸Kap. 1 angezeigt, in dem allgemeine Steuermechanismen und das VNS besprochen werden? Den Tabellen unter 18◂ sowie 27◂ (▫Tab. 1/18, 1/27) können Sie die Wirkungen des Sympathikus/Parasympathikus entnehmen.

? Welchen Einfluss besitzen die weit verbreiteten Arzneistoffe mit anticholinergen Wirkungen auf die Darmtätigkeit?

WEITER ZU ▸2

40 Neben dem Erbrechen ist die Beschleunigung der Darmpassage eine Möglichkeit des Organismus, potenziell schädliche Stoffe aus dem Gastrointestinaltrakt zu entfernen. Es kommt zum Durchfall. In den meisten Fällen ist es nicht nötig, einen akuten Durchfall zu behandeln. Es ist wichtig, das verlorene Wasser mitsamt den Salzen zu ersetzen. In leichteren Fällen gelingt dies im Rahmen einer oralen Rehydratations- und Substitutionstherapie mit Wasser, Glukose und Salzen (ORS).

Als symptomatisch sehr effektiv erweist sich die Hemmung der Darmmotilität. An der Hemmung der Darmmotorik und Sekretion sind Opiatrezeptoren beteiligt, insbesondere die μ-Rezeptoren (auch „Müh"-Opiatrezeptoren oder MOR).

? Welche Auswirkung hat die Besetzung bzw. Aktivierung von Opiatrezeptoren am Darm?

WEITER ZU ▸30

41 **!** Zunächst wird die Belegzelle durch verschiedene Reize aktiviert. In der Belegzellenmembran sitzt in Richtung des Magenlumens die Protonenpumpe, die im Austausch gegen K^+-Ionen H^+-Ionen in das Mageninnere bringt. Daneben gelangen Cl^--Ionen über einen Chloridkanal dorthin, sodass im Mageninneren Salzsäure entsteht. Es handelt sich um die Protonenpumpen- oder K^+/H^+-ATPase-Hemmer bzw. die Protonenpumpeninhibitoren (PPI).

? Welche Zuordnung trifft zu?

	Die Salzsäureproduktion hemmend wirken ...	Die Salzsäureproduktion steigernd wirken ...	GEHE ZU
A	Histamin, Prostaglandin	Gastrin, ACh	▸5
B	ACh, Misoprostol, Ranitidin, Gastrin	Histamin	▸33
C	Prostaglandin	Histamin, Gastrin, ACh	▸46

! Ballaststoffe können die Transitzeit auf ein normales Maß verringern, also ca. 1–2 Tage. 42

In gewisser Weise ähnlich den Ballaststoffe verhalten sich nicht resorbierbare und osmotisch wirkende, also wasserbindende Laxanzien. Sie binden im Darmlumen Wasser. Es erhöht sich die Füllung bei niedriger bis wässriger Viskosität, die Darmpassagezeit sinkt und der Stuhl enthält mehr Wasser. Ein Beispiel dafür ist die Laktose, der Milchzucker. Bei hoher Zufuhr ist der Erwachsene nicht mehr in der Lage, die Laktose im Dünndarm enzymatisch zu spalten. Das Molekül Laktose verbleibt im Darm und bindet aufgrund seiner Wasserlöslichkeit Wasser. Es gelangt in den Dickdarm, wo es entweder von Bakterien verstoffwechselt oder, mitsamt dem gebundenen Wasser, ausgeschieden wird.

? Eine Laktose-Unverträglichkeit ist keine Allergie. Wie lässt sich diese Unverträglichkeit erklären?

WEITER ZU ► 6

! Sowohl im Gleichgewichtsorgan als auch im ZNS sind H_1- und muskarinische Acetylcholinrezeptoren beteiligt. Es kommen demnach Antihistaminika und Anticholinergika infrage. Die Arzneistoffe müssen ZNS-gängig sein. Antiemetisch wirken die sedierenden Antihistaminika (der ersten Generation) wie Diphenhydramin oder Dimenhydrinat, oft auch als Zäpfchen oder als Kaugummi. 43

Als typisches Anticholinergikum kommt Scopolamin bei Kinetosen zum Einsatz, welches als TTS (transdermales therapeutisches System bzw. Pflaster) bei Kinetosen am Kopf, z. B. hinter dem Ohr aufgebracht wird, und das bereits einige Stunden vor Antritt der Reise.

? Werfen Sie einen Blick auf die Abbildung unter 48◄ (○Abb. 5/48). Welche Wirkung kann die Gabe von Dopamin im ZNS auslösen? Wozu könnte ein antidopaminerger Arzneistoff dienen?

WEITER ZU ► 27

! Freigesetztes Serotonin kann über die Bindung an 5-HT_3-Rezeptoren sowohl im Magen-Darm-Bereich als auch im Brechzentrum zu Übelkeit und Erbrechen führen. Dieser Weg scheint besonders im Rahmen einer Zytostatika- oder Strahlentherapie von Bedeutung zu sein. (Daneben führt Serotonin über 5-HT_4-Rezeptoren zu einer vermehrten Acetylcholin-Freisetzung mit einer Steigerung der Motilität.) 44
Ein Blick auf die Abbildung unter 48◄ (○Abb. 5/48) könnte eine leichte aufkommende Übelkeit verhindern.

? Welche Indikation könnte sich demnach über eine Blockade von 5-HT_3-Rezeptoren ergeben?

WEITER ZU ► 7

45 ! Die Reaktionsgleichung lautet: $Na^+ + HCO_3^- + H^+ \rightarrow H_2O + CO_2 + Na^+$
Man sieht: Das Salz liegt ionisiert vor – löst sich also rasch im Magensaft. Deshalb findet die Reaktion sehr schnell statt und es dauert nur kurze Zeit, bis das HCO_3^- verbraucht ist. Eventuell übriges, gelöstes HCO_3^- führt, nachdem die Säure verbraucht ist, zu einem pH-Wert von ca. 8, also einem schwach alkalischen Wert. Dieser ist unerwünscht hoch und führt hinsichtlich der Säureproduktion zu einer Gegenreaktion, dem „Säurerebound". Wie man in der Reaktionsgleichung sieht, bildet sich auch das Gas Kohlendioxid (CO_2) – das kann zu Beschwerden führen. Es gibt also eine ganze Reihe von Kritikpunkten, die gegen einen Einsatz von Natriumbicarbonat als Antazidum sprechen. Zum Kation sollte noch erwähnt sein, dass man heute bestrebt ist, die Natriumaufnahme zu beschränken. Auch in diesem Punkt schneidet das gute alte Bullrichsalz also schlecht ab.

? Übertragen Sie diese Argumentation auf Calciumcarbonat, welches auch als Antazidum zum Einsatz kommt.

WEITER ZU ► 14

46 ! C: Prima, das ist alles korrekt.

? Jetzt darf ein Blick auf die wirksamsten Arzneistoffe nicht fehlen: Mit welchen Arzneistoffen lässt sich die Produktion von Salzsäure in bzw. besser am Rand der Belegzelle unterbinden? Auf welche Weise geschieht das? Notieren Sie den Gruppennamen und mindestens zwei Arzneistoff-Vertreter.

WEITER ZU ► 11

47 ! Die Kapseln sollten mindestens 30 Minuten vor dem Essen auf nüchternen Magen mit viel Flüssigkeit eingenommen werden; üblicherweise morgens.

? Was verbirgt sich hinter dem Ausdruck Triple-Therapie?

WEITER ZU ► 36

48 ! Dopamin hemmt die Darmmotorik. (Es kann auch Übelkeit auftreten – vielleicht hilft ein Blick auf die ◘Tab. 5/23/2 unter 23◄ ?)

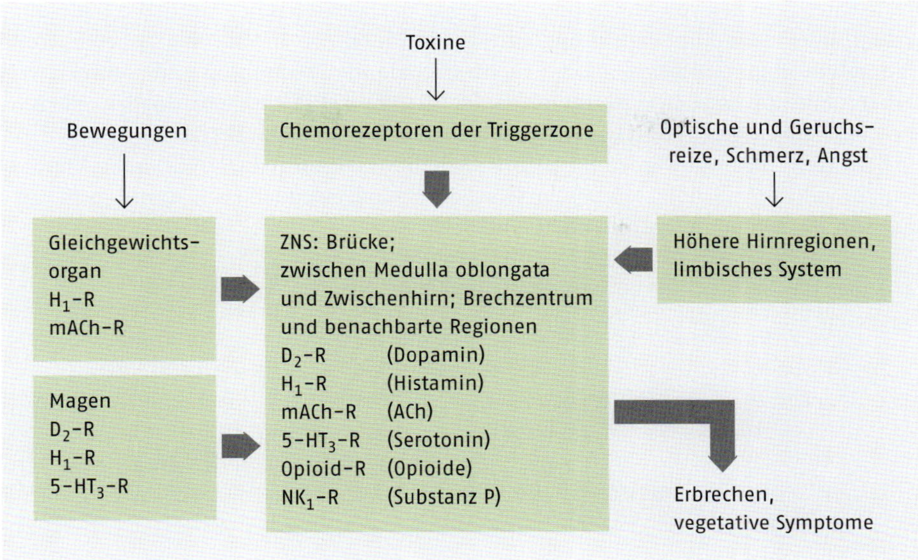

○ Abb. 5/48 Wichtigste und pharmakologisch beeinflussbare Übertragungswege und Rezeptoren

Eine effektive Methode, um unerwünschte oder potenziell gefährliche Nahrung aus dem Körper zu entfernen, ist das Erbrechen. Am Erbrechen sind viele Rezeptoren beteiligt, die größtenteils im ZNS zu finden sind. Es gibt verschiedene Wege, um ein Gefühl der Übelkeit auszulösen. Bei der Reisekrankheit ist das Gleichgewichtsorgan beteiligt. Bei einer durch Nahrung ausgelösten Übelkeit sind es Toxine. Sie wirken entweder als emetische Reize aus dem Magen-Darm-Trakt selbst oder aus dem Blut, sofern sie bereits resorbiert sind. Zytostatika oder eine Bestrahlung können Serotonin freisetzen, welches über Rezeptoren in der Darmschleimhaut oder im Brechzentrum emetogen wirkt. Auch emotionale Faktoren oder bewusste Wahrnehmungen können über das limbische System oder höhere Hirnregionen das Gefühl der Übelkeit auslösen. Je nach Auslöser sind beim Erbrechen unterschiedliche Transmittersysteme beteiligt. Antiemetika blockieren diese. Je nach Art des Erbrechens sind die einzelnen Antiemetika unterschiedlich effektiv.

? Welche Rezeptoren sind gemäß der Übersicht in der Abbildung unter 48◄ (○ Abb. 5/48) an Kinetosen (Reisekrankheiten) beteiligt? Welche Arzneistoffgruppen wirken dabei antiemetisch?

WEITER ZU ►43

! Man versucht, die antientzündlichen Stoffe galenisch so zu verpacken, dass sie nur am Ort der Entzündung wirken. Dazu kann eine rektale Anwendung sinnvoll sein, eventuell wählt man verzögert in tieferen Dünndarmabschnitten freisetzende Arzneiformen. 49

Bei leichten Schüben von M. Crohn ist das lokal im Darm wirkende Corticoid Budesonid (rektal) oder das Antiphlogistikum Sulfasalazin Mittel der 1. Wahl. Bei hoher Entzündungsaktivität gibt man systemisch Glucocorticoide wie Prednisolon und eventuell weitere Immunsuppressiva wie Azathioprin oder Metothrexat. Als weitere Möglichkeit kommen Biologika gegen TNF-α wie Adalimumab oder Infliximab in Betracht.

Bei Colitis ulcerosa werden im leichten Schub Mesalazin (rektal, oral) oder Azathioprin, im schweren Schub systemische Glucocorticoide, eventuell auch Azathioprin, Ciclosporin, Tacrolimus oder Infliximab, eingesetzt.

Sie haben das Ende des Lernprogramms zum Thema Magen-Darm erreicht.
Gut gemacht!

6 Entzündung und Schmerz

- Entzündungsmediatoren
- Schmerzhemmung, insbesondere COX-Hemmer ab ►11
- Opioide ab ►25
- Entzündungshemmung, Glucocorticoide, Antirheumatika ab ►47

Eine Entzündung ist die physiologische Antwort auf eine Gewebsschädigung. Sie setzt rasch ein und klingt nach einem akuten Ereignis innerhalb von einigen Tagen wieder ab. Es kommt akut zu den typischen lokalen Entzündungszeichen: Gefäßerweiterung mit Rötung (Rubor) und Erwärmung (Calor), Schwellung (Tumor), die auf einer erhöhten Gefäßpermeabilität beruht, einer herabgesetzten Schmerzschwelle (Dolor) und einer Funktionseinschränkung. 1

Tab. 6/1 Wirkungen der Prostaglandine und Leukotriene

Arachidonsäure-Metabolit	Wirkung
PGE_2	■ Hemmt die Bildung von Magensäure, ■ fördert die Bildung von Magenschleim, ■ steigert die Durchblutung an der Niere (zur Senkung der Salzkonzentration im Blut), ■ fördert Entzündung und Schmerzwahrnehmung
$PGF_{2\alpha}$	■ Steigert die Motilität an der glatten Gebärmuttermuskulatur (Uterus)
PGI_2 = Prostazyklin (gebildet im Gefäßendothel)	■ Hemmt die Thrombozytenaggregation, ■ wirkt gefäßerweiternd (Gefäßendothel)
Thromboxan (gebildet von Thrombozyten)	■ Fördert die Thrombozytenaggregation, ■ wirkt gefäßverengend (Gefäßendothel)
Leukotriene (u. a. gebildet von Mastzellen, Leukozyten)	■ Fördern entzündliche Prozesse, ■ wirken broncho-konstriktorisch, ■ erhöhen die Gefäßpermeabilität, ■ fördern die Einwanderung von Leukozyten, ■ aktivieren die Leukozyten

1 2 3 4 5 6 7 8 9 10

? Welche sinnvolle Anpassung könnte eine Gefäßerweiterung mit einem Anstieg der Durchblutung und die erhöhte Gefäßdurchlässigkeit darstellen, wie sie z. B. bei einer Entzündung oder einer allergischen Reaktion das Typ 1 zu beobachten ist?

WEITER ZU ► 22

2 **!** Die Phospholipase A_2 stellt die Arachidonsäure aus den Zellmembranen den COX-Enzymen zur Verfügung. Aus der Arachidonsäure bildet die COX die Prostaglandine bzw. die Lipoxygenasen die Leukotriene.

? Worum handelt es sich bei Zytokinen?

WEITER ZU ► 12

3 Als unerwünschte Wirkung einer COX-1-Hemmung werden auch die schleimhautschützenden Effekte im MDT verringert.

? Zu welchen COX-Hemmern könnte man greifen, wenn man eine längerdauernde Wirkung wünscht und keine retardierten Arzneiformen einsetzen möchte?

WEITER ZU ► 34

4 **!** C: Antidepressiva beeinflussen nicht das Wärmezentrum. Das beeinflussen die Prostaglandinsynthese-Hemmer, denn Prostaglandine verstellen im Gehirn den Temperatursollwert nach oben. (Eine andere Gruppe von Psychopharmaka greift tatsächlich in die Temperaturregelung ein. Das wären die Neuroleptika.)

GEHEN SIE ZUR AUFGABE 11 ◄ ZURÜCK.

5 **!** Bei Patienten mit Vorerkrankungen des Herz-Kreislauf-Systems sollte man mit COX-2-Hemmern sehr vorsichtig sein. Gründe dafür sind ihre Wirkungen auf die Blutgerinnung, die Thromozytenaggregation und die Nierendurchblutung bzw. den Blutdruck. Ebenfalls kontraindiziert sind sie bei Patienten mit vorgeschädigter Niere.

Ein mögliches Risiko aller COX-Hemmer ist die Unverträglichkeit bei Asthma bzw. die Auslösung eines Asthmaanfalls bei entsprechender Disposition. Dies erklärt man folgendermaßen: Die Hemmung der COX führt dazu, dass die aus der Zellmembran freigesetzte Arachidonsäure über die COX nicht weiter verarbeitet wird. Es steht also mehr Arachidonsäure für die Lipoxygenasen zur Verfügung, was zu einer erhöhten Ansammlung von Leukotrienen führt. In der Lunge kann das Risiko für einen Asthmaanfall erhöht sein.

? Sind Analgetika, die wie z. B. Paracetamol nicht über eine COX-Hemmung wirken, bei Asthmatikern ebenfalls problematisch? (Begründung)

WEITER ZU ►18

! Die COX synthetisiert die Prostaglandine und die Lipoxygenase die Leukotriene. 6

Die Prostaglandine und die anderen Arachidonsäure-Metaboliten, wie das Thromboxan und die Leukotriene, sind an vielen Reaktionen des Organismus beteiligt. Die Tabelle unter 1◄ (◘ Tab. 6/1) gibt einen Überblick über die Wirkungen dieser Moleküle. Diese zählen zu den Gewebshormonen, da sie biologische Informationen innerhalb eines kleinen Gewebebereichs übertragen.

? Was ist der Unterschied zwischen einem Hormon und einem Gewebshormon?

WEITER ZU ►9

? Kreuzen Sie an 7

Opioid	Starkes Opioid	Schwächeres Opioid
Codein	☐	☐
Morphin	☐	☐
Buprenorphin	☐	☐
Fentanyl	☐	☐
Tramadol	☐	☐

WEITER ZU ►42

! Eine verringerte Prostaglandinsynthese im ZNS dämpft auch die „Ganzkörperentzündung“ Fieber. 8

Als Folge eines Gewebeschadens treten Stoffe wie Protonen, Kalium-Ionen, Bradykinin, Histamin u. a. auf, welche Schmerzrezeptoren reizen können. Der Schmerzreiz wird im Rückenmark umgeschaltet und gelangt ins Gehirn. Dort wird er wahrgenommen und bewertet. Prostaglandine wirken an den Schmerzrezeptoren als Verstärker der schmerzauslösenden Stoffe.

? In diesem Zusammenhang haben wir bisher zwei wichtige Funktionen von Prostaglandinen in der Peripherie besprochen. Wie lauten diese?

WEITER ZU ►50

9

> **!** Hormone werden in spezialisierten Geweben bzw. Drüsen gebildet, ins Blut abgegeben und über den Blutweg im Körper verteilt. Sie wirken nur an Geweben oder Organen, die mit einem entsprechenden Rezeptor ausgestattet sind.Gewebshormone wirken meist parakrin, d. h. sie wirken nur auf benachbarte Zellen ein. Diese Definitionen sollten Sie bereits aus ▸Kap. 1 kennen.

Werfen Sie nochmals einen Blick auf die Tabelle unter 1◂ (Tab. 6/1). Prostazyklin (PGI_2) und Thromboxan stehen im Gleichgewicht – man kann sie als Gegenspieler bezeichnen.

> **?** An welchem Organ bzw. Gewebe wird der Antagonismus von Prostazyklin und Thromboxan deutlich?
>
> WEITER ZU ▸27

10 Am GIT wirken Opioide ebenfalls. Sie sorgen an Darm, Blase und Magen für eine erschwerte bzw. verzögerte Entleerung. Auch eine emetische Wirkung ist von Bedeutung. Sie verringert sich im Lauf der Behandlung. Man spricht von Toleranz.

Eine Toleranzentwicklung kann darüber hinaus sowohl bei der Analgesie als auch bei der Sedierung und Atemdepression auftreten. Das bedeutet, dass mit der Zeit möglicherweise Dosissteigerungen nötig sind. Keine Toleranz tritt auf bei der Obstipation, sodass meistens begleitend Abführmittel gegeben werden.

WEITER ZU DEN GLUKOKORTIKOIDEN AB ▸47

11

> **!** PGE_2 steigert die Durchblutung an der Niere und damit die Ausscheidungsfunktion. Bei Bedarf:
>
> EIN BLICK AUF TABELLE UNTER 1◂ (TAB. 6/1)

Demnach können Arzneistoffe, welche die COX hemmen, am MDT und an den Nieren Nebenwirkungen verursachen. Pharmakologisch lässt sich die Schmerzempfindung bzw. -wahrnehmung, neben der Ausschaltung des Auslösers, über folgende Maßnahmen beeinflussen:

- Verringerung der Empfindlichkeit der Schmerzrezeptoren durch Hemmung der Prostaglandinsynthese.
- Beeinflussung bzw. Hemmung der Prostaglandinsynthese im ZNS. In diesem Fall wird eine Erhöhung des Temperatursollwerts unterbunden.
- Hemmung der Umschaltung der Schmerzimpulse in den zum ZNS aufsteigenden Bahnen im Rückenmark durch Opioide.
- Förderung der körpereigenen Schmerzdämpfung bzw. der antinozizeptiven, vom Gehirn absteigenden Bahnen im Rückenmark durch Opioide.
- Hemmung der Weiterleitung des Nervenimpulses in den Schmerzbahnen durch Lokalanästhetika oder auch durch Antikonvulsiva (Mittel gegen Epilepsie).
- Dämpfung der Schmerzwahrnehmung im Gehirn durch Opioide (komplette Ausschaltung durch Narkosemittel).
- Beeinflussung der Schmerzbewertung im Großhirn bzw. limbischen System durch Antidepressiva und durch Opioide.

? Welche Zuordnung ist korrekt?
Welche Wirkung steht bei den folgenden bei Schmerzen eingesetzten Mitteln im Vordergrund?

	Wirkstoffklasse	Wirkung	GEHE ZU
A	Opioide, Antiepileptika	Hemmung der Leitungsbahnen	▸28
B	Prostaglandinsynthese-Hemmer	Veränderung der Schmerzbewertung im ZNS	▸51
C	Antidepressiva	Beeinflussung des Wärmezentrums im ZNS	▸4

! Zytokine werden von spezialisierten Leukozyten ausgeschüttet. Sie steuern und aktivieren andere Zellen, die an Entzündungsvorgängen und Immunreaktionen beteiligt sind. 12

Beispiele für Zytokine sind die Interleukine (z. B. IL-1 oder IL-6) oder die Tumornekrosefaktoren (z. B. TNF-α).

Im Endergebnis wirken Cortisol und die synthetischen Arzneistoff-Derivate antiexsudativ und antiproliferativ, was zur antientzündlichen Wirkung führt. Die Cortisolsynthese wird über den Botenstoff ACTH (adrenocorticotropes Hormon) aus der Hypophyse gesteuert. In kritischen Situationen schüttet die Hypophyse ACTH in erhöhter Menge aus. Das Cortisol bzw. die synthetischen Corticoide wie Prednisolon zählen zu den stärksten bekannten entzündungshemmenden Stoffen. Zudem richten die Corticoide den Stoffwechsel auf Stresssituationen aus, indem sie die Glukoseausschüttung ins Blut steigern und so den Organismus vor einer Hypoglykämie schützen. Sie fördern die Glukoneogenese aus Aminosäuren und den Proteinabbau.

? Wie ist die Verminderung der Glukosetoleranz unter einer Glucocorticoid-Therapie zu erklären?

WEITER ZU ▸49

! Prostaglandine und Leukotriene fungieren – neben Histamin, Bradykinin und anderen Stoffen – als Auslöser einer Entzündungsreaktion. 13

Im weiteren Verlauf kommt es zu einer Phagozytose von beschädigten Zellen durch das Zusammenspiel spezialisierter Leukozyten wie Makrophagen und Granulozyten. Dieses Zusammenspiel wird durch Zytokine gesteuert, welche z. B. von Makrophagen gebildet werden. Die wichtigsten an der Entzündungsreaktion beteiligten Zytokine sind die Interleukine 1 und 6 (IL-1, IL-6) und der Tumornekrosefaktor alpha (TNF-α).

?

Welche Gemeinsamkeit hinsichtlich ihrer physiologischen Funktion besitzen IL-1, IL-6 und TNF-α?

WEITER ZU ▶ 26

14 !

Korrekte Zuordnung der Aussagen

Aussage	Richtig	Falsch
Mithilfe der Cyclooxigenase werden die Prostaglandine synthetisiert.	☒	☐
Je nach Art des Gewebes und entzündlichem Zustand findet man COX-1 oder COX-2.	☒	☐
COX-1 ist immer vorhanden, COX-2 nur im Schadensfall. (Mit Außnahmen)	☒	☐

Es gibt COX-Hemmer, die unspezifisch COX-1 und COX-2 hemmen. Dazu zählen Ibuprofen, Diclofenac, Naproxen, Indometacin und die Acetylsalicylsäure. Diese Arzneistoffe reagieren alle sauer. Sie wirken analgetisch, antiphlogistisch und antipyretisch. Sie unterscheiden sich in erster Linie in ihrer Halbwertszeit bzw. in der Häufigkeit der Gabe und in ihrer Wirkstärke bzw. der therapeutisch nötigen Einzeldosis.

WEITER ZU ▶ 3

Tab. 6/14 HWZ und Dosierungen der sauren COX-Hemmer

Arzneistoff	HWZ in Stunden	Einzeldosis in mg (SM/rp)	Max. Tagesdosis in mg (SM/rp)
Acetylsalicylsäure (Salicylsäure)	ASS 0,25 SS 2–3	500–1000/–	3000/–
Ibuprofen	2–3	200–400/400–800	1200/2400
Diclofenac	1–2	25/50	75/150
Naproxen	12–15	200–250/250–500	600–750/1250
Indometacin	4–11	–/25–50	–/200
Piroxicam	30–60	–/10–20	–/20

15 !

Paracetamol wäre eine Alternative zu sauren Analgetika bzw. Antiphlogistika. Denn bei allen genannten Problemgruppen sollte man mit COX-Hemmern vorsichtig sein.

Allerdings ist Paracetamol lebertoxisch. Bei Erwachsenen ist eine Tagesdosis ab ca. 8 g gefährlich.

? Paracetamol ist ein häufiger Bestandteil von rezeptfreien Kombinationsarzneimitteln gegen Schmerzen, Fieber oder Erkältungskrankheiten. Worin könnte dabei das Problem liegen?

WEITER ZU ► 29

! Die Schleimhaut des MDT wird gereizt und es kann zu Geschwüren oder Blutungen kommen. Einweisungen ins Krankenhaus sind relativ häufig. Ebenso kann die Nierendurchblutung bzw. Nierenfunktion beeinträchtigt werden. 16

? Welche Nebenwirkung kann bei einer längerdauernden und effektiven (also höher dosierten) COX-1-Hemmung in Zusammenhang mit einer herabgesetzten Nierenfunktion auftreten?

WEITER ZU ► 23

! Der Zusatz des Opiatantagonisten sorgt dafür, dass es nicht zu Missbrauch und Abhängigkeit kommt. Die Sache ist allerdings nicht so einfach: Bei einer üblichen therapeutischen Dosis gelangt nur das Tilidin ins Gehirn, da Naloxon aufgrund seines hohen First-Pass-Effekts bereits in der Leber abgebaut wird. Bei missbräuchlich hoher Dosierung (oder intravenöser Anwendung von flüssigen Arzneiformen) ist ein Teil des Naloxon systemisch verfügbar und kann Entzugssymptome auslösen. 17

Für die Therapie von Schmerzen existieren Stufenpläne.

Tab. 6/17/1 Stufenplan für eine orale Schmerztherapie

Stufe	Schmerzen	Arzneistoffe	Einnahme
Stufe 1	Gelegentlich	NSAR, Paracetamol	Nach Bedarf
Stufe 2	Mäßig, chronisch	NSAR, Paracetamol (+Metamizol)	Regelmäßig
Stufe 3	Stark, chronisch	NSAR (Metamizol) + schwache Opioide (Tramadol), Co-Analgetika	Regelmäßig
Stufe 4	Sehr stark, chronisch	Starke Opioide (Morphin, Buprenorphin), Co-Analgetika, Antiemetika	Regelmäßig (nach Uhrzeiten)

Tab. 6/17/2 WHO-Schema für Tumorschmerzen

Stufe	Arzneistoffe
Stufe 1	Nicht-Opioid-Analgetika
Stufe 2	Nicht-Opioid-Analgetika+ schwach wirksame Opioide (Tramadol, Codein)
Stufe 3	Nicht-Opioid-Analgetika+ stark wirksame Opioide (Morphin, Fentanyl)

Zusatzmedikation: Antidepressiva, Neuroleptika, Antiepileptika, Muskelrelaxanzien, Spasmolytika, Glucocorticoide.

Bei akuten und starken Schmerzen, wie z. B. bei einem Herzinfarkt, können Opiate wie Morphin i. v. evtl. + ein Benzodiazepin wie Diazepam gegeben werden.

Bei viszeralen Koliken kann man Metamizol, eventuell kombiniert mit einem Spasmolytikum wie Butylscopolamin oder einem Opioid wie Pethidin, verabreichen.

WEITER ZU ►10

18 **!** Nein. Weil sie die Konzentration von Leukotrien nicht beeinflussen.

DIE BEGRÜNDUNG FINDEN SIE UNTER 5◄

Unspezifische COX-Hemmer wie Ibuprofen oder Acetylsalicylsäure reagieren sauer. COX-2-Hemmer sind keine Säuren.

? In entzündetem Gewebe ist der pH-Wert erniedrigt. Welche Konsequenz ergibt sich daraus?

WEITER ZU ►40

19 **!** Einige von Entzündungszellen abgegebene Zytokine fördern den Umbau von spezialisiertem Gewebe zu Bindegewebe.
Sie möchten die Eigenschaften von Zytokinen nachlesen?

DANN ZURÜCK ZU 26◄

Als eine Art von „Ganzkörperentzündung" kann das Fieber angesehen werden. In deren Folge wird der Temperatursollwert im steuernden Bereich des ZNS nach oben reguliert.

? Wie ließe sich demnach Fieber senken: durch eine Erhöhung oder eine Verringerung der Prostaglandinsynthese im ZNS?

WEITER ZU ►8

20 **!** Cortisol fördert den Abbau von Eiweiß und die Bildung von Glukose aus Aminosäuren.

Im Rahmen einer längerdauernden unphysiologisch hohen Glucocorticoid-Gabe wird die freigesetzte Glukose an anderer Stelle im Körper zu Körperfett umgebaut. Es kommt zu den typischen Veränderungen wie Vollmondgesicht, Stammfettsucht oder Stiernacken (sog. Cushingsyndrom).

? Bei Kindern ist man mit dem Einsatz von Glucocorticoiden besonders vorsichtig. Warum?

WEITER ZU ►33

! Das Thromboxan-Prostazyklin-Gleichgewicht wird beeinflusst. Im Gefäßendothel ist COX-2 aktiv. Das von ihr gebildete Prostazyklin wirkt gefäßerweiternd und hemmend auf die Thrombozytenaggregation. Seine Hemmung erhöht also das Risiko für kardiovaskuläre Ereignisse wie z. B. einen Herzinfarkt. 21

Das war eine wahrlich schwierige Frage. Werfen Sie erneut einen Blick auf die Tabelle unter 1◂ (Tab. 6/1) auf der ersten Seite dieses Kapitels.

Auch in der Niere und im Uterus zählt die COX-2 zur normalen Enzymausstattung. Coxibe greifen also auch in die Prostaglandin-Wirkung an der Niere ein.

? Bei welchen Patienten sollten demnach selektive COX-2-Hemmer mit besonderer Vorsicht oder gar nicht eingesetzt werden?

WEITER ZU ▸5

! Der Herantransport von spezialisierten Immun- oder Entzündungszellen und ihr Eindringen ins Gewebe sind dadurch erleichtert. 22

Es gibt viele Entzündugsmediatoren, die eine solche Kaskade auslösen können. Sie zählen entweder zu den Gewebshormonen oder zu den Zytokinen. An erster Stelle sind die Prostaglandine, insbesondere das PGE_2 zu nennen. Daneben spielen Leukotriene, Histamin oder Bradykinin eine Rolle. Im nächsten Schritt wandern aufgrund der erhöhten Gefäßpermeabilität Leukozyten aus dem Blut ins Gewebe ein. Sie folgen dem Signal sogenannter chemotaktischer Stoffe (dazu zählen Chemokine, Komplement u. a.).

? Welche Gemeinsamkeit hinsichtlich ihrer physiologischen Funktion besitzen Prostaglandine und Leukotriene?

WEITER ZU ▸13

! Es muss mit einer Natrium- und Wasserretention gerechnet werden. Dieser schwache Effekt besitzt vor allem eine Bedeutung bei Hypertonikern. COX-Hemmer können bei Dauergabe den Blutdruck ansteigen lassen. 23

? Welche Effekte lösen Prostaglandine am Uterus aus? Dürfen COX-Hemmer demnach am Ende einer Schwangerschaft ohne Bedenken gegeben werden?

WEITER ZU ▸36

24 **!** Korrekte Zuordnung von Arzneistoff und Arzneistoffgruppe

Bsp. Arzneistoff	Saure Entzündungshemmer	Steroidale Entzündungshemmer	Nichtsteroidale Entzündungshemmer
Ibuprofen	☒	☐	☒
Cortisol	☐	☒	☐
Dexamethason	☐	☒	☐
Naproxen	☒	☐	☒
Diclofenac	☒	☐	☒
Celecoxib	☐	☐	☒

Ihr Ergebnis sieht anders aus?

DANN GEHEN SIE NOCH EINMAL ZURÜCK ZU 18◄

Neben den COX-2-Hemmern gibt es noch weitere nichtsaure analgetisch und antipyretisch wirkende Arzneistoffe. Der genaue Wirkmechanismus ist unklar. Eine COX-Hemmung in der Peripherie spielt keine Rolle. Möglicherweise ist eine zentrale Hemmung der Prostaglandinsynthese wichtig. Zu den nichtsauren Analgetika und Antipyretika zählen Paracetamol und Metamizol mit den anderen Pyrazolon-Derivaten wie Propyphenazon. Paracetamol wird weltweit in großem Umfang eingesetzt. Es gilt als sehr gut verträglich, da es nicht in das Prostaglandin-System der Peripherie eingreift. Allerdings wirkt es nicht antiphlogistisch.

? Wie ist Paracetamol bei folgenden Patienten zu beurteilen: Asthmatiker, Personen mit MD-Ulzera, Hypertoniker?

WEITER ZU ►15

25 **!** Spezifische Migränemittel sind die Triptane (Sumatriptan, Naratriptan). Sie wirken als 5-HT-Agonisten und verengen zentrale Blutgefäße (und wirken dort antientzündlich).

Der Organismus ist selber in der Lage, Schmerzen zu unterdrücken und die Schmerzwahrnehmung zu beeinflussen. Das geschieht über das körpereigene Endorphin-System. In Gehirn und Rückenmark werden zu diesem Zweck Opioidrezeptoren exprimiert, die sich in entzündetem Gewebe auch in der Peripherie finden lassen. An diese Rezeptoren binden die endogenen Opioide: dazu zählen die Endorphine und Enkephaline.

? Langstreckenläufer berichten von angenehmen Gefühlen, wenn sie längere Zeit laufen. Wie lässt sich diese überraschende Reaktion des Organismus erklären?

WEITER ZU ►37

! IL-1, IL-6 und TNF-α zählen zu den Zytokinen, welche den Verlauf einer Entzündung steuern. Eine weitere Gemeinsamkeit ist ihr chemischer Bau. Sie alle gehören zu den Proteinen, genauer gesagt zu den Glykoproteinen. 26

Bei chronischen Entzündungen scheint sich das Geschehen – ähnlich wie bei autoimmunologischen Prozessen – zu verselbständigen. Insbesondere durch aktivierte Makrophagen und ihre Zytokine kann es zu einem Umbau von Gewebe mit einer Fibrose kommen, da einige Zytokine die Bildung von Kollagen bzw. Bindegewebe fördern. In der Folge muss man mit einer veränderten bzw. eingeschränkten Funktion, z. B. von Gelenken, rechnen.

? Wie kommt es zu einer Art Wucherung von Bindegewebe infolge einer chronischen Entzündung?

WEITER ZU ► 19

! Insbesondere an Thrombozyten und an Blutgefäßen bzw. dem Endothel. Während Prostazyklin die Thrombozytenaggregation hemmt und über das Gefäßendothel gefäßerweiternd wirkt, fördert Thromboxan die TAH und wirkt gefäßverengend. 27
Diese Erkenntnis spielt bei der Thrombozytenaggregation aus ►Kap. 4 zur Blutgerinnung eine große Rolle.

? Wofür sind Prostaglandine, insbesondere PGE_2 im MDT zuständig?

WEITER ZU ► 30

! A: Korrekt ist, dass Leitungsbahnen insbesondere durch Opioide gehemmt werden. Daneben spielen, in der Therapie chronischer Schmerzen, auch Antiepileptika eine Rolle. 28

Am häufigsten wird das Prinzip der Prostaglandinsynthese-Hemmung pharmakologisch umgesetzt. Man hemmt dazu das entsprechende Enzym: die Cyclooxigenase (COX). Man unterscheidet zwei Formen der Cyclooxigenase:

- COX-1 ist immer vorhanden. Die Hemmung von COX-1 führt zu einer allgemeinen Schmerz- und Entzündungshemmung. Es werden aber auch die anderen Funktionen beeinflusst, welche die Prostaglandine steuern (◘ Tab. 6/1).
- COX-2 wird vor allem im Rahmen von entzündlichen Prozessen in den betroffenen Geweben gebildet. Mit seiner Expression werden das Schmerzempfinden und die Entzündungsneigung nur dann gefördert, wenn tatsächlich ein Schadensfall eingetreten ist.

Ausnahmen: Niere, Uterus, Thrombozyten. Hier zählt die COX-2 zur enzymatischen Grundausstattung.

? Welche Aussage ist richtig, welche falsch?

Aussage	Richtig	Falsch
Mithilfe der Cyclooxigenase werden die Prostaglandine synthetisiert.	☐	☐
Je nach Art des Gewebes und entzündlichem Zustand findet man COX-1 oder COX-2.	☐	☐
COX-1 ist immer vorhanden, COX-2 nur im Schadensfall. (Mit Außnahmen)	☐	☐

WEITER ZU ►14

29 **!** Bei der Einnahme mehrerer Mittel ohne Beachtung der Zusammensetzung könnte Paracetamol überdosiert werden, insbesondere bei Kindern.

Das Pyrazolonderivat Metamizol (= Novaminsulfon-Natrium) besitzt sehr gute analgetische und antipyretische Eigenschaften. Darüber hinaus zeigt es einen spasmolytischen Effekt. Sein Einsatz wird jedoch kritisch gesehen, da Metamizol in seltenen Fällen eine Knochenmarksdepression mit Agranulozytose auslösen kann. Bei zu schneller intravenöser Injektion besteht die Gefahr eines Schocks. Deshalb wird es nur als Reservemedikament eingesetzt, z. B. bei Fieber, das nicht mit anderen Stoffen gesenkt werden kann. Bei Kolikschmerzen, wie einer Gallen- oder Nierenkolik, gilt es als gut wirksam

Zu den Pyrazolonen zählen auch das Phenazon und das Propyphenazon. Beide Stoffe kommen in Mitteln gegen Kopfschmerzen zum Einsatz. Ihr Nutzen-Risiko-Verhältnis ist jedoch schlecht dokumentiert.

? Was könnte der Grund sein, weshalb Metamizol vor Jahrzehnten der Verschreibungspflicht unterstellt wurde?

WEITER ZU ►45

30 **!** PGE_2 ist am Schutz vor Selbstverdauung beteiligt, indem es die Schleimproduktion fördert.

BEI BEDARF WERFEN SIE EINEN BLICK AUF TABELLE UNTER 1◄ (☐ TAB. 6/1).

? Welche Funktion besitzen Prostaglandine in den Nieren?

WEITER ZU ►11

31

! Ein reversibel an COX gebundenes Ibuprofen-Molekül schützt die bindende Tasche im COX-Enzym vor der Acetylierung durch ASS. Man sollte also zuerst ASS und erst mit etwas Abstand das Ibuprofen einnehmen.
Zugegeben, das war ganz schön verzwickt. Hier ist räumliches Vorstellungsvermögen gefragt ...

Einige Arzneistoffe wirken über andere Mechanismen analgetisch. Das Ketamin blockiert direkt den NMDA-Rezeptor, das Flupirtin hingegen hemmt diesen Rezeptor über einen Umweg. Lokalanästhetika blockieren Natriumkanäle in Neuronen und hemmen so die Weiterleitung des elektrischen Nervenreizes.

Sogenannte Co-Analgetika wirken nicht analgetisch, beeinflussen aber die Schmerzverarbeitung. Gut wirksam sind trizyklische Antidepressiva, wie z. B. Amitriptylin, Doxepin oder Trimipramin. Antikonvulsiva wie Carbamazepin stabilisieren Nervenzellen. Sie werden insbesondere bei chronischen neuropathischen Schmerzen verwendet, z. B. bei Post-Herpes-zoster-Neuralgien. Weitere Adjuvanzien in der Schmerztherapie sind Neuroleptika, Glucocorticoide oder Calcitonin und Bisohosphonate bei Knochenschmerzen.

WEITER ZU ▶43

32

! Die Kombination ist problematisch, da der Partialagonist Buprenorphin – sofern er nicht ausreichend wirkt – wegen seiner starken Bindung das Morphin nicht vollständig zur Wirkung kommen lässt.

Als Antagonisten am Opioidrezeptor wirken Naloxon und Naltrexon. Sie können die Wirkung von Opiaten aufheben bzw. bei Abhängigen Entzugserscheinungen auslösen. Naloxon steht in fixer Kombination mit Tilidin zur Verfügung.

WEITER ZU ▶44

33

! Glucocorticoide verringern den Eiweißaufbau und das Wachstum. Man spricht von einer antiproliferativen Wirkung.

Diese antiproliferative Wirkung ist bei manchen Haukrankheiten mit Hyperkeratose, wie z. B. Psoriasis, erwünscht. Als unerwünschte Wirkung kommt es zu Hautatrophie, Osteoporose und, auch infolge der immunsuppressiven Wirkung, zu Wundheilungsstörungen und einer Neigung zu Infekten. Auch psychische Veränderungen können durch Glucocorticoide hervorgerufen werden. Sie reichen von Verstimmung bis zu Euphorie oder Manie.

? Die körpereigene Cortisolproduktion wird über die Hypophyse im Weg einer negativen Rückkopplung gesteuert. Wie könnte sich der längerdauernde systemische Einsatz von Glucocorticoiden auf die körpereigene Synthese auswirken?

WEITER ZU ▶46

34 **!** Länger wirkende Analgetika/COX-Hemmer sind Naproxen oder Piroxicam.
Noch ein Blick auf die Tabelle unter 14◄ (Tab. 6/14) mit den HWZen gefällig?

? Mit welchen Nebenwirkungen muss demnach insbesondere bei längerdauernder, höher dosierter COX-1-Hemmung gerechnet werden?

WEITER ZU ►16

35 **!** Als Co-Analgetika dienen Antikonvulsiva (z. B. Carbamazepin), Antidepressiva (z. B. Amitriptylin) oder Neuroleptika.

? Welche spezifischen Migränemittel gibt es? Wie greifen sie in das Geschehen ein?

WEITER ZU ►25

36 **!** Am Uterus können wehenhemmende Effekte auftreten. (Und der Ductus arteriosus botalli wird verzögert geschlossen.) Also sind COX-Hemmer im letzten Drittel der Schwangerschaft kontraindiziert.
Möchten Sie sich noch einmal die Tabelle unter 1◄ (Tab. 6/1) mit den Wirkungen der Prostaglandine ansehen? Dann blättern Sie zurück zur ersten Seite dieses Kapitels.

Eine selektive COX-2-Hemmung sollte das Auftreten der genannten Nebenwirkungen deutlich verringern. COX-2 wird insbesondere in geschädigtem Gewebe gebildet. Eine selektive COX-2-Hemmung sollte eigentlich nur dann bzw. dort wirken, wo eine Veränderung zur Aktivierung der Schmerzrezeptoren führt.

Die „Coxibe“ sind selektive COX-2-Hemmer. Dazu zählen Arzneistoffe wie Celecoxib oder Etorecoxib. Sie beeinflussen die den MDT schützenden Prostaglandine nicht, weshalb bei einer längerfristigen Antiphlogistika-Therapie weniger Schleimhautgeschwüre oder MD-Blutungen auftreten. Allerdings scheinen sie die Heilung eines bestehenden Schleimhautdefekts zu verzögern. Als Konsequenz ist ihr Nebenwirkungspotenzial im Vergleich zu den nichtselektiven COX-Hemmern zwar verringert, aber eben nicht wie ursprünglich erhofft vollständig aufgehoben.

? Welches Problem könnte eine COX-Hemmung am Gefäßendothel auslösen, wenn die COX-2 dort immer vorhanden und aktiv ist?

WEITER ZU ►21

37 **!** Die Belastung (der Schmerz) scheint das endogene Opioid-System zu aktivieren: Schmerzen werden unterdrückt und es kommt eine euphorische Stimmung auf.

Schon sehr lange wird der eingetrocknete Milchsaft des Schlafmohns, das Opium, in der Medizin verwendet. Es enthält als Hauptalkaloid das Morphin. Daher stammt der eng gefasste Begriff Opiat. Dabei handelt es sich um Verwandte des Morphins, die natürlicherweise im Opium vorkommen oder durch eine geringfügige Abwandlung des Morphins entstanden sind. Als Opioide bezeichnet man alle Stoffe mit Morphin-ähnlicher Wirkung unabhängig von ihrer chemischen Struktur. Es gibt ungefähr 20 in Arzneimitteln verwendete Opioide.

? Die endogenen Endorphine bezeichnet man als körpereigene Opioide und nicht als Opiate. Warum?

WEITER ZU ►48

! Man gibt täglich 30 mg Cortisoläquivalent, z. B. morgens 20 mg und nachmittags 38
10 mg. Allerdings muss die Dosis bei Stress oder Belastungen wie Infektionen oder Operationen deutlich erhöht werden, z. B. um das Fünffache.

Corticoide sind bei kurzdauerndem Einsatz bis zu einer Woche praktisch nebenwirkungsfrei. Die bereits genannten Risiken treten bei längerer Anwendung auf. Deshalb gibt es einige Grundsätze, um die Risiken deutlich zu verringern:

- Anwendung so kurz wie möglich, Dosis so schnell wie möglich reduzieren.
- Lokale Anwendung geht vor systemischer: in Form von Salben/Cremes bei Hauterkrankungen, als inhalative Präparate bei Asthma und als Klistier bei chronisch-entzündlichen Darmerkrankungen.
- Lokal angewendete Arzneistoffe sollten möglichst wenig bioverfügbar sein: also wenig in die Haut penetrieren, langsam abgebaut werden und beim Leberdurchgang inaktiviert werden (hoher First-Pass-Effekt).

WEITER ZU ►53

! Therapeutisch genutzt werden die Analgesie und die Hemmung des Hustenzent- 39
rums. Daneben könnte man die Sedierung bzw. Hypnose nennen. Manchmal ist bei starken Schmerzen auch der anxiolytische und der euphorische Effekt sinnvoll. Eine Atemdepression, Blutdrucksenkung und Bradykardie sind immer unerwünscht. Euphorische Effekte führen eventuell zum Missbrauch.

Opioide werden bei Schmerzzuständen eingesetzt, die mit Nicht-Opioiden nicht beherrschbar sind. Man teilt die Opioide in stark und in schwächer analgetisch wirkende ein:

- Zu den starken Opioiden zählen neben Morphin das Buprenorphin, Fentanyl, Oxycodon, Hydromorphon und Pethidin. Methadon und Levomethadon kommen häufig im Rahmen einer Drogenersatztherapie zur Anwendung.
- Zu den schwächer analgetisch wirkenden Opioiden zählen Codein, Dihydrocodein, Tramadol und Tilidin.

WEITER ZU ►7

40

! Saure Arzneistoffe liegen in einer sauren Umgebung undissoziiert vor – sie sind dadurch lipophiler. Deshalb gelangen sie leichter in den Bereich der Entzündung bzw. sammeln sich dort an. Bei nichtsauren Arzneistoffen tritt dieser Effekt nicht auf, weshalb sie in entzündeten Bereichen keine höheren Konzentrationen erreichen. Als Konsequenz dosiert man die Coxibe höher.

Erst in der Mitte des 20. Jahrhunderts begann die moderne pharmakologische Therapie des entzündlichen Rheumas, und zwar mit dem Einsatz von Glucocorticoiden. Diese Arzneistoffe zählen aufgrund ihres chemischen Baus zu den Steroiden. Kurze Zeit später wurden potente Entzündungshemmer mit anderer Struktur entwickelt. Man bezeichnete diese Arzneistoffe als nichtsteroidale Antirheumatika (NSAR) oder als non-steroidale-antiphlogistic-drugs (NSAID).

? Ordnen sie die folgenden Arzneistoff-Beispiele der jeweiligen Gruppe zu

Bsp. Arzneistoff	Saure Entzündungshemmer	Steroidale Entzündungshemmer	Nichtsteroidale Entzündungshemmer
Ibuprofen	☐	☐	☐
Cortisol	☐	☐	☐
Dexamethason	☐	☐	☐
Naproxen	☐	☐	☐
Diclofenac	☐	☐	☐
Celecoxib	☐	☐	☐

WEITER ZU ► 24

41

! Desease-modifying antirheumatic drugs greifen in den chronischen Entzündungsprozess auf der Ebene der Zellen ein. Auch unter dem Begriff Basistherapeutika versteht man ein solches Eingreifen. In beiden Fällen geht es nicht um eine akute Linderung von Symptomen oder Schmerzen.

Die neuesten Ansätze zur langfristigen Entzündungshemmung stammen aus der gentechnikbasierten Antikörper- und Rezeptorforschung. Mit sogenannten Biologicals sollen Entzündungsbotenstoffe wie verschiedene Interleukine (z.B. IL-1, IL-6) oder der Tumornekrosefaktor (TNF-α) in ihrer Wirkung blockiert werden. Dies gelingt, indem man die Zytokine mithilfe von Antikörpern oder löslichen Rezeptorbruchstücken bindet oder die Zytokinrezeptoren auf den immunkompetenten Zellen blockiert.

? Eine Person hat ihre Gelenkschmerzen mit COX-Hemmern wie Ibuprofen selbst behandelt. Jetzt liegt eine Diagnose vor: Es handelt sich um eine entzündliche rheumatoide Arthritis. Welches therapeutische Vorgehen ist angezeigt?

WEITER ZU ► 54

! Korrekte Zuordnung der Opioide 42

Opioid	Starkes Opioid	Schwächeres Opioid
Codein	☐	☒
Morphin	☒	☐
Buprenorphin	☒	☐
Fentanyl	☒	☐
Tramadol	☐	☒

Möchten Sie zurückgehen?

UNTER 39 ◄ FINDEN SIE DIE INFORMATION ZUR EINTEILUNG.

Das Buprenorphin weist eine Besonderheit auf. Es gilt als Partialagonist am μ-Rezeptor. Trotz einer sehr hohen Affinität zum Rezeptor ist die maximal erreichbare analgetische Wirkung niedriger als die von Morphin. Buprenorphin wirkt deutlich länger als Morphin, es lässt sich durch ein stärker wirkendes Opioid jedoch nicht vom Rezeptor verdrängen.

? Weshalb sollte man Buprenorphin und Morphin nicht gemeinsam geben?

WEITER ZU ► 32

Eine Sonderform des Kopfschmerzes ist die Migräne. Man kann sie mit COX-Hemmern 43
oder Paracetamol behandeln. Auch die Kombination aus ASS, Paracetamol und Koffein wird, wie beim Spannungskopschmerz, als wirksam beurteilt. Die Triptane sind spezifische Migränemittel, die nicht bei anderen Schmerzformen wirken. Triptane wie Sumatriptan, Almotriptan, Naratriptan oder Zolmitriptan sind Serotoninagonisten, die am 5-HT_1-Rezeptor angreifen und zu einer zentralen Gefäßverengung führen.

? Nennen Sie drei Arzneistoff-Klassen aus der Neurologie und Psychiatrie, die als Co-Analgetika eingesetzt werden.

WEITER ZU ► 35

? Nennen Sie zwei Opiatantagonisten. 44

WEITER ZU ► 52

45 **!** Das Agranulozytoserisiko wurde so hoch beurteilt, dass ein breiter Einsatz im Rahmen der Selbstmedikation nicht mehr vertretbar erschien.
Wenn Sie die Aufgabe richtig haben, dann haben Sie gut aufgepasst. Bravo.

WENN SIE NACHLESEN WOLLEN, BLÄTTERN SIE ZURÜCK ZU 29◄

Die Acetylsalicylsäure ist quasi der Klassiker unter den COX-Hemmern. Sie zeigt jedoch ein besonderes Verhalten: Ein Teil der oral gegebenen ASS acetyliert bereits direkt nach der Resorption auf dem Weg zur Leber die COX der Thrombozyten; übrig bleibt die Salicylsäure. Die HWZ von ASS im Blut liegt im Bereich von Minuten. Mit ca. 100 mg lassen sich die COX-Enzyme der Blutplättchen vollständig und irreversibel hemmen. Die gebildete Salicylsäure erreicht den großen Blutkreislauf und inaktiviert dort die COX reversibel. Die Wirkdauer hängt also von der HWZ der Salicylsäure ab. Mit einem Zellkern versehene Zelltypen können innerhalb von Stunden die eventuell durch ASS inaktivierte COX nachproduzieren. Die zellkernlosen Thrombozyten können das nicht.

? Eine mögliche Interaktion von ASS als TAH mit anderen COX-Hemmstoffen, wie z. B. Ibuprofen, lässt sich wie folgt beschreiben: Ibuprofen, das vor ASS eingenommen wird, reduziert die Effizienz der TAH. Wie kann man das erklären?

WEITER ZU ►31

46 **!** Falls über mehrere Wochen regelmäßig Corticoide gegeben werden, muss infolge der negativen Rückkopplung mit einem Rückgang an ACTH und in der Folge mit einer Suppression der Nebennierenrinde bis hin zu einer Atrophie gerechnet werden. Wenn in solchen Fällen die Corticoidgabe abrupt eingestellt wird, ist ein gefährlicher Cortisolmangel die Folge. Daher muss eine Corticoidtherapie ausschleichend beendet werden.

Die körpereigene Cortisolproduktion unterliegt einem zirkadianen Rhythmus mit einer hohen Sekretion in den frühen Morgenstunden und einer darauf folgenden Abnahme. Abends reagieren die Rückkopplungszentren besonders sensibel auf die Cortisolkonzentration. Deshalb gibt man Corticoide oral am besten früh morgens. Auf diese Weise lässt sich das Problem der NNR-Suppression durch eine einmalige Gabe morgens verringern. Alternativ kann man auch nur jeden zweiten Tag die doppelte Dosis geben.

? Die NNR gibt täglich etwa 30 mg Cortisol ab. Wie würden Sie Cortisol bei einer NNR-Insuffizienz dosieren?

WEITER ZU ►38

47 Der Körper produziert neben den den Schmerz hemmenden Endorphinen auch Stoffe, welche eine Entzündung hemmen.

Das Cortisol wird in der Nebennierenrinde gebildet. Es wirkt entzündungshemmend und beeinflusst den Stoffwechsel sowie das Immunsystem. Die gesamte Stoffklasse bezeichnet man als Glucocorticoide. Der Name ist über die Wirkung auf den Glukosestoffwechsel und den Bildungsort der Nebennierenrinde zu erklären. Man könnte Cortisol auch als Stresshormon bezeichnen, da es den Organismus auf problematische Situationen vorbereitet. Alle Glucocorticoide entfalten ihre Wirkung, indem sie, nach Bindung an einen intrazellulären Rezeptor, die Bildung einer Reihe von Proteinen auf der DNA- bzw. Gen-Ebene steuern. Beispielsweise wird die Synthese von Zytokinen oder der Phospholipase A_2 gehemmt.

? Welche Funktion hat die Phospholipase in diesem Zusammenhang?

WEITER ZU ► 2

! Die endogenen Endorphine sind chemisch mit dem Morphin nicht verwandt. 48
Also sind sie keine Opiate.

Die körpereigenen Opioide sind Peptide unterschiedlicher Länge. Die Endorphine, die Enkephaline und auch das Morphin binden an drei Opioidrezeptortypen, welche die Wirkung dieser Stoffe vermitteln. Es handelt sich um μ-, κ- und δ-Rezeptoren (mü, kappa und delta). Am wichtigsten sind die μ-Rezeptoren und ihre (erwünschten) Effekte.

Als zentrale Effekte sind zu nennen: Analgesie, Atemdepression, Euphorie, Sedierung, Hypnose, Anxiolyse, Hemmung des Hustenzentrums, Blutdrucksenkung und Bradykardie.

? Was denken Sie: Welche zentralen Effekte der Opioide sind therapeutisch nutzbar?

WEITER ZU ► 39

! Die Glucocorticoide haben die Aufgabe, dem Organismus vermehrt Glukose 49
bereitzustellen. Insbesondere bei Insulinmangel kann es zu einer Hyperglykämie bzw. Diabetes mellitus kommen.

? Welche Auswirkungen hat das Cortisol auf den Eiweißstoffwechsel?

WEITER ZU ► 20

! Prostaglandine steigern die Empfindlichkeit der Schmerzrezeptoren. 50
Prostaglandine lösen entzündliche Prozesse aus und fördern sie. (Im ZNS sorgen sie für die „Ganzkörperentzündung" Fieber.)

Wegen ihrer großen Bedeutung müssen wir die Synthese der Prostaglandine genauer betrachten. Im ersten Schritt setzt die Phospholipase A_2 aus der Zellmembran die vierfach ungesättigte C20-Fettsäure Arachidonsäure frei. Im zweiten Schritt synthetisieren die Enzyme Cyclooxigenase 1 oder 2 (COX-1, COX-2) aus der Arachidonsäure verschiedene Prostaglandine, Prostacyclin und Thromboxan A_2. Daneben lassen Lipoxygenasen aus der Arachidonsäure verschiedene Leukotriene entstehen.

?

Ergänzen Sie:
Die COX synthetisiert die ____ und die Lipoxygenase die ____ .

WEITER ZU ►6

51 !

B: Nein, die Schmerzbewertung im ZNS wird nicht durch Prostaglandine gesteuert. Versuchen Sie es nochmal bei 11◄

52 !

Opiatantagonisten sind Naltrexon und Naloxon.

?

Die Kombination aus Tilidin und Naloxon gilt nicht als BtM (zumindest in retardierter Form). Weshalb?

WEITER ZU ►17

53 Entzündungen lassen sich pharmakologisch-therapeutisch seit Jahrzehnten durch NSAID bzw. COX-Hemmer und Corticosteroide/Glucocorticoide hemmen. Es gibt aber auch neuere Therapieansätze, die ursprünglich für die Behandlung der chronischen Arthritis entwickelt wurden. Einige Arzneistoffe beeinflussen den zugrunde liegenden entzündlichen Krankheitsprozess. Man bezeichnet diese inhomogene Gruppe als Basistherapeutika oder „desease-modifying antirheumatic drugs" (DMARDs), weil sie insbesondere bei entzündlichem Rheuma zum Einsatz kommen. Ihre Wirkung setzt langsam nach mehreren Wochen ein. Zu den DMARDs zählen Methotrexat (Mtx), Leflunomid, Azathioprin Cyclophosphamid und Chloroquin. Sie hemmen z. B. die Teilung der Lymphozyten. Lymphozyten mitsamt ihrer Zytokine sind ein wichtiger Mosaikstein im Rahmen von entzündlichen Prozessen. Basistherapeutika kommen bei rheumatoider Arthritis und auch bei chronisch-entzündlichen Darmerkrankungen oder Psoriasis zum Einsatz.

?

Erklären Sie die Begriffe DMARD und Basistherapeutikum.

WEITER ZU ►41

54 !

Die Behandlung des akuten Schmerzes mit COX- oder COX-2-Hemmern bei Bedarf ist möglich. Zunächst werden mithilfe oraler Glucocorticoide die Entzündung und der Schmerz behandelt. Ein frühzeitiger Einsatz von DMARDs wie Methotrexat (eventuell auch Leflunomid, Sulfosalazin, Chloroquin oder Ciclosporin) wird empfohlen. Bei Nichtansprechen kommen Biologicals zum Einsatz, die sich gegen TNF-α oder IL-6 richten.

Tab. 6/54 Therapie von entzündlichen Erkrankungen

Erkrankung	Behandlung
Rheumatoide Arthritis	NSAID, Corticosteroide, Basistherapeutika, Biologicals
Asthma	Corticosteroide (meist inhalativ, evtl. systemisch), Antileukotriene, Antikörper gegen IgE
Chronisch-entzündliche Darmerkrankungen	Salicylsäurederivate als NSAIDs, Corticosteroide, Biologicals
Hauterkrankungen	Corticosteroide, andere Ansätze

Kopfschmerzen? Bauchschmerzen? Das Ende des Kapitels ist erreicht. Und die Schmerzen hätten ihre Warnfunktion verloren.

7 Atemwege

- Bronchodilatatoren bei Asthma
- Entzündungshemmung bei Asthma ab ► 17
- COPD und ihre Therapie ab ► 3
- Expektoranzien und Antitussiva ab ► 7

Die Behinderung der Atmung bei Asthma ist die Folge eines anfallsweise auftretenden 1
erhöhten Atemwegswiderstands. Diese Verengung der Atemwege tritt auf aufgrund

- einer Bronchokonstriktion infolge der Aktivierung der glatten Muskulatur der Atemwege, insbesondere zu Beginn eines Anfalls,
- einer entzündlichen Schwellung und gegebenenfalls einer Verlegung der Atemwege durch Schleim.

Bei chronischem Asthma dauert die Entzündung und die bronchiale Hyperreaktivität an, während die Behinderung der Atmung nach einem Anfall wieder zurückgeht.

? Aus dieser Feststellung lassen sich die zwei entscheidenden Behandlungsprinzipien bei Asthma ableiten. Welche könnten das sein?

WEITER ZU ► 10

! In einem solchen Fall ist die Atmung über längere Zeit deutlich behindert. Es 2
kann nicht die nötige Atemstromstärke erzeugt werden, die für eine inhalative Anwendung nötig ist. Die Arzneistoffe gelangen nicht bis tief in die Lunge bzw. in die Bronchien.

? Bei einem nur teilweise kontrollierten Asthma mit mehr als zwei Anfällen pro Woche werden zwei Arzneistoffgruppen zur inhalativen Anwendung verordnet. Welche?

WEITER ZU ► 6

! Bei Asthma zählen die wichtigsten Reliever zur Arzneistoffgruppe der (schnell 3
wirkenden) Beta-Agonisten/Sympathomimetika.
Bei Asthma zählen die wichtigsten Controller zur Arzneistoffgruppe der (inhalativen Cortico-)Steroide.

1 2 3 4 5 6 7 8 9 10

Glucocorticoide sind die stärksten verfügbaren antientzündlichen Arzneistoffe. Sie greifen in die Transkription zahlreicher (geschätzte 50–100) Proteine im Rahmen von entzündlichen Prozessen ein. Deshalb dauert es bis zum Wirkeintritt mehrere Stunden. (Außer bei hochdosierter parenteraler Gabe. Hier spielen andere, schnell einsetzende Mechanismen eine Rolle.)

Zu den inhalativ angewendeten Glucocorticoiden mit geringer systemischer Verfügbarkeit gehören Beclomethason, Budesonid, Ciclesonid, Fluticason und Mometason. Im Prinzip wirken diese Stoffe alle gleich. Für jeden Arzneistoff gibt es eine geringe, eine mittlere und eine hohe Dosis.

> **?** Weshalb bringt die parenterale Anwendung eines Glucocorticoids bei schwerem Asthma nur wenig Vorteile im Vergleich zur oralen (abgesehen vom Notfall)?
>
> WEITER ZU ►11

4

> **!** Bronchodilatatoren der 1. Wahl bei Asthma sind die Beta-Agonisten.
> Bei COPD kommen häufiger die Parasympatholytika/Anticholinergika/Muskarin-Rezeptorantagonisten als Bronchodilatatoren zum Einsatz.
> Das war zwar einfach, aber wichtig.

Als Muskarin-Rezeptorantagonisten mit bronchodilatatorischen Eigenschaften, die wie die Beta-Agonisten per Inhalation angewendet werden, nennen wir Ipratropium, Tiotropium und Aclidinium. (Diese Arzneistoffe besitzen ein geladenes N-Atom. Sie sind quartäre Ammoniumverbindungen und deshalb Salze, und zwar Bromide: also Ipratropiumbromid oder Tiotropiumbromid. Aber ohne -bromid ist es eben kürzer.)

- Ipratropium wirkt mit 4–6 Stunden kurz und eher schwach. Es wird deshalb häufig kombiniert mit einem Beta-2-Agonisten gegeben.
- Tiotropium und Aclidinium wirken deutlich länger, weshalb eine einmal tägliche Gabe ausreicht.

> **?** Mit welchem Arzneistoff würden Sie Ipratropium in einem Dosieraerosol kombinieren? Mit Fenoterol oder mit Formoterol?
>
> WEITER ZU ►17

5

! Korrekte Zuordnung

Arzneistoff	Kurz wirkend	Lang wirkend
Formoterol	☐	☒
Salbutamol	☒	☐
Salmeterol	☐	☒
Fenoterol	☒	☐

Wer kann sich das schon merken?

HABEN SIE ES GESCHAFFT – ODER SPICKEN SIE NOCHMAL UNTER 23◄

Neben der Bronchospasmolyse fördern die Beta-2-Sympathomimetika die Funktion des Flimmerepithels und wirken leicht antientzündlich, indem sie die Mediatorfreisetzung aus Mastzellen hemmen.Deshalb setzt man LABAs zur Langzeitbehandlung und Kontrolle des Asthmas und zur Prophylaxe von nächtlichen Asthmaanfällen ein. Dies geschieht bei Asthma nur in Kombination mit inhalativen Steroiden. Auch bei COPD kommen LABAs bzw. der ULABA Indacaterol zur Anwendung.

? Ordnen Sie die Beta-Agonisten zu

Arzneistoff	SABA	RABA	LABA	ULABA
Salmeterol	☐	☐	☐	☐
Fenoterol	☐	☐	☐	☐
Terbutalin	☐	☐	☐	☐
Indacaterol	☐	☐	☐	☐
Formoterol	☐	☐	☐	☐
Salbutamol	☐	☐	☐	☐

WEITER ZU ►20

6

! Für den akuten Bedarf erhält der Asthmatiker immer einen Reliever bzw. Bronchodilatator. Das ist meist ein Beta-Agonist. Im genannten Fall versucht man, das Asthma mithilfe eines ICS (inhalativen Corticosteroids) zu kontrollieren, zunächst in niedriger Dosis.

? Was könnte man tun, wenn diese Medikation noch nicht zur Kontrolle führt?

WEITER ZU ►15

7 Der Einsatz von Expektoranzien bei COPD könnte zwar hilfreich sein, ist aber umstritten. Vor allem im Rahmen von banalen Erkältungskrankheiten greift die Mehrzahl der Bevölkerung zu den schleimlösenden und auswurffördernden Arzneimitteln.

Bei Erkältungskrankheiten wendet man gerne auch Antitussiva an. Sie dämpfen den Hustenreiz über einen Angriff peripherer und zentraler Hustenrezeptoren. Die Opioide hemmen sowohl das Atem- als auch das Hustenzentrum sowie periphere Hustenrezeptoren. Schwache Vertreter wie Codein und Dihydrocodein binden zwar nur schwach an μ-Opioidrezeptoren, wirken aber trotzdem antitussiv. Das Dextromethorphan ist ein synthetisches Opioid, das nicht an μ-Opioidrezeptoren bindet. Sein genauer antitussiver Wirkmechanismus ist ebenso unklar wie der des Pentoxyverins. Als weiteres Antitussivum ist das Noscapin zu nennen, das zwar natürlich im Opium vorkommt, aber ein Papaverin- und kein Morphinderivat ist.

? Sind Antitussiva für COPD-Patienten geeignet? Begründen Sie.

WEITER ZU ► 16

8 Nur schnell wirkende Arzneistoffe sind für den akuten Bedarf geeignet. Es gilt: Alle SABAs sind auch RABAs, diese sind rapid acting, also schnell wirkend innerhalb von 1–2 Minuten.

Vorsicht: Der LABA Salmeterol wirkt langsam nach 10–20 Minuten, der LABA Formoterol wirkt bereits nach 1–2 Minuten, er gehört also zu den RABAs.

? Kreuzen Sie an

Arzneistoff	Kurz wirkend	Lang wirkend
Formoterol	☐	☐
Salbutamol	☐	☐
Salmeterol	☐	☐
Fenoterol	☐	☐

WEITER ZU ► 5

9 **!** Durch die Blockade der Cyclooxigenase (COX) wird der Syntheseweg hin zu den Prostaglandinen gehemmt. Im Gegenzug steht mehr Substrat für die Bildung von Leukotrienen aus Arachidonsäure zur Verfügung – und die Leukotriene können Asthmaanfälle auslösen.

Ebenfalls bronchospasmolytisch wirkt das Methylxanthin Theophyllin. Darüber hinaus führt es zu einer Verbesserung der mukoziliären Clearance und einer Mastzellstabilisierung. Theophyllin zeigt eine individuell unterschiedliche Bioverfügbarkeit und besitzt eine enge therapeutische Breite. Bereits bei geringfügig höherer Dosierung treten unerwünschte Wirkungen auf, die denen einer Überdosis Koffein ähneln, aber intensiver auftreten: Unruhe, Tremor, Tachykardie und Schlafstörungen (Koffein ist ebenfalls ein

Methylxanthin). Aus diesem Grund kommt Theophyllin meist nur noch als Ergänzungsmittel zum Zug, und zwar in retardierter Form.

?

Nennen Sie die bisher besprochen Arzneistoffgruppen, die als Controller bei Asthma dienen.

WEITER ZU ▶ 14

! 10

- Erweiterung der Atemwege, also Senkung des Atemwegswiderstands, insbesondere im akuten Anfall.
- Antientzündliche Maßnahmen, die sich über die Verminderung der Schwellung und der Schleimproduktion ebenfalls günstig auf den Atemwegswiderstand auswirken, insbesondere auf längere Sicht.

Gut. Diese beiden therapeutischen Ansatzpunkte sollten Sie immer im Kopf haben.

Das wichtigste Behandlungsziel ist die Kontrolle des Krankheitsverlaufs. Eine Heilung durch Medikamente gelingt (leider) nicht. Allerdings kann ein Asthma auch wieder verschwinden. Daneben muss auch der akute Anfall behandelt werden.
Die Bronchokonstriktion lässt sich mit folgenden Arzneistoffgruppen beeinflussen:

- Beta-2-Agonisten, also Sympathomimetika,
- Muskarin-Rezeptorantagonisten, also Parasympatholytika.

Beide Arzneistoffgruppen kommen bevorzugt in inhalativen Darreichungsformen zur Anwendung, also als Dosieraerosole oder Pulverinhalatoren.

?

Welche Funktion hat der Sympathikus, welche der Parasympathikus, bezüglich der Atemwege?

WEITER ZU ▶ 23

! 11

Auch bei der parenteralen Anwendung von Glucocorticoiden dauert es mehrere Stunden bis zum Wirkeintritt (außer man setzt sehr hohe Dosen ein). Allerdings spart man sich immerhin noch rund 30 Minuten, die eine normale Tablette braucht, um systemisch zur Wirkung zu kommen.

Das am häufigsten systemisch angewandte Glucocorticoid ist das Prednisolon. Daneben kommen Prednison oder länger wirkende fluorierte Glucocorticoide wie Dexamthason zur Anwendung. Aufgrund des Nebenwirkungspotenzials stellt man die Indikation kritisch.

?

Warum genügt im Fall eines Status asthmatikus (ein länger dauernder Asthmaanfall) oft die inhalative Anwendung eines Asthmamittels nicht?

WEITER ZU ▶ 2

12 **!**

- Inhalativ: Gabe eines Cholinergikums, kurz oder lang wirkend; Gabe eines lang wirkenden Beta-Agonisten (LABA oder Indacaterol = ULABA); eventuell ICS
- systemisch: Glucocorticoide, Theophyllin

Bei Exazerbationen, also deutlichen Verschlechterungen im Krankheitsverlauf einer COPD, werden bei eitrigem Sputum Antibiotika eingesetzt.

Expektoranzien sollen den Auswurf von Schleim verbessern. Dazu zählen Sekretolytika, die das Sekret verflüssigen, z. B. Ambroxol, ätherische Öle (Eukalyptus) und Saponine (Primel). Mukolytika wie Acetylcystein verringern die Viskosität des Schleims. Sekretomotorika fördern den Transport des Bronchialsekrets, indem sie die Zilientätigkeit anregen. Zu den Sekretomotorika zählen ätherische Öle, Beta-2-Agonisten und Theophyllin.

WEITER ZU ▸ 7

13 Der Vorläufer einer COPD (chronic obstructive pulmonary desease) ist eine chronische Bronchitis, die durch Zigarettenrauchen, chronisches Einatmen von Schadstoffen oder chronische Infektionen ausgelöst wird. Es kommt zu einer übermäßigen Schleimproduktion, einer sogenannten bronchialen Hypersekretion, die anfangs im Vordergrund steht. Später, als Folge der Freisetzung von Proteasen im Rahmen des Entzündungsprozesses, sind irreversible strukturelle Veränderungen in der Lunge und eine Bronchiolitis mit irreversibler Einengung bzw. Obstruktion der Atemwege kennzeichnend. Außerdem ist die COPD durch eine dauerhafte Störung des Gasaustauschs mit chronisch progredientem Verlauf gekennzeichnet.

? Lesen Sie den letzten Satz und überlegen Sie, was der Unterschied zu Asthma ist.

WEITER ZU ▸ 19

14 **!** Controller sind: ICS, LABAs, Leukotrienantagonisten und Theophyllin.

Noch nicht besprochen wurden die Mastzellstabilisatoren bzw. Degranulationshemmer. Sie verringern die Freisetzung von Histamin aus Mastzellen im Rahmen einer allergischen Reaktion. Die Cromoglicinsäure bzw. ihr Anion Cromoglicinat ist der entsprechende Arzneistoff. Bis zu seiner vollen Wirksamkeit vergehen 2–6 Wochen. Insgesamt ist das Cromoglicin bei Asthma nur schwach wirksam. Es wird nicht resorbiert und kommt deshalb als Dosieraerosol oder bei Allergien in Form von Nasen- oder Augentropfen zur Anwendung.

Der Antikörper Omalizumab richtet sich gegen IgE. Omalizumab kommt bei Asthmaformen zum Einsatz, die sich ansonsten kaum kontrollieren lassen. Es muss injiziert werden. Seine antiallergische Wirkung tritt erst nach einigen Wochen ein.

Tab. 7/14 Asthmamittel

Bronchodilatatoren	Entzündungshemmer
▪ Betasympathomimetika (RABA, SABA, LABA), ▪ Parasympatholytika/Anticholinergika, ▪ Antileukotriene (Montelukast), ▪ Theophyllin	▪ Steroide: inhalativ (ICS) und systemisch, ▪ Antileukotriene (Montelukast), ▪ Mastzellstabilisatoren (Cromoglicinat), ▪ Antikörper gegen IgE (Omalizumab)

?

Ergänzen Sie:
Ein Patient erhält als Akutmedikament einen RABA, als Asthmapatient in Therapiestufe 2 kommt ein ICS dazu. Welche Möglichkeiten einer Therapieintensivierung bestehen?

Therapieintensivierung durch	Arzneistoff(gruppe)
Erhöhung der Dosis von	
Inhalative Gabe von	
Systemische Gabe von	
Parenterale Gabe von	

WEITER ZU ► 18

!

Man könnte die Dosis des ICS erhöhen. Oder man nimmt einen weiteren Arzneistoff hinzu, z. B. einen LABA. Oder einen der folgenden Arzneistoffe. 15

Leukotriene sind bei Asthma und Allergien wichtige Mediatoren und tragen zur Bronchokonstriktion und zur Entzündung bei.

Mit dem Arzneistoff Montelukast steht ein Leukotrien-Rezeptorantagonist zur Verfügung, der oral angewendet wird. Er vermindert die bronchokonstriktorische Sofortreaktion und die entzündliche Spätreaktion und wirkt bronchodilatatorisch und antiphlogistisch.Montelukast ist weniger wirksam als ICS. Es wird als Kombinationspartner verordnet. Bei Kindern kann man in leichten Fällen die ICS durch Montelukast ersetzen.

?

COX-Hemmer, wie z. B. ASS oder Ibuprofen, sind bei Asthma kontraindiziert. Warum?

WEITER ZU ► 9

!

Nein. Antitussiva könnten dazu führen, dass der Schleim nicht mehr abgehustet werden kann. 16

Aus dem gleichen Grund sollten übrigens Expektoranzien und Antitussiva nicht gleichzeitig angewendet werden.

? Ordnen Sie zu

Arzneistoff	Expektorans	Antitussivum	Opioid
Acetylcystein	☐	☐	☐
Noscapin	☐	☐	☐
Codein	☐	☐	☐
Pentoxyverin	☐	☐	☐
Ambroxol	☐	☐	☐

WEITER ZU ► 26

17

! Ipratropium passt zu Fenoterol (ein SABA). Beide Arzneistoffe zeigen eine ähnlich kurze Wirkdauer. Diese Kombination kommt übrigens häufig in Fertigarzneimitteln zum Einsatz.

Bronchospasmolytika als alleinige Medikation kommen nur bei sporadischen Asthmaanfällen in Betracht (weniger als zweimal pro Woche; man spricht von kontrolliertem Asthma). Immer dann, wenn Asthmaanfälle häufiger auftreten, muss unbedingt der zugrunde liegende entzündliche Prozess therapiert werden. Mithilfe von Controllern kontrolliert man den Krankheitsverlauf, mit Relievern behandelt man den akuten Bedarf.

Die mit Abstand wichtigsten antientzündlichen Arzneistoffe zur Behandlung der bronchialen Hyperreaktivität sind die Glucocorticoide. Üblicherweise genügt eine inhalative Gabe, auf diese Weise führt man keine systemisch wirksamen Glucocorticoid-Mengen zu. Einerseits ist die resorbierte Menge gering, andererseits wählt man Arzneistoffe, die nach einer Resorption schnell von der Leber inaktiviert werden.

Mit inhalativen Steroiden (inhalative corticosteroids, ICS) ist eine risikoarme Dauertherapie möglich und bei häufiger auftretenden Asthmaanfällen notwendig.

? Ergänzen Sie:
Bei Asthma zählen die wichtigsten Reliever zur Arzneistoffgruppe der ____.
Bei Asthma zählen die wichtigsten Controller zur Arzneistoffgruppe der ____.

WEITER ZU ► 3

Tab. 7/17 Abkürzungen der Parasympatholytika entsprechend ihrer Pharmakokinetik

	SAAC short acting anticholinergic agent	LAAC long acting anticholinergic agent	
Arzneistoff	Ipratropium	Aclidinium	Tiotropium
Wirkungseintritt	3–5 min	30 min	30 min
Wirkdauer	4–6 h	12 h	24 h und länger

! Folgende Möglichkeiten einer Therapieintensivierung bestehen 18

Therapieintensivierung durch	Arzneistoff(gruppe)
Erhöhung der Dosis von	ICS
Inhalative Gabe von	LABA
Systemische Gabe von	Leukotrienantagonist, Theopyhllin, Glucocorticoide
Parenterale Gabe von	Anti-IgE-Antikörper; im Akutfall auch Beta-Agonisten, Theophyllin, Glucocorticoide

? Falls Sie das Kapitel über das VNS (▸Kap. 1) schon bearbeitet haben, sollten Sie folgende Frage beantworten können:
Warum sind Betablocker bei Asthma kontraindiziert?

WEITER ZU ▸21

! Die Behinderung der Atmung ist bei Asthma anfallsartig und zumindest zum großen Teil reversibel. Asthma verläuft im Gegensatz zur COPD nicht unbedingt progredient, d. h. fortschreitend, es kann sich sogar wieder verlieren. 19

Die Beseitigung der auslösenden Noxe ist der erste Schritt der Therapie. Anschließend versucht man, die Symptome und den Verlauf günstig zu beeinflussen.

Die medikamentöse Therapie führt man anhand eines Stufenplans durch.

? Wenn Sie sich den Stufenplan bei COPD ansehen, sollte Ihnen bereits bei den Stufen 1 und 2 eine Gemeinsamkeit und ein Unterschied zur Asthmatherapie auffallen. Welcher ist das?

WEITER ZU ▸22

Tab. 7/19 Stufenplan COPD

Stufe	Eingesetzt werden
1. Stufe	Akute, schnell wirkende Bronchodilatatoren: SAAC oder RABA
2. Stufe	Langwirkende Bronchodilatatoren: LAAC oder LABA
3. Stufe	+ ICS (bei häufigen Exazerbationen: nur in diesem Fall ist der Nutzen von Glucocorticoiden belegt) oder andere Begleitmedikamente
4. Stufe	+ Sauerstoff

20 **!** Korrekte Zuordnung nach Wirkdauer bzw. -eintritt

Arzneistoff	SABA	RABA	LABA	ULABA
Salmeterol	☐	☐	☒	☐
Fenoterol	☒	☒	☐	☐
Terbutalin	☒	☒	☐	☐
Indacaterol	☐	☐	☐	☒
Formoterol	☐	☒	☒	☐
Salbutamol	☒	☒	☐	☐

So, jetzt ist es damit genug. Oder nicht?

DANN ZURÜCK ZU 23◄

Einige Beta-Agonisten kann man aufgrund der ausreichenden Resorption oral geben. Dazu zählen Bambuterol und Clenbuterol. Der SABA Reproterol steht sowohl in inhalativer als auch in injizierbarer Form zur Verfügung. Hinsichtlich der Nebenwirkungen ist die inhalative Anwendung sicherer, jedoch ist sie in manchen Fällen nicht ausreichend.

Als Folge ihrer Einwirkung auf das VNS sind als Nebenwirkungen der Beta-Agonisten Tremor, Tachykardie (Stimulation kardialer Beta-Rezeptoren) und Blutdruckabfall (Stimulation von Beta-2-Rezeptoren an den Blutgefäßen mit Erweiterung) oder Hyperglykämie (Stimulation von Beta-2-Rezeptoren mit gesteigertem Glykogenabbau in Skelettmuskulatur und Leber) beschrieben.

Hohe Dosen von Clenbuterol fördern die Muskelbildung. Es zählt zu den illegalen Doping- und Tieraufzuchtmitteln, z. B. in der Kälbermast.

WEITER ZU ►24

21 **!** Bei blockierten Betarezeptoren können weder Adrenalin, Noradrenalin noch synthetische Sympathomimetika angreifen. Eigentlich sollten Beta-1-selektive Arzneistoffe nicht in der Lunge binden, da sich in den Atemwegen Beta-2-Rezeptoren finden. Allerdings ist die Selektivität nicht 100 %ig, insbesondere bei höheren Dosen.

Weitere Arzneistoffgruppen mit der Gegenanzeige Asthma sind Parasympathomimetika wie z. B. Acetylcholinesterase-Hemmer gegen Alzheimer sowie atemdepressive Arzneistoffe wie Opioide.

WEITER ZU COPD AB ►13

22 **!** Bei beiden Krankheitsformen sind Bronchodilatatoren die Basis der medikamentösen Therapie. Im Unterschied zu Asthma sind bei COPD die Parasympathomimetika/Anticholinergika neben Beta-Agonisten gleichberechtigt. Das betrifft sowohl die kurz- als auch die langwirkenden Arzneistoffe.

?

Welcher Unterschied zum Asthma fällt noch auf, wenn Sie sich die 2. und 3. Stufe ansehen? Gehen Sie nochmal zurück zur Tabelle unter 19◂ (Tab. 7/19), überlegen Sie und dann:

WEITER ZU ▸25

23

!

Der Sympathikus soll den Organismus schnell leistungsfähig machen („Kampf oder Flucht"). Er muss die Atemwege erweitern. Der Parasympathikus soll den Aufbau der Reserven unterstützen. Weite Atemwege sind überflüssig, zum Schutz stellt sie der Parasympathikus eng.
Sie sehen: Kenntnisse zum VNS sind immer wieder gefragt.

Die Beta-2-Agonisten teilt man in zwei Gruppen ein: die kurz (und schnell) und die lang wirkenden.

- Kurz, d. h. ca. 4–6 Stunden wirken: Fenoterol, Salbutamol und Terbutalin. Diese Arzneistoffe werden meist nur bei Bedarf angewendet. Man könnte sagen: Jeder Asthmatiker hat als Notfallmedikamente schnell und kurz wirkende Beta-2-Agonisten zur Inhalation dabei. Diese Arzneimittel sind typische „Reliever", die eine schnelle Erleichterung bringen. Die nur 4–6 Stunden wirkenden Arzneistoffe werden als SABA bezeichnet (short acting beta agonists).
- Rund 12 Stunden beträgt die Wirkdauer der lang wirkenden Beta-2-Agonisten Formoterol und Salmeterol; ultralang (24 Stunden) wirkt Indacaterol, das bisher nur eine Zulassung für COPD besitzt. Die lange Wirkdauer von lokal angewendeten Arzneistoffen ergibt sich daraus, dass sie aufgrund ihrer lipophilen Eigenschaften länger in der Membran bzw. in der Nähe des Rezeptors verbleiben. Die 12 Stunden wirkenden Arzneistoffe bezeichnet man als LABA (long acting beta agonists) bzw. ULABA (für ultralong; bisher nur Indacaterol).

WEITER ZU ▸8

24

Grundsätzlich müssten die Parasympatholytika/Anticholinergika zu einem vergleichbaren Ergebnis führen wie die Betasympathomimetika. Diese Stoffe besetzen muskarinische M_3-Rezeptoren der Lunge und blockieren den verengenden Einfluss des Vagusnervs. Allerdings zeigt die klinische Erfahrung, dass beide Arzneistoffgruppen nicht austauschbar sind. Die Muskarin-Rezeptorantagonisten sind bei Asthma schwächer wirksam.

Als Mittel der 1. Wahl bei Asthma gelten die bereits besprochenen Beta-2-Sympathomimetika (SABA, RABA, LABA). Die Parasympatholytika sind bei Asthma Reservemittel. Allerdings wirken die Muskarin-Rezeptorantagonisten bei COPD mindestens ebenso gut bronchodilatatorisch. Sie werden bei COPD sowohl bei Bedarf als auch in der Dauertherapie gegeben.

?

Ergänzen Sie:
Bronchodilatatoren der 1. Wahl bei Asthma sind ____ .
Bei COPD kommen häufiger die ____ als Bronchodilatatoren zum Einsatz.

WEITER ZU ►4

25 !

Die ICS besitzen einen deutlich geringeren Stellenwert. ICS sind bei COPD nicht die Basis jeder Dauertherapie.

Ein erheblicher Teil der COPD-Patienten spricht gar nicht auf ICS an. Im Gegenzug steigt der Stellenwert für die Dauertherapie von LAAC, LABA oder ULABA (nur Indacaterol). Als Mittel 3. Wahl kommt Theophyllin in Betracht.

Das Roflumilast ist ein PDE4-Hemmer. Es wirkt antiphlogistisch und kommt nur bei schwerer COPD als Zusatztherapie zur Anwendung.

?

Ein COPD-Patient erhält als Akutmedikament einen RABA. Welche Möglichkeiten einer Therapieintensivierung bestehen

- inhalativ?
- systemisch?

WEITER ZU ►12

26 !

Korrekte Zuordnung

Arzneistoff	Expektorans	Antitussivum	Opioid
Acetylcystein	☒	☐	☐
Noscapin	☐	☒	☐
Codein	☐	☒	☒
Pentoxyverin	☐	☒	☐
Ambroxol	☒	☐	☐

Gut durchatmen, das Kapitel ist geschafft.

8 Neurologische und psychiatrische Erkrankungen

Neurologie

- Antikonvulsiva/Antiepileptika
- Parkinsonmittel ab ▸ 62
- Demenz, Multiple Sklerose ab ▸ 30

Psychiatrie

- Anregende, sedierende und hypnotisch wirkende Pharmaka ab ▸ 34
- Antipsychotika ab ▸ 50
- Antidepressiva ab ▸ 54

Bei einem epileptischen Anfall feuern Neuronen hochfrequent und synchronisiert, es kommt zu einer überschießenden Erregungsentstehung und –ausbreitung. Das augenfälligste Symptom sind Muskelzuckungen und -krämpfe. Antiepileptisch oder antikonvulsiv wirkende Arzneistoffe sollen die Schwelle für weitere Anfälle erhöhen und die Ausbreitung der Erregung dämpfen. Folgende Systeme werden pharmakologisch in der antikonvulsiven Therapie beeinflusst: 1

- GABA,
- Glutamat und der NMDA- bzw. AMPA-Rezeptor,
- Ionenkanäle.

WEITER ZU ▸ 20

! GABA wirkt dämpfend. Und die Benzodiazepine verstärken die dämpfende Wirkung von GABA. Ohne GABA würden Benzodiazepine nicht wirken. 2

Die Risiken der Benzodiazepine lassen sich aus ihren Wirkungen ableiten. Die sedierende Wirkung kann die Fahrtüchtigkeit beeinflussen, und gemeinsam mit der muskelrelaxierenden Wirkung kann eine Gangunsicherheit mit erhöhter Sturzgefahr auftreten. Solche Nachwirkungen nach einer Einnahme am Abend zuvor werden als Hangover bezeichnet.

Auf die Psyche wirken Benzodiazepine entspannend. Häufig kommt es zur Abhängigkeit, die bereits nach wenigen Wochen und nach niedrigen Dosen droht. Bei plötzlichem Absetzen können Angst oder Entzugserscheinungen wie ein Delir auftreten. Ähnlich wie bei anderen stark suchterzeugenden Stoffen (z. B. Opiate, Nikotin) ist das Abhängigkeitsrisiko bei Substanzen mit hoher Anflutungsgeschwindigkeit bzw. kurzer HWZ höher. Insbesondere bei älteren Personen sind paradoxe Wirkung wie Unruhe oder Agitiertheit möglich. Darüber hinaus besteht auf längere Sicht die Gefahr der Toleranz mit Neigung zur Dosissteigerung.

Benzodiazepine können die zentral dämpfende Wirkung anderer Stoffe potenzieren. Dazu zählen Neuroleptika, Opioide, andere Schlafmittel, Muskelrelaxanzien oder Alkohol. Bei einer gemeinsamen missbräuchlichen Anwendung sind ernsthafte Vergiftungen nicht auszuschließen.

? Der Hangover ist vor allem bei älteren Patienten gefährlich. Warum setzt man nicht einfach Arzneistoffe mit kurzer HWZ ein?

WEITER ZU ▶ 35

3

! Zu den häufigsten anticholinergen Nebenwirkungen zählen Mundtrockenheit (Hemmung der Drüsensekretion), Verstopfung (Hemmung der Peristaltik und der Sphinkterrelaxation), Störungen beim Wasserlassen (schlechtere Relaxation des Blasensphinkters), Sehstörungen (verringerte Akkommodationsfähigkeit) bis zur Auslösung eines Glaukomanfalls, Hypotonie und Herzrhythmusstörungen. Auch eine Altersdemenz verschlechtert sich durch die anticholinerge Aktivität.
Immer wieder diese Fragen zum VNS…

WÄRE EINE AUFFRISCHUNG VON ▶ KAP. 1 NÖTIG?

Anticholinergika sollten wegen ihres Nebenwirkungspotenzials vorsichtig eingesetzt werden – dies gilt insbesondere bei älteren Patienten. Mit einer antihistaminergen Wirkung wird neben der Sedation auch die Zunahme von Appetit und Gewicht in Zusammenhang gebracht.

? Ordnen Sie die folgenden klassischen Antidepressiva den Wirkungen zu.

Arzneistoff	Dämpfend	Neutral	Aktivierend
Amitriptylin	☐	☐	☐
Desipramin	☐	☐	☐
Imipramin	☐	☐	☐

WEITER ZU ▶ 16

4

! An unerwünschten Wirkungen von Antiepileptika sind in erster Linie sedierende Wirkungen mit Verminderung der Reaktionsfähigkeit und Schläfrigkeit zu nennen.

Daneben kommt es zu Ataxie (= Störung des geordneten Ablaufs von Muskelbewegungen) oder Antriebsverminderung. Manche Arzneistoffe sind hämato- oder hepatotoxisch. Wir müssen festhalten: Insgesamt ist die therapeutische Breite von Antikonvulsiva gering. Viele Antiepileptika führen zu einer Enzyminduktion, welche wichtige Wechselwirkungen nach sich zieht. Andere Arzneistoffe wie Steroide, Antidepressiva oder Antipsychotika werden schneller abgebaut. Ein Vitamin-D-Defizit verstärkt die Gefahr der Osteoporose.
WEITER ZU ▶ 18

! Es handelt sich um Glutamat mit dem NMDA- bzw. AMPA-Rezeptor. 5

Glutamat ist der wichtigste exzitatorische Transmitter im Gehirn. Es bindet an mehrere Rezeptoren: Uns interessiert der NMDA und der AMPA-Rezeptor. Antagonisten an diesen Rezeptoren dämpfen die exzitatorische Glutamatwirkung.

NMDA-Antagonist: Felbamat.

AMPA-Antagonist: Topiramat und Perampanel.

? Entscheiden Sie sich und ergänzen Sie: verstärkt oder vermindert?
Für eine antikonvulsive Wirkung muss die GABA-Wirkung ____ werden.

WEITER ZU ▸45

! Wenn das Fehlen von Acetylcholin eine (Mit)Ursache von M. Alzheimer darstellt, dann können anticholinerge Arzneistoffe eine Verschlechterung der Symptomatik hervorrufen. (Bei Männern sollte man noch an eine bestehende Prostatahyperplasie denken. Das Wasserlassen kann durch Anticholinergika beeinträchtigt werden. Und sie können einen Glaukomanfall auslösen.) 6

Mit dem Arzneistoff Tacrin und seinen besser verträglichen Verwandten Donepezil, Galantamin und Rivastigmin sind Acetylcholinesterase-Hemmer verfügbar, die reversibel wirken und hoch selektiv auf die im ZNS vorkommenden Enzymformen einwirken.

? Welche Wirkungen kann eine erhöhte Acetylcholin-Konzentration an Synapsen außerhalb des Gehirns auslösen? (▸Kap. 1, allgemeine Steuerungsmechanismen und VNS)

WEITER ZU ▸28

! Korrekte Zuordnung der Neurotransmitter 7

Neurotransmitter	Exzitatorisch	Dämpfend
Glutamat	☒	☐
Natriumeinstrom	☒	☐
Calciumeinstrom	☒	☐
Kaliumausstrom	☐	☒

Mit der Öffnung der spannungsabhängigen Natriumkanäle beginnt das Aktionspotenzial des Neurons. Bei veränderten Natriumkanälen kann die Reizschwelle erniedrigt und die Erregungsausbreitung verstärkt sein.

Am spannungsabhängigen Natriumkanal hemmend wirken: Carbamazepin, Lamotrigin, Phenytoin, Valproat, Lacosamid.

?

Ergänzen Sie:

1. Mit dem Kaliumausstrom ____ das Aktionspotenzial.
2. Mit dem Natriumeinstrom ____ das Aktionspotenzial.
3. Der Calciumeinstrom über Calciumkanäle wirkt ____ .

WEITER ZU ►11

8 !

Man könnte die Inaktivierung, also den Abbau oder den Abtransport von Dopamin hemmen. (Eine selektive Steigerung der Synthese gelingt leider nicht.)

Eine weitere Möglichkeit, damit mehr Dopamin am Wirkort zur Verfügung steht, ist die Hemmung seines Abbaus. Für das Enzym Catecholamin-O-Methyltransferase (COMT) gibt es spezifische Hemmstoffe wie z. B. Entacapon (ein COMT-Hemmer). Ein weiterer Abbauweg für Dopamin verläuft über das Enzym Monoaminoxidase (MAO). Die MAO-B, die ausschließlich im Gehirn vorkommt, lässt sich mit Selegilin hemmen (ein MAO-B-Hemmer). In der Folge steigt die Konzentration von Monoaminen wie Dopamin im Gehirn an.

?

Wissen Sie noch die Namen der Decarboxylase-Hemmer, die in Kombination mit L-Dopa gegeben werden?

WEITER ZU ►23

9 ?

Ordnen Sie die Antipsychotika zu

Arzneistoff	Atypikum	Butyrophenon	Phenothiazin	Stark wirksam	Schwach wirksam
Haloperidol	☐	☐	☐	☐	☐
Clozapin	☐	☐	☐	☐	☐
Risperidon	☐	☐	☐	☐	☐
Thioridazin	☐	☐	☐	☐	☐
Fluphenazin	☐	☐	☐	☐	☐

WEITER ZU ►15

10 !

Zu den SSRI zählen: Citalopram, Escitalopram, Fluoxetin, Paroxetin oder auch Sertralin.
Drei Arzneistoffe sollten Ihnen eingefallen sein. Oder nicht?

DANN FLUGS ZURÜCK ZU 56◄

Neben den SSRI gibt es die SSNRI (selektive Serotonin-Noradrenalin-Reuptake-Inhibitors) mit Venlafaxin als wichtigstem Vertreter. Venlafaxin kommt häufig bei Angststörungen zum Einsatz. Auch Duloxetin gehört in diese Gruppe, es wird jedoch mit der Indikation Inkontinenz bei Frauen beworben (die Stimulation von Alpha-Rezeptoren erhöht den Tonus des Blasensphinkters). Das Reboxetin gilt als selektiver Noradrenalin-Inhibitor (SNRI) mit allerdings fraglicher antidepressiver Wirksamkeit.

Zu den typisch noradrenergen Effekten zählen Blutdruckerhöhung, Tachykardie, Unruhe, Miktionsstörungen und Erektions- bzw. Ejakulationsstörungen.

? Wählen Sie aus der folgenden Auflistung die für Serotonin typischen Nebenwirkungen aus:
Verstopfung, Durchfall, Übelkeit/Erbrechen, Mundtrockenheit, Miktionsstörungen

WEITER ZU ►63

! Es muss heißen: 11
1. Mit dem Kaliumausstrom endet das Aktionspotenzial.
2. Mit dem Natriumeinstrom beginnt das Aktionspotenzial.
3. Der Calciumeinstrom über Calciumkanäle wirkt exzitatorisch.

Sehen Sie, langsam kriegen wir die Sache in den Griff – oder?

FALLS NICHT BLÄTTERN SIE WIEDER ZU 53◄

Der schnelle Calciumeinstrom in das präsynaptische Neuron über Calciumkanäle führt zur Freisetzung von Transmittern in den synaptischen Spalt. Der postsynaptische Calciumeinstrom verändert u. a. Enzymaktivitäten.

Hemmend an Calciumkanälen wirken: Pregabalin, Valproat, Lamotrigin, Gabapentin, Ethosuximid, Levetiracetam.

? Aus diesen pharmakologischen Ansätzen ergeben sich die möglichen unerwünschten Wirkungen von Antikonvulsiva. Welche könnten das sein?

WEITER ZU ►4

! Wenn die Auswirkungen auf das EPMS nicht oder kaum vorhanden sind, dann ist 12
eine entsprechende Einteilung in schwach oder stark potente Antipsychotika auf dieser Basis nicht möglich.

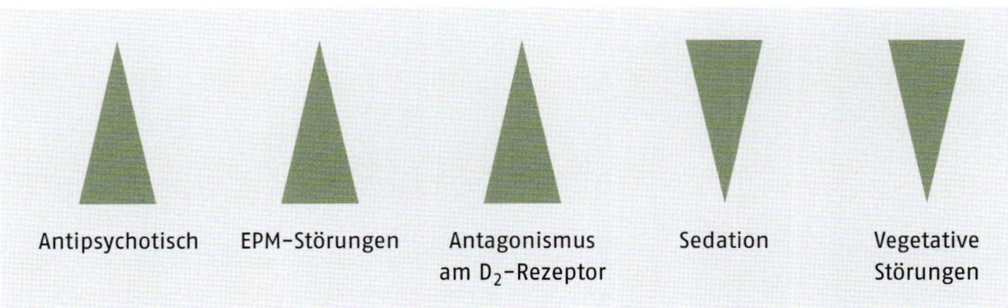

Abb. 8/12 Wirkungen der klassischen Neuroleptika/Antipsychotika

Der Eingriff in verschiedene Transmittersysteme ist mit einer Vielzahl an möglichen Nebenwirkungen verbunden. Neben der Blockade des D_2-Rezeptors, die je nach Lokalisation sowohl antipsychotisch als auch störend auf das EPMS oder antiemetisch wirken kann oder eine Hyperprolaktinämie oder Hypothermie hervor rufen kann, werden folgende Nebenwirkungen durch die Blockade eines Rezeptors diskutiert:

- 5-HT_2-Rezeptoren: Gewichtszunahme, Verringerung der EPMS
- H_1-Rezeptoren: Sedierung, Gewichtszunahme
- Muskarinische Acetylcholin-Rezeptoren: Verringerung der EPMS

Ob Atypika insgesamt nebenwirkungsärmer als die klassischen Neuroleptika sind, ist heftig umstritten. Es ist immer mit Sedierung und anticholinergen Wirkungen zu rechnen. Auch aufgrund der Gewichtszunahme bzw. von diabetogenen Stoffwechselwirkungen scheinen sich Neuroleptika nicht günstig auf die Lebenserwartung auszuwirken. Allerdings ist die Lebenserwartung schizophrener Patienten bereits als Folge der Grunderkrankung verringert.

WEITER ZU ▸ 9

13 **!** Aus Tryptophan wird **Serotonin,** aus L-DOPA wird **Dopamin,** aus Histidin wird **Histamin** und aus Tyrosin/Tyramin wird **DOPA und dann NA/Adrenalin.**
Ok, nicht alles konnten oder mussten Sie an dieser Stelle wissen.

Weitere Antidepressiva sind:

- Agomelatin: Melatonin-Agonist, Melatonin reguliert den Schlaf-Wach-Rhythmus.
- Johanniskraut: Vermutlich wirkt es ebenfalls über eine Wiederaufnahmehemmung von Neurotransmittern.

Tab. 8/13 Konsequenzen einer Erhöhung der Botenstoffwirkung hinsichtlich Wirkung und Nebenwirkung

	Blockade der Wiederaufnahme/Verstärkung des Botenstoffs						Rezeptorhemmung		
	Serotonin		Noradrenalin		Dopamin				
	Wirkung	NW	Wirkung	NW	Wirkung	NW	Rezeptor	Wirkung	NW
Trizyklische Antidepressiva	+++	+	+++	+	–	–	ACh	+	++
							5-HT	++	
							H_1	+	+
							α_2	–	+
SSRI	+++	+	–	–	–	–		–	–
SSNRI	++	+	++	+	–	–		–	–
MAO-Hemmer	+++	+	+++	+	++	+		–	–

Wirkungen: – keine, + gering, ++ mittel, +++ stark

Nachdem von allen Antidepressiva eine vergleichbare stimmungsaufhellende Wirkung erwartet werden darf, rückt bei der Auswahl eines Antidepressivums das Nebenwirkungsprofil ins Blickfeld. Während die stimmungsaufhellende Wirkung leider mit einer gewissen Latenzzeit verbunden ist, treten die unerwünschten Wirkungen sehr rasch auf.

In der Summe gelten alle neueren Antidepressiva besser verträglich als die älteren. Es treten zwar nicht weniger Nebenwirkungen auf, jedoch sind sie relativ harmlos. Alle Arzneistoffe, die serotoninerg wirken, können bei gemeinsamer Gabe ein Serotoninsyndrom auslösen. Dazu zählen neben Antidepressiva die Triptane als Migränemittel, Amphetamin oder Tryptophan als Serotoninvorstufe. Das Zuviel an Serotonin ist potenziell lebensbedrohlich und äußert sich mit Fieber sowie psychischen und neuromuskulären Symptomen. Darüber hinaus hemmt Serotonin an den Thrombozyten deren Aggregation. SSRI können also das Blutungsrisiko erhöhen, v. a. bei gemeinsamer Gabe mit TAH oder Antikoagulanzien.

WEITER ZU ▸66

14

! Man nutzt hier die muskelrelaxierende Wirkung. (Und die sedierend-distanzierende Wirkung kann auch nicht schaden.)

? Bei länger wirkenden, am Abend eingenommenen Benzodiazepinen kommt es am nächsten Morgen v. a. bei älteren Personen zu Problemen. Welche könnten das sein?

WEITER ZU ▸55

15

! Korrekte Zuordnung der Antipsychotika

Arzneistoff	Atypikum	Butyrophenon	Phenothiazin	Stark wirksam	Schwach wirksam
Haloperidol	☐	☒	☐	☒	☐
Clozapin	☒	☐	☐	(☒)	☐
Risperidon	☒	☐	☐	(☒)	☐
Thioridazin	☐	☐	☒	☐	☒
Fluphenazin	☐	☐	☒	☒	☐

Muss man das wirklich alles wissen? Das kommt darauf an.

IST EIN RÜCKBLICK ZU 12◂ ERWÜNSCHT?

Für Neuroleptika/Antipsychotika gelten folgende Anwendungsgebiete: Schizophrenie, manische Episoden im Rahmen bipolarer Störungen. Daneben kommt ein Einsatz als Sedativum bzw. Hypnotikum, Antiemetikum oder Adjuvans in der Schmerztherapie in Betracht.

Grundsätzlich spricht die Positivsymptomatik besser auf eine Therapie an. Hinsichtlich der Wirksamkeit besteht kein wesentlicher Unterschied zwischen Atypika und klassischen Neuroleptika. Es wird diskutiert, dass die Atypika in Bezug auf die Negativsymptome wirksamer wären. Diese Aussage ist mit Ausnahme des Clozapins umstritten. Wobei Clozapin relevante Risiken im Bereich der Blutbildung aufweist und deshalb nur als Reservemittel bei therapieresistenten Psychosen gilt.

? Die Gewichtszunahme ist eine mögliche Nebenwirkung von Antipsychotika. Sie wird mit der Blockade welchen Rezeptors in Verbindung gebracht?

WEITER ZU ►49

16 **!** Korrekte Zuordnung von Arzneistoff und Wirkung

Arzneistoff	Dämpfend	Neutral	Aktivierend
Amitriptylin	☒	☐	☐
Desipramin	☐	☐	☒
Imipramin	☐	☒	☐

Sie können sich die Sache unter 25◄ noch einmal ansehen. Oder einfach weiter machen.

? Aus einer anticholinergen Wirkung ergibt sich, dass Personenkreise mit einer Vorerkrankung von einer Behandlung üblicherweise ausgeschlossen werden. Wählen Sie die Kontraindikationen für anticholinerge Arzneistoffe aus: Schlafstörung, Prostatahyperplasie, Demenz, erhöhter Augeninnendruck, mangelnder Appetit

WEITER ZU ►56

17 **!** Es muss heißen:
Ein Arzneistoff mit sehr hoher Affinität zum D_2-Rezeptor und bei niedriger Dosierung guter antipsychotischer Wirkung bindet unter dieser Dosierung an wenigen Histaminrezeptoren.
Möchten Sie sich diese Sache noch einmal ansehen?

DANN GEHEN SIE ZU 24◄

Man unterteilt die klassischen Neuroleptika nach ihrer antipsychotischen Potenz in:

- schwache Neuroleptika, die wegen ihrer sedierenden Wirkung z. B. bei psychomotorischer Erregung oder Angst eingesetzt werden,
- starke Neuroleptika, die als Antipsychotika bei paranoid-halluzinatorischen Zuständen oder akuten Psychosen zur Anwendung kommen.

Auf dieser Basis reiht man typische Neuroleptika aufgrund ihrer antipsychotischen Wirkstärke auf. Beispiel: Promethazin < Perazin < Haloperidol

Da das Promethazin relativ stark den Histaminrezeptor blockiert, ist es als Arzneistoff zwischen den sedierenden Antihistaminika und den mittelstarken und starken Neurolep-

Klassische = typische = konventionelle Neuroleptika			Atypische = neuere Neuroleptika
Nach chemischem Bau			Keine weitere Differenzierung nach Gruppen
Phenothiazine	Thioxanthene	Butyrophenone	*Clozapin*
Chlorpromazin	*Chlorprothixen*	*Haloperidol*	*Amisulprid*
Levomepromazin	*Flupentixol*	*Melperon*	*Aripiprazol*
Fluphenazin		*Pipamperon*	*Olanzapin*
Perphenazin			*Quetiapin*
Perazin			*Risperidon*
Thioridazin			*Sulpirid*
			Ziprasedon

Nach antipsychotischer Wirkstärke		
Schwach	Mittel	Stark
Promethazin	*(Chlorpromazin)*	*Haloperidol*
Thioridazin	*Perazin*	*Benperidol*
Levomepromazin	*Flupentixol*	*Fluphenazin*
Melperon		*Perphenazin*
Pipamperon		

Abb. 8/17 Zusammenhang zwischen der Affinität zum D_2-Rezeptor, der antipsychotischen und der sedierenden Wirkung

tika wie Perazin und Haloperidol anzusiedeln – und da stehen die schwachen Neuroleptika.

? Wäre Haloperidol ein gutes Antihistaminikum?

WEITER ZU ▸40

Zu den klassischen Arzneistoffen der 1. Generation, deren Wirksamkeit aus Tierversu- 18
chen bzw. klinischer Erfahrung abgeleitet wurde, zählen Carbamazepin, Phenytoin, Valproinsäure, Primidon und Ethosuximid. Antiepileptika der 1. Generation sind auch das Barbiturat Phenobarbital und die länger wirkenden Benzodiazepine wie Diazepam.

Der Einsatz der Antiepileptika der jüngeren 2. Generation wird über spezifische Interaktionen mit Ionenkanälen oder Rezeptoren begründet. Zu den Antiepileptika der 2. Generation zählen Lamotrigin, Felbamat, Gabapentin, Levetiracetam, Oxcarbazepin, Pregabalin, Tiagabin, Topiramat und Vigabatrin.

Die Antikonvulsiva der 2. Generation sind verträglicher und ihr Interaktionspotenzial ist geringer. Viele sind allerdings nur als Zusatztherapie in Kombination mit einem Arzneistoff 1. Generation zugelassen.

Eine andere Einteilung verzichtet auf die historische Betrachtung.

Tab. 8/18/1 Antikonvulsiva der 1. Wahl (bzw. Monotherapie möglich)

Arzneistoff	Arzneistoffgruppe/Wirkung
Carbamazepin	Natriumkanalblocker
Oxcarbazepin	Natriumkanalblocker
Gabapentin	Calciumkanalblocker
Lamotrigin	Natrium- und Calciumkanalblocker
Levetiracetam	Calciumkanalblocker
Phenytoin	Natriumkanalblocker
Topiramat	Natrium- und Calciumkanalblocker, GABA-mimetisch
Valproat	Natrium- und Calciumkanalblocker, GABA-mimetisch
Zonisamid	Natrium- und Calciumkanalblocker, GABA-mimetisch

Tab. 8/18/2 Antikonvulsiva der 2. Wahl

Arzneistoff	Arzneistoffgruppe/Wirkung
Ethosuximid	Calciumkanalblocker
Felbamat	NMDA-Rezeptorantagonist
Pregabalin	Calciumkanalblocker
Lacosamid	Natriumkanalblocker
Perampanel	AMPA-Rezeptorantagonist

Tab. 8/18/3 Benzodiazepine (eher Akuttherapie)

Arzneistoff	Wirkung
Clobazam, Diazepam, Lorazepam	GABA-mimetisch

Aus dem Wirkmechanismus oder der chemischen Struktur lassen sich leider keine Aussagen über die Wirksamkeit ableiten. Somit ist die Wahl des ersten Antikonvulsivums eine Entscheidung, die sich aus den Erfahrungen des Therapeuten ergibt. Ziel der Therapie ist immer die Anfallsfreiheit, was für die Mehrzahl der Patienten eine lebenslange Therapie bedeutet. Man beginnt mit einer Monotherapie mit einem Arzneistoff der 1. Wahl. Bei nicht ausreichendem Erfolg wird ein anderer Arzneistoff gewählt. Die nächste Option ist eine Kombinationstherapie.

? Überlegen Sie: Eine dämpfende Wirkung auf Neuronen könnte sich bei anderen Indikationen nutzen lassen. Welche könnten das sein?

WEITER ZU ►51

! Es handelt sich um Ginkgo bzw. Ginkgoblätter, aus denen ein Spezialextrakt 19
gewonnen wird.

Zur Pathophysiologie von M. Alzheimer liegen drei Theorien vor, aus denen sich pharmakologisch-therapeutische Ansätze ableiten lassen:

1. Die Amyloid-Hypothese sieht die Ursache in der Ablagerung von Amyloid-Plaques aus speziell gefalteten Peptiden. Somit könnte eine Impfung bzw. eine Immuntherapie aussichtsreich sein, die sich gegen die beteiligten Eiweiße richtet.
2. Die Glutamat-Hypothese besagt, dass im Verlauf der Alzheimer-Demenz die Balance zwischen NMDA-Rezeptoren mit ihrem Überträgerstoff Glutamat und cholinergen Neuronen zu Gunsten von NMDA gestört wird. Es kommt der NMDA-Antagonist Amantadin zum Einsatz.
3. Die Acetylcholin-Hypothese geht davon aus, dass infolge der Amyloid-Plaques vor allem Neuronen des Vorderhirns geschädigt werden, die Acetylcholin (ACh) als Überträgerstoff nutzen. Ein Mangel an ACh führt zu den bei Alzheimer beobachteten Symptomen. Therapeutisch stehen Acetylcholinesterase-Hemmstoffe zur Verfügung, welche die Menge an verfügbarem ACh erhöhen.

? Arzneistoffe mit einer hohen anticholinergen Aktivität werden bei älteren Patienten grundsätzlich kritisch gesehen. Warum ist das so?

WEITER ZU ►6

? Im ersten Schritt wurden zwei Transmitter und zwei Rezeptoren genannt, die als 20
Angriffspunkte für antikonvulsiv wirkende Pharmaka dienen. Welche sind das? Daneben spielt neben den Rezeptoren noch eine Klasse von Strukturen in der Membran der Neuronen eine Rolle. Welche?

WEITER ZU ►52

! Es muss heißen: 21
Beim Morbus Parkinson besteht ein Mangel an Dopamin und ein Überschuss an ACh.
Das ist der zentrale Punkt bei M. Parkinson und seiner Therapie. Also: einprägen!

Die pharmakologische Therapie versucht, den Mangel an Dopamin auszugleichen. Daneben spielt bei der Beeinflussung des Tremors auch die Dämpfung des Acetylcholin-Überschusses durch Anticholinergika eine Rolle. Es ist das Ziel, die Parkinson-Symptome auszuschalten bzw. zu verringern und die Lebensqualität der Patienten zu verbessern. Im

Idealfall kann man das Fortschreiten der Erkrankung verzögern – verhindern kann man die Progression bisher nicht.

Dopamin kann nicht oral auf direktem Weg substituiert werden, da es die Blut-Hirn-Schranke nicht überwindet. Außerdem verursacht Dopamin in der Peripherie unerwünschte Wirkungen.

? Überlegen Sie: Welche Eigenschaften hinsichtlich seiner Verteilung bzw. Pharmakokinetik muss ein Arzneistoff haben, um im Gehirn zu Dopamin zu werden?

WEITER ZU ► 47

22 **!** Die Antihistaminika und das Tryptophan sind rezeptfrei. Das Promethazin ordnet man bereits unter den Neuroleptika ein, es ist rezeptpflichtig.

Sedierende, ältere Antidepressiva können aufgrund der sedierenden Komponente ebenso genutzt werden. Sie besitzen kein Abhängigkeitspotenzial. Weitere Hypnotika sind das seit über 100 Jahren bekannte Choralhydrat sowie das Melatonin, welches den Tag-Nacht-Rhythmus regelt und Arzneipflanzen wie Baldrian, Hopfen, Melisse oder Lavendel (der auch anxiolytische Eigenschaften besitzt).

Die nächsten Schritte befassen sich mit Antipsychotika oder Neuroleptika.

WEITER ZU ► 50

23 **!** Es handelt sich um Carbidopa und Benserazid. Beide hemmen den unerwünschten Abbau von L-Dopa außerhalb des ZNS.

Dopamin selbst steht im Verdacht, über seine Abbauprodukte Zellen in der Substantia nigra zu schädigen und somit das Fortschreiten der Erkrankung zu fördern. Aus diesem Grund könnte es sinnvoll sein, direkte Dopamin-Agonisten zu geben anstatt den Dopamin-Gehalt im Gehirn zu erhöhen. Die bis heute entwickelten Dopamin-Agonisten sind allerdings schwächer wirksam als L-Dopa.

Die Dopamin-Agonisten teilt man ein in die älteren Ergot- oder Lysergsäure-Derivate wie z. B. Bromocriptin, Cabergolin, Lisurid oder Pergolid. Die neueren Nicht-Ergot-Agonisten sollen weniger Nebenwirkungen zeigen. Zu ihnen zählen Pramipexol, Ropirinol und Rotigotin.

? Ergänzen Sie folgende Sätze:

1. Das Standard-Therapeutikum bei Morbus Parkinson ist das ____ .
2. Benserazid ist ein ____ .
3. Entacapon ist ein ____ .
4. Selegilin ist ein ____ .

Bromocriptin und Cabergolin sowie Ropirinol und Pramipexol zählen zu den ____ , wobei Bromocriptin und Cabergolin ____ und Ropirinol und Pramipexol ____ sind.

WEITER ZU ► 59

24

!

- Im Mesolimbisch-mesocorticalen System kann sich eine D_2-Blockade antipsychotisch auswirken.
- In der Substantia nigra kann eine D_2-Blockade zu Störungen des extrapyramidalmotorischen Systems (EPMS) führen.
- Im System Hypothalamus/Hypophyse kann eine D_2-Blockade zu einer Hyperprolaktinämie führen, mit möglicher Gynäkomastie, Galaktorrhoe (Milchfluss) oder Amenorrhoe.

Darüber hinaus kann eine Blockade des D_2-Rezeptors

- in der Area postrema antiemetisch wirken (▸ Kap. 5),
- im Hypothalamus zu einer Hypothermie führen.

Die ersten Arzneistoffe gegen Schizophrenie wurden im Tierversuch durch ihre Wirkung auf die Motorik bzw. die extrapyramidalmotorischen Effekte und ihre Fähigkeit, eine Katatonie hervorzurufen identifiziert und klassifiziert. Man hat angenommen, dass zwischen dieser beobachtbaren Wirkung und der an Tieren nicht beobachtbaren antipsychotischen Potenz eine Korrelation besteht. Die ensprechenden älteren Arzneistoffe zählen zur Gruppe der Neuroleptika oder klassischen bzw. typischen Antipsychotika.

Die älteren, typischen oder klassischen Neuroleptika bzw. Antipsychotika sind allesamt D_2-Antagonisten. Ihre antipsychotische Potenz korreliert mit ihrer Affinität zu D_2-Rezeptoren.

Wenn bei den typischen Neuroleptika die antipsychotische Wirkung linear mit ihrer Affinität zum D_2-Rezeptor steigt, wird zum einen die nötige Dosis geringer bzw. muss bei den schwächer potenten Arzneistoffen am Wirkort eine höhere Konzentration erzielt werden. Bei den höher potenten Arzneistoffen nehmen aber auch die Auswirkungen auf das EPM-System zu. Alle Antipsychotika blockieren neben dem D_2- auch noch andere Rezeptoren. Somit stehen bei den schwächer potenten nicht die D_2-Wirkungen, sondern die Wirkungen, z. B. am Histamin- oder Acetylcholinrezeptor im Vordergrund. Aus diesem Grund setzt man manche ältere Neuroleptika weniger als Antipsychotika sondern vor allem als sedierende Arzneistoffe ein.

?

Überlegen Sie:
Ein Arzneistoff mit sehr hoher Affinität zum D_2-Rezeptor und bei niedriger Dosierung guter antipsychotischer Wirkung bindet unter dieser Dosierung an vielen/wenigen Histaminrezeptoren?

WEITER ZU ▸ 17

25

!

Korrekte Zuordnung

Wirkung	Stimmungsaufhellend	Sedierend	Aktivierend	Unerwünscht
Anticholinerg	☐	(☒)	☐	☒
Serotonerg	☒	☐	(☒)	☐
Antihistaminerg	☐	☒	☐	(☒)
Noradrenerg	☒	☐	(☒)	☐

Die Erhöhung der Transmitterkonzentration im synaptischen Spalt wird in den meisten Fällen durch eine Hemmung der Wiederaufnahme (Reuptake) von Monoaminen erreicht. Bei den älteren Arzneistoffen betrifft diese Hemmung unspezifisch mehrere Transportersysteme. Die älteren Arzneistoffe werden entsprechend ihrer chemischen Struktur als trizyklische oder tetrazyklische Antidepressiva bezeichnet. Diese klassischen Antidepressiva greifen in mehrere Transmittersysteme ein. Hinsichtlich ihrer Begleitwirkungen sind antihistaminische und anticholinerge Wirkungen zu beachten. Man teilt sie in eher dämpfend-sedierende oder antriebssteigernde Antidepressiva ein.

- Eher dämpfend-sedierend wirken Amitriptylin, Doxepin, Trimipramin und Opipramol.
- Aktivierend und antriebssteigernd wirken Desipramin und Nortriptylin.
- Als diesbezüglich neutral wird Impipramin eingestuft.

Die neueren tetrazyklischen Antidepressiva (Maprotilin, Mianserin) sind in ihrer Wirkung mit den eher dämpfend sedierenden Wirkstoffen, wie z. B. Amitriptylin, zu vergleichen.

Tab. 8/25 Übersicht über die klassischen trizyklischen Antidepressiva

	→→ Stimmungsaufhellend →→	
Dämpfend, beruhigend	**Neutral**	**Aktivierend, antriebssteigernd**
Amitriptylin, Doxepin, Trimipramin, Opipramol	Imipramin	Desipramin, Nortriptylin
	←← Anticholinerg ←←	

? Zählen Sie die häufigsten anticholinergen Nebenwirkungen auf.

WEITER ZU ► 3

26 Das sehr häufige Restless-legs-Syndrom ist gekennzeichnet durch einen qualvollen Bewegungsdrang, der abends oder nachts auftritt und durch Bewegung gebessert wird. Zur Behandlung zugelassen sind dopaminerge Stoffe.

? Überlegen Sie: Welche Arzneistoffe könnten beim Restless-legs-Syndrom eingesetzt werden?

WEITER ZU ► 33

! Den Indikationen sind Substanzen mit folgender HWZ zuzuordnen 27

Indikation	HWZ
Schmerzhafte Muskelverspannungen, z. B. bei Bandscheibenschäden	Mittel (Cave: Hangover)
Prämedikation in der Anästhesie	Kurz
Panikattacken, generalisierte Angststörung	Lang
Epilepsie	Lang
Durchschlafstörungen	Mittel
Einschlafstörungen	Kurz (Cave: erhöhtes Abhängigkeitspotenzial)

WEITER ZU ►31

! Trotz der Selektivität muss bei den Acetylcholinesterase-Hemmern mit parasympathischen Wirkungen in der Peripherie gerechnet werden, insbesondere mit einer dämpfenden Wirkung am Herzen und einer gesteigerten Kontraktion der glatten Muskulatur des Gastrointestinaltrakts und der Bronchien. Die Speichel-, Schweiß- und Tränensekretion wird erhöht. (Seit langem sind in der Peripherie wirkende irreversible Acetylcholinesterase-Hemmer bekannt, die als Insektengifte verwendet werden und auch für den Menschen hochtoxisch sind.) 28

WEITER ZU ►61

! Das ist das Venlafaxin – ein selektiver Noradrenalin-Serotonin-Reuptake-Inhibitor/SSNRI. Und das Duloxetin bei Inkontinenz. 29
Ist ein Rücksprung zur Einteilung der neueren Antidepressiva gefällig?

DANN AUF ZU 56◄

Das Bupropion ist ein selektiver Noradrenalin- und Dopamin-Wiederaufnahmehemmer. Schlecht klassifizierbar sind das Mianserin und das Mirtazapin. Sie blockieren präsynaptische Alpha-Rezeptoren und steigern indirekt die Konzentration von Noradrenalin und Serotonin.

Mit den MAO-Hemmern wird noch ein anderes Wirkprinzip in die Pharmatherapie der Depression umgesetzt. Das Enzym Monoaminoxidase sorgt für den Abbau von Monoaminen wie NA, Adrenalin, Serotonin und Dopamin. Ein MAO-Hemmer besitzt somit eine indirekt sympathomimetische Wirkung. Der selektive, im Gehirn wirkende MAO-A-Hemmer Moclobemid besitzt stark antriebssteigernde und stimmungsaufhellende Eigenschaften. Der nichtselektive, auch in der Peripherie wirkende MAO-A- und MAO-B-Hemmer Tranylcypromin zeigt darüber hinaus eine deutlich stärker ausgeprägte, unerwünschte periphere Sympathikusaktivierung. Die MAO-Hemmer erweisen sich als vergleichsweise problematische Antidepressiva. Bei einer erhöhten Tyramin-Zufuhr über die Nahrung (z. B. aus Käse) kann eine überschießende Monoaminwirkung Blutdrucksteigerungen bis hin zu einer hypertensiven Krise auslösen, da Tyramin zu

Dopamin bzw. Noradrenalin umgebaut wird und außerdem selbst indirekt zentral sympathomimetisch wirkt.

? Denken Sie an dieser Stelle über die Biosynthese der Transmitter nach.
Aus Tryptophan wird ____ , aus L-DOPA wird ____ , aus Histidin wird ____ und aus Tyrosin/Tyramin wird ____ .

WEITER ZU ► 13

30 Morbus Alzheimer ist einer der häufigsten Auslöser einer Demenz. Daneben spielen vaskuläre und Mischformen eine wichtige Rolle. Eine zerebrovaskuläre Prävention ist demnach immer auch eine Demenzprävention.

? Welche Maßnahmen können unter eine zerebrovaskuläre Prävention fallen?

WEITER ZU ► 39

31 Es gibt eine Arzneistoffgruppe, die ähnlich wie Benzodiazepine wirkt: die sogenannten Z-Substanzen oder Benzodiazepin-Analoga. Dazu zählen Zolpidem, Zaleplon (kurze HWZ), Zopiclon (längere HWZ, ca. 6 Stunden). Die Z-Substanzen werden bei Ein- und Durchschlafstörungen eingesetzt.
Im Fall der Benzodiazepine und der Z-Substanzen muss für eine Wirkung endogenes GABA vorhanden sein, da der Chloridkanal nicht direkt geöffnet wird. Daraus ergibt sich eine geringe akute Toxizität und damit eine hohe therapeutische Sicherheit.

Im Gegensatz dazu öffnen die um das Jahr 1900 eingeführten Barbiturate den Chloridkanal direkt. Eine physiologische Aktivierung durch GABA ist nicht erforderlich. Entsprechend ist die akute Toxizität hoch, und Barbiturate wurden oft in suizidaler Absicht eingenommen. Obwohl Barbiturate ebenfalls sedierend, hypnotisch und antikonvulsiv wirken, wird das Barbiturat Phenobarbital aus diesem Grund nur noch als Antikonvulsivum eingesetzt.

? Benzodiazepine wurden als Bremskraftverstärker bezeichnet. Wie lässt sich diese Analogie erklären?

WEITER ZU ► 2

32 **!** Die Gammahydroxybuttersäure (GHB) bindet an den GABA-Rezeptor. GHB wird sehr gut und schnell resorbiert, was zu einer fast schlagartigen Wirkung führt, insbesondere bei gleichzeitigem Alkoholkonsum.

Die klinischen Wirkungen der Benzodiazepine lassen sich wie folgt beschreiben:

- beruhigend/sedierend,
- schlaffördernd/hypnotisch,
- angstlösend/anxiolytisch,
- die Krampfschwelle erhöhend/antikonvulsiv/antiepileptisch,

- den Tonus der Skelettmuskulatur senkend/zentral muskelrelaxierend.

? Womit lässt sich eine Verordnung von Benzodiazepinen bei Hexenschuss erklären?

WEITER ZU ▶ 14

! Mittel der Wahl sind L-Dopa und die nicht-Ergot-Dopaminagonisten Pramipexol, Ropirinol und Rotigotin. 33

Wenn Sie die Parkinson-Medikamente noch im Kopf haben, war das gar nicht schwer. Theoretisch könnte man auch die Ergot-Derivate nennen, aber die neueren Arzneistoffe gelten hinsichtlich ihrer Nebenwirkungen als sicherer.

Unter ▶ 30 geht es weiter mit pharmakologischen Ansätzen zur Behandlung einer Demenz.

Sympathomimetika wirken in der Peripherie und – sofern sie ZNS-gängig sind – auch im Gehirn. Zu den auch zentral wirkenden Sympathomimetika zählt z. B. das Ephedrin. Es erhöht die Noradrenalin-Freisetzung in den Synapsen und hemmt dessen Wiederaufnahme. In der Folge wirkt Ephedrin in der Peripherie bronchospasmolytisch (über Beta-2-Rezeptoren) und schleimhautabschwellend (über Alpha-Rezeptoren), was seinen Einsatz in Husten- oder Erkältungsmitteln erklärt. Eine erhöhte Noradrenalin-Konzentration in Synapsen des Gehirns wirkt erregend. Dies kann erwünscht sein, führt aber auch leicht in den Missbrauch. 34

Auch die Amphetamine wirken indirekt sympathomimetisch. Sie hemmen v. a. im Gehirn die Wiederaufnahme von Monoaminen wie NA, Dopamin und Serotonin aus dem synapatischen Spalt. Es kommt zu einer zentralen Erregung und zu Euphorie. Sie steigern die geistige Leistungsfähigkeit, verringern das Erschöpfungsgefühl und hemmen den Appetit. Die zentralen Wirkungen erklären ihr hohes Missbrauchspotenzial. Peripher kommt es zur Vasokonstriktion über Alpha-Rezeptoren, kardialer Stimulation (Beta-1-Rezeptoren) mit Blutdruckanstieg und Tachykardie. Ein Muskeltremor ist die Folge einer Beta-2-Stimulation. Die Amphetamine sind dem BtM-Recht unterstellt.

? Worauf könnte die unterschiedliche Wirkung von Ephedrin und Amphetamin beruhen? Worin liegt die Gemeinsamkeit?

WEITER ZU ▶ 43

! Benzodiazepine mit kurzer HWZ und schneller Anflutung besitzen ein höheres Abhängigkeitspotenzial. Außerdem kann es sein, dass die Patienten zwar einschlafen aber nicht durchschlafen können. 35

Eine Außenseiterrolle unter den Schlafmitteln nimmt das L-Tryptophan ein, das als Vorstufe von Serotonin den Schlaf verbessern soll. Ältere Antihistaminika wie Doxylamin und Diphenhydramin gelangen ins Gehirn und wirken sedierend, indem sie dort Histaminrezeptoren besetzen. Sie besitzen deswegen auch eine Zulassung als Schlafmittel. Das

Promethazin besitzt ebenfalls antihistaminische Eigenschaften, man zählt es jedoch eher zu den niedrig potenten Neuroleptika.

? Welche der genannten Schlafmittel sind ohne Rezept erhältlich?

WEITER ZU ▸22

36 **!** Wenn eine D_2-Blockade zumindest im niedrigen Dosisbereich nicht auftritt, dann sollte es keine Auswirkung auf das EPMS geben.

? Man hat die klassischen Neuroleptika aufgrund ihres Einflusses auf motorische Störungen im Tierversuch als schwach bis stark potent klassifiziert. Lässt sich dieses Schema auf die neuen Antipsychotika anwenden?

WEITER ZU ▸12

37 Darüber hinaus sollte noch beachtet werden, dass folgende Arzneistoffgruppen die Krampfschwelle senken können: Neuroleptika (Phenothiazine, Clozapin), Antidepressiva, Theophyllin, Gyrasehemmer und hochdosierte Penicilline. Ein Alkohol- oder Benzodiazepinentzug kann ebenso wie Stress, Fieber oder Schlafentzug einen epileptischen Anfall auslösen.

ES GEHT WEITER MIT DER PHARMAKOLOGIE ZU MORBUS PARKINSON UNTER ▸62

38 **!** Auch das gibt es (neben den antisympathotonen Wirkungen, die zur Blutdrucksenkung genutzt werden). Betablocker zeigen zentrale Nebenwirkungen, insbesondere die lipophilen Arzneistoffe. Es muss z. B. mit Sedierung und eventuell Angstzuständen gerechnet werden.

Im ZNS gibt es allgemein hemmende und anregende Mechanismen (▸Kap. 1, ▸Kap. 8 Antikonvulsiva). Bei den hemmenden oder inhibitorischen Nervenzellen herrscht als Überträgerstoff GABA (Gammaaminobuttersäure) vor, die an GABA-Rezeptoren bindet und in der Folge die Erregbarkeit der Nervenzelle verringert. Die Arzneistoffgruppe der Benzodiazepine bindet an diesen Rezeptor allosterisch, d. h. an einer anderen als der GABA-Bindungsstelle. Benzodiazepine erhöhen auf diese Weise die GABA-Wirkung – ähnlich einem Bremskraftverstärker. Diese Art der Wirkung erklärt die geringe Toxizität der Benzodiazepine: Sie verstärken zwar die GABA-Wirkung, können aber die nachfolgenden Nervenzellen ohne GABA nicht lahm legen.

? Die Gammahydroxybuttersäure (GHB) wird illegal in sogenannten K.O.-Tropfen verwendet. Haben Sie eine Idee zum Wirkmechanismus?

WEITER ZU ▸32

! 39

Normalisierung des Blutdrucks, der Blutfettwerte, des Blutzuckers, des Körpergewichts, eventuell eine Hemmung der Blutgerinnung z. B. bei Vorhofflimmern. (Geistige Tätigkeiten schützen auch vor Alzheimer, aber sie zählen nicht zur vaskulären Prävention.)
Das ist so ziemlich alles, was man unter gesund versteht. Vieles davon kann man und frau ohne Medikamente angehen, am besten schon in jungen Jahren. Jetzt geht es weiter, und der moralische Zeigefinger wird wieder eingefahren.

?

Kennen Sie die Arzneipflanze, die sich auf die Mikrozirkulation im Gehirn positiv auswirkt und deshalb bei Demenz angewendet wird?

WEITER ZU ►19

! 40

Die antihistaminerge Wirkung von Haloperidol ist im Verhältnis zur Dopamin blockierenden Wirkung sehr schwach.
Jetzt ist doch alles klar mit den klassischen Neuroleptika und ihrer Einteilung.

FALLS NICHT: SIEHE 17◄

Mit dem D_2-Antagonismus im mesolimbisch-mesokortikalen System ist die Wirkung auf das extrapyramidal-motorische System in der Substantia nigra verbunden. Die beim Einsatz von Neuroleptika auftretenden EPM-Störungen lassen sich wie folgt klassifizieren:

- Frühdyskinesie: Auftreten während der 1. Behandlungswoche; mit Zungen-, Schlund- und Blickkrämpfen; Dosisreduktion, Gabe von Anticholinergika (Inzidenz ca. 5 %);
- Parkinsonoid: nach 1–2 (–10) Behandlungswochen; mit Rigor, Tremor, Akinesie; Dosisreduktion, Gabe von Anticholinergika (Inzidenz ca. 20–25 %);
- Akathisie: nach 1–2 (–10) Behandlungswochen; mit motorischer Unruhe, Unfähigkeit zum ruhigem Sitzen; Dosisreduktion, Umstellung auf schwächeres Neuroleptikum (Inzidenz ca. 20–25 %);
- Spätdyskinesie: innerhalb der ersten drei Behandlungsjahre; mit unwillkürlichen Bewegungen wie Grimassieren, Herausstrecken der Zunge; manchmal irreversibel, Ausschleichen der Neuroleptika (Inzidenz ca. 20–25 %);
- malignes neuroleptisches Syndrom: kann zu jeder Zeit auftreten; mit Rigor, Stupor, Fieber; selten, aber bei bis zu 20 % tödlich.

Man sieht, dass die Gabe von klassischen Neuroleptika ab ca. 1960 zwar ein Segen für die Psychiatrie und ihre Patienten war, jedoch auch mit Risiken verbunden war.

?

Bei welchen Nebenwirkungen auf das EPMS reicht eine Dosisreduktion nicht als Gegenmaßnahme aus?

WEITER ZU ►48

41

! GABA ist ein inhibitorischer Transmitter an Synapsen des ZNS. Seine Bindung an den Rezeptor öffnet einen Chloridkanal und in der Folge wird die Ansprechbarkeit des betreffenden Neurons verringert. Benzodiazepine binden an den GABA-Rezeptor und verstärken die Wirkung von GABA. Benzodiazepine erhöhen die Affinität des Rezeptors für GABA, wobei die Bindungsstellen am Rezeptor für Benzodiazepine und GABA unterschiedlich sind.

Nachdem die pharmakologischen Wirkungen der Benzodiazepine vergleichbar sind, kommt bei der Auswahl der Substanzen der HWZ und Anflutungsgeschwindigkeit die entscheidende Bedeutung zu.

? Überlegen Sie sich, ob Sie Substanzen mit kurzer, mittlerer oder langer HWZ bei den folgenden Indikationen einsetzen sollten und ergänzen Sie die rechte Spalte der Tabelle.

Indikation	HWZ
Schmerzhafte Muskelverspannungen, z. B. bei Bandscheibenschäden	
Prämedikation in der Anästhesie	
Panikattacken, generalisierte Angststörung	
Epilepsie	
Durchschlafstörungen	
Einschlafstörungen	

WEITER ZU ▶ 27

42

! Die SSRI, SSNRI und SNRI wirken nicht sedierend, sondern eher aktivierend. Sie wirken nicht anticholinerg. (Genau aus diesem Grund wurde in Zusammenhang mit ihrem Einsatz eine erhöhte Selbstmordrate bei Jugendlichen diskutiert.)

Die stimmungsaufhellende Wirkstärke der neueren ist mit der Wirkstärke der älteren Antidepressiva grundsätzlich vergleichbar. Nur bei schweren Depressionen könnte eine nichtselektive, gleichzeitige Beeinflussung mehrerer Transmittersysteme einen Vorteil für die klassischen Antidepressiva bedeuten. Eine Erhöhung von Serotonin, das als wichtigster Verdauungstransmitter gilt, wird mit Nebenwirkungen am MDT wie Übelkeit oder Diarrhoe in Verbindung gebracht. Darüber hinaus kommt es zu Unruhe oder Schlafstörungen und Kopfschmerzen (obwohl direkte Serotoninagonisten wie die Triptane gegen Migräne wirksam sind). Auch sexuelle Funktionsstörungen stehen in einem Zusammenhang mit Serotonin.

? Nennen Sie drei Arzneistoffe aus der Gruppe der SSRI.

WEITER ZU ▶ 10

! Ephedrin wirkt sich v. a. auf das Noradrenalin aus, während Amphetamin eine komplexere Wirkung auch auf andere Neurotransmitter zeigt. Für beide gilt: Die zentralen Wirkungen (Euphorie, Erregung, verringertes Erschöpfungsgefühl) können zum Missbrauch führen, wobei diese Gefahr bei Amphetaminen größer ist. 43

Zu den zentralen Sympathomimetika bzw. Psychostimulanzien zählen Methylphenidat (BtM) und Atomoxetin, welche bei ADHS (Aufmerksamkeits-Defizit-Hyperaktivitäts-Syndrom) angewendet werden.

? Kann es sympatholytische Wirkungen im Gehirn geben, die sich auf die Psyche auswirken?

WEITER ZU ► 38

! Das sind das Kleinhirn (ohne pharmakologische Bedeutung) und die Basalganglien bzw. die Substantia nigra. 44

Bei M. Parkinson ist ein Zelluntergang in der Substantia nigra zu beobachten. In der Folge entsteht ein Dopamin-Mangel, der wiederum zu Störungen des extrapyramidalmotorischen-Systems (EPMS) führt. Störungen des EPMS äußern sich in Ruhetremor, Muskelsteifheit (Rigor) und Bewegungsarmut (Hypokinese bis hin zur Akinese).

? Wählen Sie aus: Mangel oder Überschuss
Beim Morbus Parkinson besteht ein ____ an Dopamin und ein ____ an ACh.

WEITER ZU ► 21

! Für eine antikonvulsive Wirkung muss die GABA-Wirkung verstärkt werden. 45
Das war doch gar nicht so schwer. Oder doch?

DANN FLUGS ZU 52 ◄

? Welcher Transmitter wirkt im Gehirn an NMDA- oder AMPA-Rezeptoren? Welche Folge hat ein entsprechender Antagonismus?

WEITER ZU ► 53

! Die depressive Episode wird mit einem Mangel der Transmitter NA/Serotonin verbunden. (Vorsicht! Ein Dopaminüberschuss wird mit Schizophrenie in Verbindung gebracht und ein Mangel mit M. Parkinson.) 46

Antidepressiva erhöhen in erster Linie die Konzentration an Serotonin und/oder Noradrenalin im synaptischen Spalt. Daneben kann die Beeinflussung bzw. Blockade cholinerger und histaminerger Synapsen einen Einfluss auf das psychische Geschehen nehmen oder unerwünschte Wirkungen auslösen. Antiadrenerge Effekte als Folge der Blockierung von Alpha-Rezeptoren führen zu Schwindel oder orthostatischen Beschwerden. Am Herzen kann die Reizleitung verändert sein.

? Grundsätzlich ist eine antriebssteigernde Wirkung im Rahmen einer Depressionstherapie erwünscht. Hinsichtlich der Suizidalität könnte sich damit jedoch ein Problem ergeben. Welches?

WEITER ZU ►58

47 **!** Da es sich um eine Dauertherapie handelt, sollte der Stoff vom MDT gut resorbierbar sein. Er sollte außerhalb des Gehirns keine dopaminergen Wirkungen zeigen – also muss er gut ZNS-gängig sein und erst dort zum Dopamin umgebaut werden.

Diese Situation wird folgendermaßen gelöst: Man gibt eine ZNS-gängige Vorstufe von Dopamin, nämlich die Aminosäure L-Dopa (= L-Dihydroxyphenylalanin). L-Dopa wird durch Decarboxylierung zum Dopamin umgebaut. Damit L-Dopa nicht bereits in der Peripherie zu Dopamin umgebaut und verbraucht wird, muss man es mit einem Decarboxylase-Hemmstoff kombinieren, wobei dieser Decarboxylase-Hemmer wiederum die Blut-Hirn-Schranke nicht überwinden darf. In der Bilanz entsteht aus L-Dopa nur im Gehirn Dopamin. L-Dopa kommt immer in fixer Kombination mit einem Hemmstoff der Decarboxylase zum Einsatz, wie z. B. Carbidopa oder Benserazid.

? Wie könnte auf andere Weise mehr Dopamin an den Synapsen des Gehirns zur Verfügung stehen?

WEITER ZU ►8

48 **!** Bei Spätdyskinisien und malignem neuroleptischen Syndrom müssen die Neuroleptika in jedem Fall abgesetzt werden.
Ist noch ein Blick auf die Störungen des EPMS gefällig?

DANN GEHEN SIE ZURÜCK ZU 40◄

Neben dem Dopamin-System und dem D_2-Rezeptor spielen vermutlich noch weitere Transmittersysteme bei Psychosen eine Rolle:

- Serotonin im Überschuss: LSD kann als Agonist am 5-HT-Rezeptor Halluzinationen auslösen. Deshalb kann eine Hemmung von 5-HT_2-Rezeptoren sinnvoll sein.
- Eine Unterfunktion von NMDA-Rezeptoren bzw. ein Mangel des daran bindenden Glutamats: Einige neuere Antipsychotika verstärken die Funktion der NMDA-Rezeptoren.

Damit ist klar, dass antipsychotische Wirkungen nicht nur über den D_2-Rezeptor zu erklären sind. Mit dem Clozapin gab es den ersten Arzneistoff, der antipsychotisch wirkte, aber in der üblichen Dosis ohne Wirkung auf das extrapyramidal-motorische System war.

In der Folge wurden mehr Arzneistoffe mit vergleichbarer Wirkqualität entwickelt, welche als Atypika oder atypische bzw. Antipsychotika der zweiten Generation bezeichnet werden.

? Die Blockade von welchem Rezeptor spielt bei den neueren Antipsychotika oder Atypika keine entscheidende Rolle mehr?

WEITER ZU ►65

! Mit der Blockade des H_1- und des 5-HT_2-Rezeptors. 49

Wesentlich ist allerdings der Unterschied zwischen klassischen und atypischen Antipsychotika hinsichtlich der EPMS. Deshalb werden heute meist Atypika als initiale Therapie gewählt. Mit der Verringerung des Risikos von Atypika rücken Einsatzgebiete wie die Augmentationstherapie bei therapieresistenten Depressionen, die Rezidivprophylaxe bei Manie oder bipolarer Störung oder die Behandlung von Angstzuständen stärker ins Blickfeld – auch ohne klaren Wirksamkeitsnachweis.

WEITER ZU DEN ANTIDEPRESSIVA UNTER ►54

Bei einer schizophrenen Erkrankung unterscheidet man zwei Kategorien von Sympto- 50
men:

- Plussymptome mit Halluzinationen, Wahnvorstellungen, gesteigertem Antrieb und Erregung,
- Negativsymptome mit sozialem Rückzug, Verflachung der Affekte und Apathie.

Mit einer Schizophrenie verbindet man die Überfunktion einer dopaminergen Bahn im subkortikalen Bereich des Gehirns, den Überschuss an Dopamin oder eine Überempfindlichkeit der Dopaminrezeptoren. Im Vordergrund steht also eine Überaktivität im Dopaminsystem.

? Das bedeutet, dass Mittel gegen Schizophrenie – sogenannte Antipsychotika – gegen welchen Überträgerstoff gerichtet sind?

WEITER ZU ►64

51 **!**

Immer häufiger kommen Antikonvulsiva bei anderen Indikationen wie bei chronischen Nervenschmerzen oder bei bipolaren Störungen als Stimmungsstabilisierer zur Anwendung. Aufgrund ihres geringeren Interaktionspotenzials (und auch der wirtschaftlichen Interessen der Patentinhaber) betrifft dies oft, aber nicht nur, die Arzneistoffe der neueren Generation.

◘ Tab. 8/51 Antikonvulsiva bei anderen Indikationen

Arzneistoff	Neuropathische Schmerzen	Bipolare Störung	Migräneprophylaxe
Carbamazepin	☒	☒	
Oxcarbazepin	☒	☒	
Lamotrigin	☒	☒	
Valproat		☒	☒
Gabapentin	☒		
Pregabalin	☒		
Phenytoin	☒		
Topiramat			☒

WEITER ZU ► 37

52 **!**

Das sind die Transmitter GABA (Gammaaminobuttersäure) und Glutamat. Als Rezeptoren sind der NMDA- und der AMPA-Rezeptor von Bedeutung. Darüber hinaus können Ionenkanäle als Angriffspunkte für Antikonvulsiva dienen.
Uff, das ist wahrlich mühsam. Aber die Pharmakologie der Antikonvulsiva erschließt sich selten ohne Bauchkrämpfe.

GABA ist der wichtigste hemmende Neurotransmitter im Gehirn. GABA bindet an den $GABA_A$-Rezeptor und öffnet dadurch einen Ionenkanal für Chlorid. In der Folge ist das nachgeschaltete Neuron hyperpolarisiert und weniger leicht erregbar.

Agonisten am $GABA_A$-Rezeptor sind: Barbiturate wie Phenobarbital, Benzodiazepine wie Diazepam, Felbamat und Topiramat.

Die GABA-Inaktivierung hemmen: Valproat, Tiagabin und Vigabatrin.
Die GABA-Synthese steigern: Valproat und Gabapentin.

Die GABA-Freisetzung erhöht: Levetiracetam.

?

Jetzt haben wir GABA besprochen. Welcher bereits erwähnte Transmitter ist noch wichtig? Welche Rezeptoren gehören zu diesem Transmitter?

WEITER ZU ► 5

! Am NMDA- und AMPA-Rezeptor bindet Glutamat und entfaltet exzitatorische Wirkungen. Ein Antagonismus dämpft bzw. reduziert diese exzitatorischen Wirkungen. 53

So weit, so gut. Oder etwa nicht und zurück zum Start? Sonst geht es weiter mit Ionenkanälen – auch nicht gerade leichte Kost.

Der Ausstrom von Kalium-Ionen beendet das Aktionspotenzial. Angeborene Veränderungen von Kaliumkanälen können die Ursache einer Epilepsie sein. (Übrigens werden sie auch für Herzrhythmusstörungen oder Schwerhörigkeit mitverantwortlich gemacht.) Die Reparatur von abnormen Kanalproteinen gelingt nicht. Aber man kann inhibitorisch wirkende Kaliumkanäle durch Kaliumkanalöffner aktivieren und den Ausstrom von Kalium fördern. In der Folge wird das Ruhepotenzial von Neuronen stabilisiert. Ein antikonvulsiver Kaliumkanalöffner ist das Retigabin (nur als Zusatztherapie bei fokalen Epilepsien). Natrium- und Calciumkanäle wirken exzitatorisch über den plötzlichen Ioneneinstrom.

? Ordnen Sie zu

Neurotransmitter	Exzitatorisch	Dämpfend
Glutamat	☐	☐
Natriumeinstrom	☐	☐
Calciumeinstrom	☐	☐
Kaliumausstrom	☐	☐

WEITER ZU ►7

Eine Depression ist durch eine stark herab gesetzte Stimmung und Antriebslosigkeit gekennzeichnet. Daneben kann der Patient auch ängstlich, schuldbeladen, eventuell auch agitiert sein. Neben der Beseitigung des Leidensdrucks steht die Behandlung einer Suizidgefährdung im Vordergrund. 54

Als Antidepressiva eingesetzte Arzneistoffe müssen in erster Linie stimmungsaufhellend wirken. Sie zeigen keinen Einfluss auf die Stimmung von Gesunden.Aus diesem Grund besitzen sie kein Missbrauchspotenzial. Daneben spielen sedierende oder antriebssteigernde Wirkungen eine Rolle.

? Welche drei Wirkqualitäten sind in Zusammenhang mit Antidepressiva von großer Bedeutung?

WEITER ZU ►60

! Wenn die sedierende Wirkung am nächsten Tag noch nicht abgeklungen ist, spricht man von einem Hangover. Fatal kann sich dieser auswirken, wenn sich gleichzeitig die muskelrelaxierende Wirkung bemerkbar macht und Stürze, gegebenenfalls mit Knochenbrüchen die Folge sind. Es gilt: Vorsicht vor einer zu hohen Dosis. 55

Im Prinzip wirken alle Benzodiazepine gleich. Sie unterscheiden sich jedoch in ihren pharmakokinetischen Eigenschaften wie HWZ oder Anflutungsgeschwindigkeit. Deshalb teilt man die Benzodiazepine nach ihrer HWZ bzw. Wirkdauer ein in:

- kurzwirksam 2–4 Stunden: Triazolam, Midazolam
- mittellang wirksam 6–24 Stunden: Oxazepam, Lormetazepam, Tetrazepam
- lang wirksam > 24 Stunden: Diazepam, Chlordiazepoxid, Flunitrazepam

?

Ergänzen Sie:
GABA ist ein ____ Transmitter an Synapsen des ZNS. Seine Bindung an den Rezeptor öffnet einen Chloridkanal, und in der Folge wird die Ansprechbarkeit des betreffenden Neurons ____. Benzodiazepine binden an den GABA-Rezeptor und ____ die Wirkung von GABA. Benzodiazepine ____ die Affinität des Rezeptors für GABA, wobei die Bindungsstellen am Rezeptor für Benzodiazepine und GABA unterschiedlich sind.

WEITER ZU ►41

56 !

Personen mit folgenden Erkrankungen sollten Anticholinergika nicht gegeben werden:
Prostatahyperplasie, Demenz, erhöhter Augeninnendruck
Über den Appetit könnte man streiten, denn Antihistaminika können den Appetit steigern, Anticholinergika verringern aber die Speichelproduktion und könnten auf diese Weise das Essen behindern. Wenn Sie sich die klassischen Antidepressiva und ihre Nebenwirkungen nochmals ansehen möchten, dann:

GEHEN SIE ZU 3◄

Erst mit den neueren Arzneistoffen wurde eine spezifischere Wirkung z. B. auf den Serotonin- und/oder den Noradrenalintransporter erreicht. Selektive Rückaufnahme-Hemmstoffe sind Antidepressiva der neuen Generation. Sie hemmen selektiv ein Transportprotein, welches den Überträgerstoff – in diesen Fällen ein bestimmtes Amin – aus dem synaptischen Spalt wieder entfernt. Als Folge der Hemmung steigt die Konzentration des entsprechenden Amins im synaptischen Spalt bzw. am postsynaptischen Rezeptor. Bei den neueren Antidepressiva richtet sich die Bezeichnung der Arzneistoffklasse nicht nach chemischen Gesichtspunkten, sondern nach der spezifischen Wirkung. Man unterscheidet:

- selektive Serotonin-Reuptake-Inhibitoren = SSRI,
- selektive Serotonin-Noradrenalin-Reuptake-Inhibitoren = SSNRI,
- selektive Noradrenalin-Reuptake-Inhibitoren = SNRI
  (derzeit wegen fraglicher Wirksamkeit von geringer Bedeutung).

Die ersten diesbezüglichen Arzneistoffe waren die SSRI (selektive Serotonin-Reuptake-Inhibitors). Sie greifen in andere Systeme praktisch nicht ein, insbesondere blockieren sie keine anderen Rezeptoren. Zu der Gruppe der SSRI zählen Citalopram, Escitalopram, Fluoxetin, Paroxetin und Sertralin.

?

Sind die SSRI, SSNRI und SNRI eher aktivierend oder sedierend? Wirken sie anticholinerg?

WEITER ZU ►42

! Man gibt im akuten Schub bei MS hochdosierte Glucocorticoide, meist einige Tage lang Methylprednisolon i.v. 57

Als immunmodulierende Basistherapie werden Betainterferon oder Glatirameracetat eingesetzt. Möglichkeiten zur Eskalationstherapie sind:

- Fingolimod, welches den Austritt aktivierter T-Lymphozyten aus den Lymphknoten verringert,
- Mitoxantron, welches auf DNA-Ebene in die Vermehrung von Antikörper bildenden B-Lymphozyten eingreift und auf diese Weise die Bildung von Autoantikörpern verringert,
- Natalizumab, welches sich als Antikörper gegen Immunzellen richtet, die in der Folge keine Entzündungsreaktionen mehr auslösen können.

Daneben kommen Azathioprin, Dimethylfumarat und Teriflunomid (ein Metabolit des Rheumamittels Leflunomid) zur Anwendung.

Unter ► 34 geht es weiter mit Psychopharmaka, und zwar zunächst mit anregenden und sedierenden.

! Die antriebssteigernde Wirkung könnte den Selbstmordabsichten die Tat folgen lassen. 58

Bei der Gabe von Antidepressiva unterscheidet man die akuten, sofort einsetzenden Wirkungen (oft unerwünscht) von den mit einer Latenz von durchschnittlich zwei Wochen auftretenden erwünschten stimmungsaufhellenden Effekten. Die antidepressive Wirkung könnte somit eine Sekundärwirkung im Sinne einer Veränderung der Rezeptorendichte, -verteilung oder -ansprechbarkeit sein. Oder man versteht sie als Umbau von neuronalen Netzwerken infolge des Eingriffs in die Transmittersysteme. Typischerweise tritt die stimmungsaufhellende Wirkung nach zwei Wochen auf. Eine sedierende und andere Nebenwirkungen sind sofort, eine antriebssteigernde Wirkung ist nach einigen Tagen festzustellen.

?

Kreuzen Sie an, mit welcher Wirkung ein Eingriff in Transmittersysteme in erster Linie in Verbindung gebracht wird.

Wirkung	Stimmungsaufhellend	Sedierend	Aktivierend	Unerwünscht
Anticholinerg	☐	☐	☐	☐
Serotonerg	☐	☐	☐	☐
Antihistaminerg	☐	☐	☐	☐
Noradrenerg	☐	☐	☐	☐

WEITER ZU ► 25

59 !

Die Lösungen lauten:

1. Das Standard-Therapeutikum bei Morbus Parkinson ist das L-Dopa.
2. Benserazid ist ein Decarboxylase-Hemmer.
3. Entacapon ist ein COMT-Hemmer.
4. Selegilin ist ein MAO-Hemmer.
5. Bromocriptin und Cabergolin sowie Ropirinol und Pramipexol zählen zu den Dopaminagonisten, wobei Bromcirptin und Cabergolin Ergot- bzw. Lyserg-säure-Derivate und Ropirinol und Pramipexol Nicht-Ergot-Agonisten sind.

Sollten Sie das Thema Parkinson vollständig ab 62◄ wiederholen? Oder nur den Abschnitt ab Entacapon, das wäre unter 8◄.

ANSONSTEN WEITER ZU ► 26

60 !

Zunächst ist die stimmungsaufhellende Wirkung die Grundvoraussetzung für ein Antidepressivum. Daneben sind eine eher sedierende oder eher antriebsstei-gernde bzw. aktivierende Wirkung von Bedeutung.

Die Monoaminmangelhypothese sieht in einem Mangel an Botenstoffen im Gehirn die Ursache für eine Depression. Umgekehrt bedeutet das, dass sich eine Erhöhung von Transmittern positiv auswirkt. Insbesondere wird die Aktivierung von serotoninergen und noradrenergen Synapsen im Gehirn mit einer antidepressiven Wirkung in Verbindung gebracht.

?

Wählen Sie die richtigen Begriffe:
Die depressive Episode wird mit einem Mangel/Überschuss der Transmitter NA/Dopamin/Serotonin verbunden.

WEITER ZU ► 46

61 Die Multiple Sklerose (MS) ist eine chronisch-entzündliche Autoimmunkrankheit, bei der es zu Schäden an den Axonen der zentralen Nervenzellen kommt, welche die Folge einer Auflösung der isolierenden Myelinschicht ist. Eine Fehlfunktion von T-Lymphozy-

ten wird als Auslöser angenommen. Die MS verläuft zunächst schubweise mit Remission, sie kann im Lauf der Jahre in eine chronisch progrediente Form übergehen. Ziel ist es, diesen Verlauf zu bremsen oder zu stoppen.

? Im akuten Schub werden bei MS potente Entzündungshemmer gegeben. Welche Stoffklasse könnte das sein?

WEITER ZU ► 57

Im Rahmen der Bewegungssteuerung gelangen Impulse von der motorischen Hirnrinde über das Rückenmark zu den Muskeln. Zur Koordinierung und Feinsteuerung werden gleichzeitig Impulse an das Kleinhirn und an die Basalganglien gesendet, von wo Rückmeldungen an den motorischen Cortex erfolgen. 62
Beim Morbus Parkinson handelt es sich um eine Störung, die in den Basalganglien lokalisiert ist. Sie ist durch den Untergang von Zellen in der Substantia nigra gekennzeichnet. Deren Neurone ziehen in die Striatum genannte Region und bilden die nigrostriatale Bahn, die mit Dopamin als Überträgerstoff arbeitet. In dieser Region enden auch cholinerge Neurone, sodass für die Bewegungssteuerung das Gleichgewicht zwischen Dopamin und Acetylcholin wichtig ist.

? Nennen Sie zwei nicht der Großhirnrinde zuzuordnende Bereiche, die sehr wichtig für die Bewegungssteuerung sind.

WEITER ZU ► 44

! Typische Nebenwirkungen, die man dem Serotonin zuschreibt, sind Durchfall und Übelkeit/Erbrechen. 63

? Wie heißt der SSNRI, der häufiger bei Angststörungen eingesetzt wird? Und wie heißt der SSNRI, der bei Inkontinenz von Frauen zur Anwendung kommt?

WEITER ZU ► 29

! Gegen Dopamin, und zwar werden üblicherweise Dopaminrezeptoren blockiert. 64

Antipsychotika greifen in zentrale Dopaminsysteme ein, von denen es im ZNS drei große gibt:

- Mesolimbisch-mesocorticales System: Es koordiniert die Motivation, den Antrieb und das Gedächtnis. Hier setzen antipsychotisch wirkende D_2-Antagonisten an.
- Nigrostriatales System: Es reguliert die extrapyramidale Motorik, ausgehend von der Substantia nigra in das Striatum (seine Degeneration führt zu M. Parkinson). Hier greifen – unerwünscht – antipsychotische D_2-Antagonisten an.
- Tuberoinfundibuläres System: Dopamin reguliert auf dem Weg vom Hypothalamus zur Hypophyse die Prolactin-Freisetzung. Die Bindung von Dopamin auf den lactotropen Zel-

len des Hypophysenvorderlappens hemmt die Freisetzung von Prolactin. D_2-Antagonisten können an dieser Stelle unerwünschte Wirkungen auslösen, da durch sie vermehrt Prolactin freigesetzt wird. (Folgen: Gynäkomastie, Amenorrhoe, Galaktorrhoe, Libidoverlust)

? Welche Auswirkungen kann eine Blockade von D_2-Rezeptoren haben,

- wenn es sich um D_2-Rezeptoren im mesolimbisch-mesocorticalen System handelt?
- wenn es sich um das nigristriatale System bzw. die Substantia nigra handelt?
- wenn es sich um D_2-Rezeptoren im tuberoinfundibulären System zwischen Hypothalamus und Hypophyse handelt?

WEITER ZU ► 24

65

! Die Blockade des D_2-Rezeptors ist bei den atypischen Neuroleptika nicht für die antipsychotische Wirkung entscheidend.

Bei den atypischen Antipsychotika gilt im Allgemeinen: Der D_4-Antagonismus ist größer als der D_2-Antagonismus. Insgesamt dürfte das Zusammenspiel der Eingriffe in Überträgersysteme die wichtigere Rolle spielen als die Blockade eines einzelnen Rezeptortyps. Infrage kommen insbesondere Serotonin-, aber auch Alpha-, muskarinische oder H_1-Rezeptoren. Der Antagonismus an verschiedenen Dopamin- und Serotonin-Rezeptorsubtypen ist bei den atypischen Antipsychotika von Substanz zu Substanz unterschiedlich. Es gibt Hinweise, dass das Verhältnis der Affinitäten zu D_2-, D_3-, D_4- und zu den 5-HT-Rezeptoren, insbesondere zum 5-HT_{2A}-Subtyp, für die Wirkungen eine Rolle spielt.

? Wenn die D_2-Blockade nicht entscheidend ausgeprägt ist, welche Rückschlüsse sind dann beim Einsatz der Atypika hinsichtlich ihrer Nebenwirkungen auf das EPMS zu ziehen?

WEITER ZU ► 36

66 Bei Patienten, die auf ein Antidepressivum nicht ansprechen, kommt neben dem Wechsel des Arzneistoffs bzw. der Arzneistoffklasse eine Augmentation in Betracht. Darunter versteht man eine Kombinationstherapie aus Antidepressivum mit einem Nicht-Antidepressivum, wie z. B. Lithium oder einem Neuroleptikum.

Die sogenannten Mood Stabilizer stabilisieren bei Stimmungsschwankungen und dienen zur Rezidivprophylaxe von depressiven und manischen Episoden bei bipolaren Erkrankungen. Als stimmungsstabilisierende Arzneistoffe sind Lithium und einige Antiepileptika wie Carbamazepin, Lamotrigin oder Valproinsäure zu nennen. Als Anwendungsgebiete von Lithium kommen manische Episoden und die Prophylaxe bzw. Stabilisierung bei bipolaren affektiven Störungen infrage. Lithium besitzt eine geringe therapeutische Breite.

Mit dem Ende des Kapitels sollten Wahrnehmungsstörungen und depressive Phasen verflogen sein.

Glückwunsch!

9 Hormone und Stoffwechsel

- Hormone des Hypothalamus und der Hypophyse
- Schilddrüse ab ▸ 33
- Knochenstoffwechsel ab ▸ 8
- Diabetes ab ▸ 36

Der Hypothalamus ist die Schnittstelle zwischen Nervensystem und Hormonsystem. Man 1
spricht auch vom neuroendokrinen System. Auf ungeklärte Art werden hier Vorgänge wie Wachstum, Reproduktion, Osmoregulation oder die Antwort auf Stress gesteuert. Rückkopplungsvorgänge stehen im Zentrum dieser Steuerung. Der Hypothalamus synthetisiert dazu eine Reihe von steuernden Hormonen, die in die benachbarte Hypophyse gelangen. Diese fungiert quasi als ausführende Drüse, indem sie Hormone in den Blutkreislauf abgibt. Bei all diesen Hormonen handelt es sich um Peptide bzw. Glykoproteine.

? Welche Hormone findet man demnach im Blut: Hypothalamus- oder Hypophysenhormone?

WEITER ZU ▸ 17

! Es handelt sich um eine Mischung aus 25 % schnell wirkendem Normalinsulin 2
und 75 % Verzögerungsinsulin (wobei es sich um Humaninsulin mit unveränderter Aminosäuresequenz handelt).

Heute ist es möglich, mit gentechnischen Methoden die Aminosäuresequenz des Insulins bei unveränderter Wirksamkeit zu verändern. Man versucht, entweder besonders schnell freigesetzte Insuline herzustellen. Oder man produziert Insulinmoleküle, die stabilere Komplexe bilden und somit langsamer und über einen längeren Zeitraum ins Blut verteilt werden. Man spricht von Insulin-Analoga.

? Welche Idee steckt hinter der Entwicklung der sehr schnell anflutenden Insulin-Analoga?

WEITER ZU ▸ 38

3

! Der wichtigste Mechanismus: Die (Blut)Glukose wirkt direkt auf die Betazellen ein und stimuliert die Insulinsekretion. Ein weiterer, pharmakologisch genutzter Mechanismus läuft über im Intestinaltrakt freigesetzte Hormone wie das GLP-1, welches nach oral aufgenommener Glukose die Betazellen stimuliert.

In Zusammenhang mit einem unzureichenden Einfluss des Hormons Insulin sind folgende Krankheitsbilder von Bedeutung:

- Beim Typ-1-Diabetes (juveniler Diabetes) kommt es rasch zu einem annähernd kompletten Ausfall der Betazellen in der Bauchspeicheldrüse, z. B. aufgrund immunologischer Prozesse. Die Folge ist ein absoluter Insulinmangel. Er entsteht relativ schnell und es treten typische Symptome wie Polyurie, dauerndes Durstgefühl und Gewichtsverlust auf.
- Beim Typ-2-Diabetes (Erwachsenen- oder Altersdiabetes) geht man von einem langsamen und symptomarmen Prozess aus, der mit einer Insulinresistenz der Zellen und einer kompensatorischen Mehrausschüttung von Insulin beginnt, die im Lauf der Zeit nicht mehr ausreicht. Darüber hinaus lässt die Insulinproduktion des Pankreas irgendwann nach und ein relativer Insulinmangel tritt auf. Am Ende kann die Insulinproduktion vollständig zum Erliegen kommen.
  Die Behandlung zielt auf eine Verbesserung des Missverhältnisses zwischen Insulinsekretion und Insulinwirkung durch ein besseres Ansprechen auf Insulin ab, eventuell auch auf eine Erhöhung der Insulinsekretion, oder man gibt letztlich Insulin.

? Wann ist nach dieser Definition der Diabetes-Typen eine Insulin-Ersatz-Therapie angezeigt? Bei welchem Typ könnten „orale Antidiabetika" angezeigt sein?

WEITER ZU ► 34

4

! Der Normwert für die Blut-Glukose-Konzentration liegt nüchtern bei 60–110 mg/dl. Wir lassen dabei außer Betracht, dass diese Werte ein kleines bisschen davon abhängen, ob man Kapillar- oder venöses Blut verwendet.

Die Steuerung der Blutglukose-Konzentration erfolgt einerseits über das Bauchspeicheldrüsenhormon Glukagon, welches eine (zu) niedrige Konzentration ansteigen lässt. Glukagon steigert den Glykogenabbau und die Glukoneogenese aus Aminosäuren.

? Geben Sie die möglichen Spätkomplikationen einer chronischen Hyperglykämie an.

WEITER ZU ► 13

! Bei einer Hypothyreose gibt man T_4 (= Thyroxin = Levothyroxin) (eventuell auch T_3). 5
Bei einer Hyperthyreose gibt man Thyreostatika wie Propylthiouracil, Carbimazol oder Perchlorat, eventuell auch Betablocker oder Glucocorticoide (bei entzündeter Schilddrüse).

WEITER ZUM KNOCHENSTOFFWECHSEL UNTER ► 8

! Dopamin ist identisch mit PRIH, dem Prolactin-Inhibiting-Hormon. Dopamin 6
hemmt also die Prolactin-Ausschüttung. Ein Dopaminantagonist führt also zu einem Prolactin-Anstieg. (Antipsychotika sind z. B. Dopaminantagonisten, die zu Prolactin-Wirkungen führen können, wie z. B. Wachstum von Brustgewebe oder Milcheinschuss.)
Nachdem das Thema Dopamin an anderen Stellen immer wieder vorkommt, sollte man sich diesen Sachverhalt gegebenenfalls erneut unter 9◄ ansehen.

WEITER ZUR SCHILDDRÜSE UNTER ► 33

! Das metabolische Syndrom ist gekennzeichnet durch Adipositas, Hypertonie, 7
Hyperinsulinämie/Insulinresistenz/Hyperglykämie, Hyperlipidämie bzw. Hypercholesterolämie.
Das haben Sie doch bestimmt gewusst.

UNTER 22◄ KÖNNTEN SIE ES NOCHMALS NACHLESEN.

Als Medikament der 1. Wahl bei Typ-2-Diabetes setzt man meistens Metformin ein, insbesondere bei übergewichtigen Diabetikern. Das Biguanid Metformin senkt bei Diabetikern den Blutzucker auf eine noch nicht geklärte Weise. Bekannt ist, dass es die Glukoseabgabe durch die Leber verringert und die Glukoseaufnahme in die Leber- und Muskelzellen steigert. Es greift nicht in die Insulinsekretion ein. Deshalb kommt es nicht zu Hypoglykämien oder anabolen Insulineffekten wie Gewichtszunahme.

? Zu welcher Arzneistoffgruppe zählt die Acarbose?

WEITER ZU ► 44

Die Knochen unterliegen einem ständigen Auf- und Abbau. Die Osteoblasten bauen 8
Knochen auf und die Osteoklasten bauen ihn ab. Das Verhältnis zwischen Auf- und Abbau bestimmt darüber, ob die Knochenmasse zu- oder abnimmt. Die Steuerung geschieht über Hormone: Das Parathormon baut zwar Knochen ab, um die Calciumkonzentration im Blut zu erhöhen, insgesamt sorgt jedoch eine gepulste Parathormonfreisetzung für die Balance zwischen Ab- und Aufbau. Das Calcitonin hemmt die Osteoklasten und hemmt ebenso wie die Estrogene den Knochenabbau.

WEITER ZU ► 21

! Oral kann man Peptide nicht verabreichen. Die parenterale und in diesen Fällen 9
auch die nasale Anwendung sind möglich.

1 2 3 4 5 6 7 8 9 10

Der andere Teil der Hypophyse, der Hypophysenvorderlappen (HVL) wird vom Hypothalamus über ein Blutgefäß erreicht und mithilfe von Releasing-Hormonen (RH) gesteuert. Die RH bringen den HVL dazu, seine Hormone in den großen Blutkreislauf abzugeben.
Es sind sechs Releasing-Hormone, mit denen der Hypothalamus auf den HVL einwirkt:

- GnRH oder Gonadotropin-RH (= Gonadoliberin oder Gonadorelin): Es wirkt über FSH (follikelstimulierendes Hormon) und LH (luteinisierendes Hormon) auf die Geschlechtsfunktion.
- TRH oder Thyreotropin-RH (= Thyreoliberin): Es wirkt über das TSH (Thyreoidae stimulierendes Hormon) auf die Schilddrüse.
- CRH oder Corticotropin-RH (= Corticoliberin): Es wirkt über ACTH (adrenocorticotropes Hormon oder Corticotropin) auf die Nebenniere.
- GHRH oder Growth-Hormon-RH (= Somatorelin): Es wirkt über GH (Growth Hormon = STH = somatotropes Hormon oder Wachstumshormon).
- Die beiden hemmenden Hormone, nämlich das GHRIH oder Somatostatin, und das PRIH (dabei handelt es sich um Dopamin – dies hemmt die Prolactin-Ausschüttung).

? Welche Aussage ist richtig?

Aussage	Richtig	Falsch
Releasing-Hormone stammen aus dem Hypothalamus.	☐	☐
Die Oxytocin-Ausschüttung wird über eine Nervenbahn ausgelöst.	☐	☐
Das Dopamin ist nicht nur ein Neurotransmitter, sondern auch ein Hormon des Hypothalamus.	☐	☐
Das im Blut messbare TSH stammt aus dem Hypothalamus.	☐	☐
Das Wachstumshormon STH stammt aus der Hypopyhse – es wird vom Hypothalamus über das GHRH gesteuert.	☐	☐

WEITER ZU ► 35

10 **!** Das CRH oder Corticoliberin führt im HVL zu einer Freisetzung von ACTH, welches auf die Nebenniere einwirkt. In der Folge steigt die Produktion von Corticosteroiden.

? Wirken Somatostatin und seine Analogen

wachstumsfördernd GEHE ZU ► 39
oder hemmend? GEHE ZU ► 19

11 **!** Es handelt sich um Insulin-Suspensionen, deren Partikel sich nur langsam auflösen.

In Verzögerungsinsulinen ist Insulin als Komplex gebunden, meist mithilfe von Protamin (NPH-Insulin = neutrales Protamin-Hagedorn-Insulin; eventuell auch mit Zink als Komplexbildner). Die unlöslichen Partikel setzen das Insulin nur langsam frei, je nach Kristallgröße und Löslichkeit des Komplexes. Diese Verzögerungs- oder Basalinsuline beginnen nach 1–2 Stunden zu wirken, ihre Wirkdauer beträgt maximal 12 Stunden.

? Worum könnte es sich bei einem Mischinsulin „comb 25" handeln?

WEITER ZU ► 2

12

! Der Hypothalamus steuert die TSH-Abgabe aus dem HVL mithilfe von TRH (Thyreotropin-Releasing-Hormon).

Das T_4 wird im Körper in die eigentliche Wirkform T_3 (Trijodthyronin) umgewandelt. Das T_4 wirkt langsam und hat eine HWZ von 7 Tagen. Das T_3 wirkt schnell und hat eine HWZ von 1,5 Tagen. Das T_3 ist zehnfach wirksamer als das T_4. Aus diesen Gründen wird das T_4 therapeutisch eingesetzt. Es führt zu glatteren Blutprofilen und es besteht keine Gefahr zu rascher Stoffwechselsteigerung mit Angina pectoris oder einem Infarkt.

? Welchen Einfluss hat die Gabe von T_4 auf die Achse Hypothalamus – Hypophyse?

WEITER ZU ► 37

13

! Hier müssen Schlagworte wie Mikro- und Makroangiopathie, Nierenschäden, Schäden an der Netzhaut mit Verlust des Sehvermögens, Neuropathie, Schlaganfall, KHK, Herzinfarkt, periphere arterielle Durchblutungsstörungen, diabetischer Fuß und eventuell Linsentrübung und Hypertriglyceridämie fallen.
Sie wissen Bescheid über die Spätfolgen?

WENN NICHT, DANN GEHEN SIE ZU 27 ◄

Der Gegenspieler des Glukagon mit der viel größeren pathophysiologischen Bedeutung ist das Insulin. Es ist ein Peptidhormon aus insgesamt 51 Aminosäuren und wird aus den Beta- oder Inselzellen der Bauchspeicheldrüse ins Blut abgegeben.

Der wichtigste Mechanismus, der zu einer Insulinausschüttung der Betazellen führt, ist ein Anstieg der Blutglukose-Konzentration. Die (Blut)Glukose wirkt direkt auf die Betazellen ein. Daneben fördern oder hemmen noch eine Reihe von Stoffen die Insulinsekretion. Pharmakologisch bedeutsam ist der Weg über die Hormone GLP und GIP. Beide Hormone werden vom GIT nach einer oralen Aufnahme von Glukose ins Blut ausgeschüttet und stimulieren die Betazellen.

? Wie heißt der Gegenspieler des Insulin? Welche Wirkung besitzt dieses Hormon?

WEITER ZU ► 30

14 **!** Als Zielwert nehmen wir 120 mg/dl an. Es müssten also 2–3 IE Insulin injiziert werden.

Die Diabetestherapie bewegt sich immer zwischen zwei Eckpunkten. Eine Hyperglykämie ist zu vermeiden. Neben den Spätschäden besteht akut v. a. bei Typ 1 das Risiko eines diabetischen Komas. Es sollte aber auch keine Hypoglykämie auftreten, die zur Bewusstlosigkeit führen kann. Ihre Symptome sind Blässe, Unruhe, Zittern, Tachykardie, Schweißausbruch. Zumindest teilweise sind diese Symptome durch Adrenalin ausgelöst, welches glukosemobilisierende Eigenschaften besitzt. Eine Gegenmaßnahme ist die schnelle Glukosezufuhr, die oral oder i. v. erfolgt. Möglicherweise ist die Injektion von Glukagon nötig.

? Weshalb sind Betablocker bei Diabetikern problematisch?

WEITER ZU ►26

15 **!** Am einfachsten anzuwenden sind Mischinsuline, die z. B. vor jeder Mahlzeit nach einem festen Schema gespritzt werden. Auch eine Kombination aus einem Basalinsulin plus einem Normalinsulin zu jeder Mahlzeit in festgelegter Dosis würde diesem Schema entsprechen.

Im Idealfall erfolgt die Gabe von Insulin bedarfsgerecht, d. h. man möchte die körpereigene Kinetik nachbilden. Aus diesem Grund werden feste Mischungen aus Normal- und Verzögerungsinsulin nur noch in der konventionellen Insulintherapie eingesetzt. Es müsste sich die Nahrungsaufnahme der Insulingabe anpassen. Messungen der Blutglukose-Konzentration und eine Anpassung der Insulindosis sind nicht vorgesehen.

Die intensivierte Insulintherapie nach dem Basis-Bolus-Konzept versucht, die natürlichen Verhältnisse besser nachzuahmen. Man gibt ein langwirksames Insulin, üblicherweise am Abend (oder morgens), das für den Basalspiegel sorgt. In Abhängigkeit vom Bedarf – unter Berücksichtigung der aktuellen Blutglukose-Konzentration und der zuzuführenden Kohlenhydratmenge – wird kurz vor dem Essen ein rasch wirkendes Insulin als Bolus gegeben.

? Kreuzen Sie an

Insulin	Aspart	Detemir	Glargin	Glulisin	Lispro
Kurz wirkend	☐	☐	☐	☐	☐
Lang wirkend	☐	☐	☐	☐	☐

WEITER ZU ►42

16 **!** Zu injizieren sind Insuline und GLP-Agonisten wie Exenatid oder Liraglutid.

? Welche oralen Antidiabetika wirken nicht insulinotrop (d. h. sie steigern ohne Glukosezufuhr die Insulinausschüttung nicht)?

WEITER ZU ►50

! Es sind Hypophysenhormone, denn die Hypophyse wird durch den benachbarten Hypothalamus nicht über den großen Blutkreislauf gesteuert. Und: Die Konzentration an Hypophysenhormonen im Blut dient der Steuerung durch Rückkopplung. 17

Man kann unterscheiden: Die Mehrzahl der Hypophysenhormone wirkt indirekt, indem sie die Aktivität eines Gewebes verändert, das Hormone produziert. Eine direkte Wirkung als Hormon besitzen die Hormone des Hypophysenhinterlappens (HHL). Vom Hypothalamus ziehen Nerven in den HHL. Von dort werden folgende direkt wirkende Hormone ins Blut abgegeben:

- das ADH (antidiuretisches Hormon = Vasopressin), welches an der Niere die Wasserrückresorption steigert und damit die Diurese verringert und
- das Oxytocin, welches im Rahmen von Schwangerschaft und Stillzeit wichtige Aufgaben besitzt.

? Weshalb könnte Vasopressin einem eigentlich gesunden Kind verordnet werden?

WEITER ZU ►31

! Die T_4-Gabe senkt das TRH und das TSH. Somit wird der Reiz, der zu einer Vergrößerung des Gewebes führt, abgeschaltet. 18

Thyreostatika hemmen die Schilddrüsenfunktion, indem sie die Synthese oder die Freisetzung der Hormone verringern. Dazu zählen Propylthiouracil, Carbimazol und Perchlorat. Eine kurzfristige Thyreostase kann mit sehr hoch dosiertem Iod (>6 mg/d) erreicht werden. Für atomare Zwischenfälle mit Freisetzung von radioaktivem Iod sind hoch dosierte Iod-Tabletten vorgesehen, welche die Aufnahme von radioaktivem Iod in die Schilddrüse kurzfristig stoppen sollen. Bei einem Schilddrüsenadenom entfernt oder zerstört man das Gewebe operativ oder durch radioaktives Iod.

Glucocorticoide können zur Entzündungshemmung und Immunsuppression im Rahmen von Schilddrüsenerkrankungen eingesetzt werden. Betablocker können gegen die durch Schilddrüsenhormone induzierte Herzüberfunktion sinnvoll sein.

? Welche Arzneistoffe gibt man bei

- Hypothyreose?
- Hyperthyreose?

WEITER ZU ►5

19 **!** Genau. Somatostatin oder GHRIH wirkt als Gegenspieler zum GHRH, welches die Abgabe von Wachstumshormon stimuliert. Darüber hinaus wirkt Somatostatin auf die Bauchspeicheldrüse und den Darm ein.

Der Hypothalamus stimuliert mit seinen Liberinen also den HVL. Der HVL gibt daraufhin seine stimulierenden Hormone, die „Tropine“ ins Blut ab. Dazu zählen u. a.:

- die Gonadotropine FSH und LH, welche die Produktion von Geschlechtshormonen und den Eisprung steuern,
- Prolactin (durch PRIH = Dopamin aus dem Hypothalamus inhibiert),
- GH (growth hormone = Somatoliberin),
- TSH = Thyreotropin, welches die Schilddrüse zur Abgabe von Thyroxin anregt,
- ACTH (adrenocorticotropes Hormon), welches die Produktion von Cortisol in der Nebennierenrinde steigert.

? Was hat man unter den Relinen wie Burserelin zu verstehen?

WEITER ZU ►45

20 **!** Man kann folgern, dass s. c. gegebenes Insulin die physiologische Insulinanflutung bzw. -wirkung nur teilweise nachahmt.

Tab. 9/20 Insulinwirkungen, die auf eine Verwertung und Absenkung der Glukose im Blut abzielen

Zellen	Insulinwirkung
Leberzellen	■ Glykogensynthese ↑ (vermehrter Glukoseeinbau, Energiespeicherung), ■ Glykolyse ↑ (vermehrter Glukoseabbau), ■ Glukoneogenese ↓ (Abbau von Eiweiß bzw. Aminosäuren ↓)
Muskelzellen	■ Glukoseaufnahme ↑, ■ Glykogensynthese ↑ (vermehrter Glukoseeinbau), ■ Proteinsynthese ↑ (anaboler Effekt)
Fettzellen	■ Glukoseaufnahme ↑, ■ Triglyceridsynthese ↑ und Triglyceridabbau ↓ (vermehrte Glukoseverwertung im Sinne einer Energiespeicherung)

? Ergänzen Sie: Erhöhung oder Erniedrigung des Blutzuckers?

- Eine gesteigerte Glykogensynthese in Leber- und Muskelzellen führt zur _____.
- Eine gesteigerte Glukoneogenese in der Leber führt zur _______.
- Ein gesteigerte Glukoseaufnahme in die Fettzellen führt zur _______.

WEITER ZU ►47

21 Unter einer Osteoporose versteht man eine Verschlechterung der Mikroarchitektur des Knochengewebes mit erniedrigter Knochendichte und -masse und der Neigung zu Frakturen. Folgende Faktoren erhöhen das Risiko für Osteoporose:

- Vitamin-D-Mangel,
- Calciummangel,
- Untergewicht,
- ungenügende körperliche Aktivität,
- Rauchen,
- höheres Alter,
- weibliches Geschlecht mit niedrigem Estrogenspiegel, also postmenopausal.

? Welche Funktion haben das Parathormon und das Calcitonin?

WEITER ZU ►49

Die Therapie des Typ-2-Diabetes unterscheidet sich grundsätzlich von der des Typ 1. Typischerweise beginnt der Diabetes Typ 2 mit einer Insulinresistenz, die einen erhöhten Insulinbedarf bzw. eine erhöhte Insulinausschüttung (Hyperinsulinämie) zur Folge hat. Als Ursachen vermutet man Überernährung und Bewegungsmangel, was zu einer vermehrten Triglyceridspeicherung und Adipositas führt. Beim metabolischen Syndrom treten neben der Hyperinsulinämie und der Adipositas noch die Symptome Hypertonie und Hypercholesterolämie hinzu. Als erste Auffälligkeit zeigt sich eine verminderte Glukosetoleranz. Bei hohen Glukosegaben kommt es zu einem gegenüber der Norm erhöhten und verlängerten Blutzuckeranstieg (latenter Diabetes). Später nimmt die Fähigkeit der B-Zellen zur Insulinsekretion ab und es entwickelt sich eine Hyperglykämie (manifester Diabetes). 22

? Ein Diabetes Typ 2 wird zunächst immer durch eine Änderung des Lebensstils behandelt. Was soll man sich darunter vorstellen?

WEITER ZU ►48

! Der gesamte Tagesbedarf liegt bei rund 30–60 IE, also beträgt das basale Insulin rund 15–30 IE. 23

Folgende Faustregel ist hilfreich: 1 IE Insulin senkt den Blutzucker um ca. 30–40 mg/dl.

? Wie viel Insulin müsste ein Patient spritzen, um einen Blutzucker von 200 mg/dl zu behandeln?

WEITER ZU ►14

24 **!**

Mit dem schwächer, aber dafür länger wirkenden T_4 erhält man einen geglätteten Blutspiegelverlauf. Die schnelle und zehnfach stärkere Wirkung von T_3 könnte die Stoffwechselaktivität zu intensiv sowie Herzfrequenz und Herzarbeit zu plötzlich steigern, wodurch das Risiko einer koronaren Durchblutungsstörung (Angina pectoris, Infarkt) bestände.

Die T_4- und T_3-Geschichte sollte man sich einprägen. Der Körper legt seine Vorräte gerne in größeren Molekülen an, von denen er bei Bedarf etwas „abschneidet". Das geht schneller als die Neuproduktion. Also schneidet er vom T4 ein Iod ab und die Wirkform ist T_3.

(Auch beim Insulin oder Angiotensin sind die Vorläufermoleküle längere Ketten, die bei Bedarf zur Wirkform gekürzt werden.)

Rücksprung zu T_3/T_4 gefällig?

DANN GEHEN SIE ZURÜCK ZU ►12

Eine Gabe von Iod kann genügen, wenn die Struma noch nicht zu lange besteht. Die Supplementation von Iod ist eine wirksame Kropfprophylaxe. Allerdings besteht bei Menschen ab etwa 40 Jahren die Gefahr der Überfunktion. Bei diesem Personenkreis könnten Teile des Schilddrüsengewebes autonom geworden sein. Das bedeutet, dass dieses Gewebe unabhängig vom TSH-Reiz geworden ist und ohne Bremse produziert, solange Iod zur Verfügung steht.

Neben euthyreoten Zuständen (ohne Veränderung von T_3/T_4) gibt es krankhafte Zustände mit einem Mangel und einem Überschuss an Schilddrüsenhormonen im Blut. Bei einem Morbus Basedow kommt es zu einer Hyperthyreose. Dabei handelt es sich um eine Autoimmunerkrankung mit der Bildung von Antikörpern gegen TSH-Rezeptoren, welche diese erregen. Trotz niedrigstem TSH kommt es zu einer hohen T_4-Produktion.

?

Was bezweckt man mit der Gabe von T_4 bei einem Kropf?

WEITER ZU ►18

25 **!**

Vitamin D: ca. 800–1000 IE/d;
Calcium: 1000 mg/d (Gesamtaufnahme inkl. Zufuhr aus Nahrung max. 2000 mg)

Die am weitest verbreiteten Osteoporosetherapeutika sind die Bisphosphonate wie z. B. Alendronat, Ibandronat, Risedronat oder Zoledronat. Sie hemmen die das Knochenmaterial abbauenden Osteoklasten. Die Bisphosphonate werden oral einmal täglich oder einmal pro Woche gegeben (Zoledronat: i. v.-Gabe einmal jährlich). Da sie mit Calcium unlösliche Komplexe eingehen, muss streng darauf geachtet werden, dass keine gleichzeitige Einnahme erfolgt.

Das Hormonanalogon Teriparatid stimuliert wie das Parathormon die Osteoblasten und damit den Knochenaufbau (bei einmal täglicher Gabe).

Strontiumranelat imitiert Calcium. Dadurch fördert es den Knochenaufbau und hemmt den Abbau.

? Nennen Sie Arzneistoff-Beispiele aus der Gruppe der Bisphosphonate.

WEITER ZU ►41

! Betablocker unterdrücken die Antwort auf Adrenalin. Einerseits wird die gluko- 26
semobilisierende Wirkung des Adrenalin aufgehoben, andererseits spürt der Diabetiker die Frühsymptome einer Hypoglykämie nicht mehr.
Das war doch eine interessante Frage, oder?

WER EINEN BLICK ZURÜCK WERFEN MÖCHTE GEHE ZU 14◄

Die konventionelle Insulintherapie arbeitet mit einem starren Dosierungsschema. Morgens und abends oder bei jeder Mahlzeit wird eine vorher festgelegte Dosis eines Insulins injiziert, die der voraussichtlich aufgenommenen Kohlenhydratmenge entsprechen soll. Eine Schulung des Patienten ist nicht nötig.

? Welche Art von Insulin könnte bei der konventionellen Insulintherapie Verwendung finden?

WEITER ZU ►15

Eine chronische Hyperglykämie wirkt sich insbesondere auf die Blutgefäße schädlich aus. 27
Man unterscheidet zwischen einer Mikro- und einer Makroangiopathie. Die Folgen der Mikroangiopathie sind Nierenschäden, Schäden an der Netzhaut mit Verlust des Sehvermögens und Neuropathien. Als Folge einer Makroangiopathie treten Schlaganfall, KHK, Herzinfarkt und periphere arterielle Durchblutungsstörungen auf. Der diabetische Fuß muss als Folge einer Neuropathie und von Schäden an kleinen und großen Gefäßen angesehen werden. Des Weiteren kommt es zur Linsentrübung und einer Hypertriglyceridämie.

? Schreiben Sie den physiologischen Normalwert der Blutglukose-Konzentration auf.

WEITER ZU ►4

! Die GnRH-Wirkung hängt von seiner gepulsten Freisetzung ab. Es führt zum glei- 28
chen Ergebnis, ob ein langwirkender Agonist oder ein Antagonist am Zielgewebe andockt: Die Aktivität der Gonaden wird nicht angeregt.

Weitere vom Hypothalamus an den HVL abgegebene Hormone sind das GHRH (= Growth-Hormon-RH) und sein Gegenspieler das GHRIH. Beim GHRIH handelt es sich um Somatostatin, das die Abgabe von STH (= somatotropes oder Wachstumshormon) hemmt. Das Somatostatin gelangt vom HVL direkt ins Blut und greift in die Freisetzung von anderen Hormonen wie Insulin, Glucagon oder Gastrin ein. Auch Somatostatin und sein Analogon Octreotid wirken vasokonstriktorisch und werden bei Ösophagusvarizenblutungen eingesetzt. Octreotid besitzt als lang wirkender Somatostatin-Agonist noch Anwendungsgebiete bei einigen endokrin aktiven Tumoren sowie bei Akromegalie.

?

Auf welches Organ wirkt letztlich das CRH oder Corticoliberin ein?

WEITER ZU ►10

29 !

1. Wahl: Metformin (ein Biguanid).
2. Wahl: Sulfonylharnstoffe, eventuell auch Glinide.

Wie bereits erwähnt, werden bei oral aufgenommener Glukose Inkretine aus dem GIT ins Blut abgegeben. Dazu gehört das Hormon GLP-1 (glucagon-like-peptide-1), welches die Insulinsekretion glukoseabhängig stimuliert. Das Peptid GLP-1 wird innerhalb einer Minute von dem Enzym DPP-4 (Dipeptylpeptidase-4) abgebaut bzw. inaktiviert.

?

Welche Arzneistoffe fördern die Insulinsekretion, welche Arzneistoffgruppen gibt es?

WEITER ZU ►40

30 !

Der Gegenspieler des Insulin heißt Glukagon. Es steigert den Glykogenabbau und die Glukoneogenese und in der Folge die Blutglukose-Konzentration.

?

Welche Schlussfolgerung lässt sich aus folgender Aussage ziehen:
Die Hälfte des vom Pankreas sezernierten Insulins bleibt bei der ersten Passage in der Leber. Nur die andere Hälfte wirkt in erster Linie auf Skelettmuskel- und auf Fettzellen ein.

WEITER ZU ►20

31 !

Vasopressin wirkt antidiuretisch, indem es die Wasserrückresorption in der Niere steigert. Es ist eine therapeutische Option bei kindlichem nächtlichen Wasserlassen.

Sowohl ADH als auch Oxytocin werden therapeutisch eingesetzt und zwar zur parenteralen Injektion und zur nasalen Verabreichung per Spray. Als Vasopressin-Agonist kommt Desmopressin bei Diabetes insipidus (Mangel an Vasopressin) oder bei nächtlichem Einnässen bei Kindern zum Einsatz. In hoher Konzentration wirkt Vasopressin bzw. sein Analogon Terlipressin vasokonstriktorisch. Anwendungen von Terlipressin sind die Gefäßkontraktion bei Ösophagusvarizenblutung, und es dient als vasokonstriktorischer Zusatz in Lokalanästhetika. Oxytocin kann zur Verstärkung der Wehentätigkeit oder nach der Geburt zur Abstoßung der Plazenta eingesetzt werden. Zudem steigert Oxytocin die Milchbildung.

? Sowohl das Vasopressin als auch das Oxytocin bestehen aus einer zyklischen Kette von neun Aminosäuren. Welche Darreichungsform ist grundsätzlich ungeeignet?

WEITER ZU ► 9

32

! Die Inkretine aus dem GIT stimulieren die Insulinausschüttung bei oral zugeführter Glukose bzw. Zufuhr von Kohlenhydratvorstufen über die Nahrung. Dazu gehört das GLP-1, welches durch das Enzym DPP-4 inaktiviert wird.

Diese Information brauchen wir für das Verständnis der Wirkung einer relativ neuen Arzneistoffgruppe.

Seit noch nicht sehr langer Zeit kann man das GLP-System pharmakologisch beeinflussen. Es gibt zwei Möglichkeiten, um auf diesem Weg die Insulinsekretion zu erhöhen. Einerseits kann ein synthetisches Inkretin-Analogon mit längerer HWZ gegeben werden. Solch stabile Arzneistoffe, die als direkte Inkretinmimetika wirken, sind Exenatid, Liraglutid oder Lixisenatid. All diese Arzneistoffe müssen injiziert werden, da sie Peptide sind.

? An dieser Stelle könnten Sie die zweite Möglichkeit schon erahnen. Wie könnte man noch die Aktivität des GLP-1 erhöhen?

WEITER ZU ► 43

Das TSH aus dem HVL regt die Produktion und Freisetzung von Schilddrüsenhormonen an. Ein hoher TSH-Spiegel zeigt an, dass hier „Gas gegeben" wird. Bei erfolgreich angestiegener Schilddrüsen-Hormon-Konzentration im Blut geht mithilfe einer Rückkopplung das TSH wieder zurück. 33

Die Schilddrüsenhormone wirken stoffwechselsteigernd und sind für die Entwicklung des Embryos von größter Bedeutung. Ein Mangel wirkt sich entscheidend auf Entwicklung und Wachstum aus, ebenso unerwünscht ist ein Anstieg des Hormonspiegels.

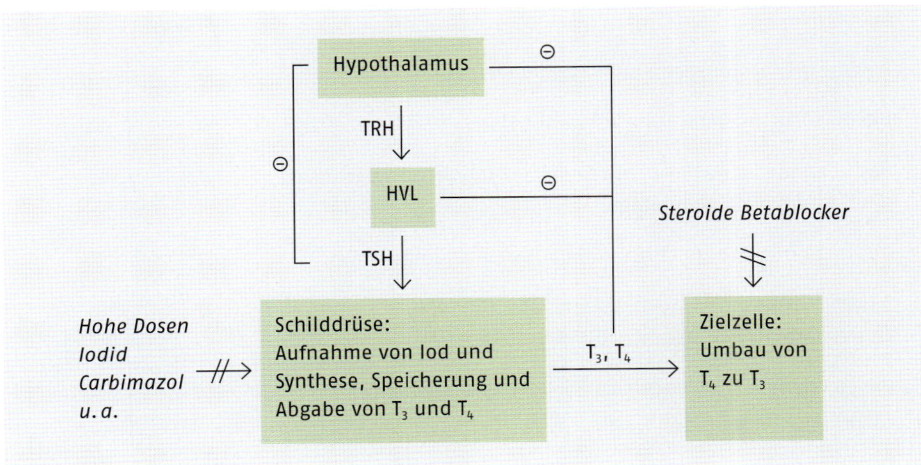

Abb. 9/33 Steuerung der Schilddrüsenhormon-Produktion

Zu unterscheiden sind die Schilddrüsenhormone T_3 und T_4. Die tägliche Produktion beträgt ca. 35 µg T_3 und 100 µg T_4. Die Schilddrüse gibt überwiegend T_4 (= L-Thyroxin = Levothyroxin) ab.

? Welches Organ steuert die TSH-Abgabe?

WEITER ZU ► 12

34 **!** Bei einem Ausfall der Inselzellen muss Insulin substituiert werden. Das bedeutet: immer beim Typ-1-Diabetiker, beim Typ-2-Diabetiker nur dann, wenn es unausweichlich erscheint. Orale Antidiabetika sind nur bei Typ 2 sinnvoll.
Diese Unterscheidung müssen Sie unbedingt wissen!

ODER UNTER NUMMER 3 ◄ NACHSCHLAGEN.

Eine Substitutionstherapie wird heute entweder mit Humaninsulin oder mit gentechnologisch veränderten Insulinmolekülen durchgeführt, wobei die Wirkung immer dieselbe ist. Das Ziel bei Insulinvariationen sind abgewandelte pharmakokinetische Eigenschaften. Es geht um die Frage: Wie schnell gelangt das Insulin in die Blutbahn, nachdem es s. c. injiziert worden ist. Unter Normal- oder Altinsulin versteht man gelöstes Insulin, welches gegebenenfalls auch i. v. angewendet werden könnte. Seine Wirkung setzt nach s. c.-Gabe nach ca. 15 Minuten ein, die maximale Wirkung tritt nach 2 Stunden auf und endet nach 6 Stunden.

? Überlegen Sie: Wenn schnell freisetzbares Insulin in Form einer Lösung angeboten wird, worum könnte es sich dann bei einem verzögert freigesetzten Insulin handeln?

WEITER ZU ► 11

35 **!** Korrekte Zuordnung der Aussagen

Aussage	Richtig	Falsch
Releasing-Hormone stammen aus dem Hypothalamus.	☒	☐
Die Oxytocin-Ausschüttung wird über eine Nervenbahn ausgelöst.	☒	☐
Das Dopamin ist nicht nur ein Neurotransmitter, sondern auch ein Hormon des Hypothalamus.	☒	☐
Das im Blut messbare TSH stammt aus dem Hypothalamus.	☐	☒
Das Wachstumshormon STH stammt aus der Hypopyhse – es wird vom Hypothalamus über das GHRH gesteuert.	☒	☐

Das ist schwere Kost. Nochmals ein Blick zurück gefällig?

DANN GEHEN SIE ZURÜCK ZU 9 ◄

Sehen wir uns jetzt eines dieser Hypophysenhormone an, das GnRH (Gonadotropin-Releasing-Hormon). Es ist der zentrale Regulator der Sexualfunktion. Zu seiner Wirkung kommt es nicht durch das Ausmaß seiner Konzentration, sondern durch die gepulste Freisetzung.

Bei geschlechtshormonabhängigen Tumoren kann die Blockade der Hypophysensteuerung von Vorteil sein („chemische Kastration"). Zur Ausschaltung der GnRH-Wirkung wurden GnRH-Rezeptorantagonisten entwickelt. Zum gleichen Ergebnis führen auch länger wirkende Superagonisten wie Buserelin oder Leuprorelin. In beiden Fällen kommt es zu einer Abnahme der Aktivität in nachgeschalteten Geweben, die Geschlechtshormone produzieren. Die GnRH-Antagonisten Abarelix und Debarelix werden z. B. beim Prostata- oder Mammakarzinom ebenso angewendet wie die lange und blockierend wirkenden „Reline" Burserelin oder Leuprorelin.

? Warum haben die therapeutisch eingesetzten GnRH-Agonisten die gleiche Wirkung wie die GnRH-Antagonisten?

WEITER ZU ► 28

36

Die Blutglucose-Konzentration wird vom Organismus ziemlich genau auf Werten zwischen 60 und 110 mg/dl gehalten. Eine Hypoglykämie unter 40–50 mg/dl führt zu Bewusstlosigkeit, da das Gehirn als Energieträger nur Glukose verstoffwechselt – außer der Organismus befindet sich in einer mehrtägigen Phase des Fastens. Nur in der postprandialen Phase nach dem Essen übersteigt die Blutglukose-Konzentration für kurze Zeit den oberen Wert.

WEITER ZU ► 27

37

! Deren Aktivität wird geringer, der TSH-Spiegel sinkt.

Bei einer Schilddrüsenunterfunktion, die primär durch eine Schilddrüsenerkrankung oder sekundär durch einen TSH-Mangel ausgelöst wird, kann man oral Thyroxin verabreichen. Die endgültige Dosis richtet sich nach der Restfunktion der Schilddrüse bzw. dem individuellen Bedarf, der sich in einer Größenordnung zwischen (50–)100–200 µg/d bewegt.

Häufig setzt man T_4 im Rahmen einer Suppressionstherapie bei euthyreoter Struma (Kropf bei normaler T_3/T_4-Konzentration im Blut) ein. Deren Ursache ist meist eine mangelhafte Iod-Zufuhr. Durch ein gesteigertes TSH wird die Schilddrüse stimuliert, um das wenige Iod effektiv zu verarbeiten und eine Hypothyreose zu vermeiden. In der Folge vergrößert sich die Schilddrüse.

? Warum gibt man T_4 statt T_3? Welche Nebenwirkung will man vermeiden?

WEITER ZU ► 24

38 **!** Ein schnell und kurz wirkendes Normalinsulin benötigt etwa 15 Minuten, bis es im Blut in wirksamer Konzentration erscheint. Man sollte es demnach 15 Minuten vor einer kohlenhydratreichen Nahrung spritzen. Man spricht vom Spritz-Ess-Abstand. Bei schneller anflutenden Insulinen kann dieser entfallen. (Allerdings benötigen die mit der Nahrung aufgenommenen Kohlenhydrate eine gewisse Zeit, bis sie im Blut erscheinen, sodass ein sehr schnelles Insulin leichter eine Hypoglykämie auslösen kann. Und der Spritz-Ess-Abstand ist möglicherweise sowieso unnötig.)

Rasch wirkende, sich nicht zu Aggregaten/Hexameren zusammenlagernde Insulin-Analoga sind Insulin Lispro, Insulin Aspart und Insulin Glulisin.

Lang wirkende Insulin-Analoga mit langsamer Auflösung im Gewebe und langsamer Diffusion ins Blut sind Insulin Glargin und Insulin Detemir. Ihre Wirkdauer kann 24 Stunden und länger betragen.

? Insulin kann mittels einer Pumpe z. B. in dreiminütigen Impulsen s. c. gegeben werden. Welche Art von Insulin wird verwendet?

WEITER ZU ► 46

39 **!** Das ist leider falsch.

GEHEN SIE ZURÜCK ZU 10 ◄

40 **!** Insulinotrop wirken:

- die Sulfonylharnstoffe mit langer HWZ: Glibenclamid, Glimepirid.
- die Glinide mit kurzer HWZ: Nateglinid, Repaglinid.

Das müssen Sie unbedingt drauf haben!

ANSONSTEN NOCH EINMAL ZU 44 ◄

? Welche Hormone sind daran beteiligt, dass oral aufgenommene Glukose zu einer stärkeren Insulinsekretion führt als i. v. gegebene?

WEITER ZU ► 32

41 **!** Bisphosphonate sind Alendronat, Ibandronat, Risedronat und Zoledronat (bzw. Alendronsäure, Ibandronsäure usw. Vorsicht: sehr unterschiedliche Dosierungsvorschriften).

Estrogene könnten im Rahmen einer Hormonersatztherapie zum Einsatz kommen. Der verringerte Estrogenspiegel nach der Menopause wird mit einer Reihe von gesundheitlichen Problemen in Verbindung gebracht (Osteoporose, kardiovaskuläre Erkrankungen, Demenz). Allerdings ist der langdauernde Einsatz von Estrogenen mit Risiken verbunden, sodass die Hormonersatztherapie zur Osteoporoseprophylaxe nur mehr eine geringe Rolle spielt.

Selektive Estrogen-Rezeptor-Modulatoren (SERMs) wie Raloxifen oder Bazedoxifen wirken nur im Knochen als Estrogenagonisten und hemmen den Knochenabbau. In anderen Geweben wie z. B. dem Brustgewebe wirken sie als Estrogenantagonist, weshalb sie das Brustkrebsrisiko senken.

WEITER ZUM DIABETES UNTER ▶ 36

! Korrekte Zuordnung der Insuline 42

Insulin	Aspart	Detemir	Glargin	Glulisin	Lispro
Kurz wirkend	☒	☐	☐	☒	☒
Lang wirkend	☐	☒	☒	☐	☐

WEITER ZU DIABETES TYP 2 UNTER ▶ 22

! Man könnte den Abbau von GLP-1 hemmen, also das Enzym DPP-4. 43

Es stehen Hemmstoffe des abbauenden Enzyms zur Verfügung, die oral verfügbar sind. Die DPP-4-Hemmstoffe wie Sitagliptin oder Vildagliptin bezeichnet man als Gliptine oder als indirekte Inkretinmimetika.

Das Glitazon Pioglitazon besitzt heute nur noch eine geringe Bedeutung. Der Eingriff in einen die Transkription steuernden Faktor führt zu einer erhöhten Empfindlichkeit der Zellen gegenüber Insulin. Allerdings verbindet man mit dem Einsatz der Glitazone ein erhöhtes Herz-Kreislauf-Risiko, weshalb inzwischen andere Glitazone vom Markt verschwunden sind.

Ein hoch aktuelles Therapieprinzip greift an der Niere an. Dort gelangt die Glukose als kleines Molekül in den Primärharn. Sie wird mithilfe eines nur in der Niere genutzten Mechanismus wieder ins Blut zurück transportiert. Das entsprechende Transportprotein heißt SGLT-2. Mit dem Arzneistoff Dapagliflozin steht ein oral anwendbarer Hemmstoff von SGLT-2 zur Verfügung, der die Blutglukose-Konzentration dadurch senkt, dass die Glukoseausscheidung über die Niere ansteigt. Logischerweise wird über diesen Weg auch Energie verloren. SGLT-2-Hemmer wirken nicht insulinotrop und sie senken tendenziell das Körpergewicht. Sie erhöhen aber das Risiko für Infektionen der Harnwege, da die Glukose den Mikroorganismen als Substrat dient.

? Ein Patient mit Diabetes Typ 2 möchte es unbedingt vermeiden, sich Arzneimittel zu injizieren. Welche Antidiabetika wendet er nicht an?

WEITER ZU ▶ 16

44 **!**

Die Acarbose ist ein Glukoseresorptionshemmer oder genauer ein Glucosidasehemmer.
Besteht ein Bedarf für den Rücksprung zur Glukosresorptionshemmung?

DANN AUF ZU 48◄

Als Mittel der 2. Wahl gelten die Sulfonylharnstoffe wie Glibenclamid oder Glimepirid. Sie steigern die Insulinausschüttung aus den Betazellen. Deshalb kann es zu einer Hypoglykämie kommen, insbesondere wenn die Kohlenhydratzufuhr mit der Nahrung nicht an den Bedarf angepasst war. Daneben kommt es häufig zu einer Gewichtszunahme. Sulfonylharnstoffe werden deshalb gerne bei normal- oder untergewichtigen Patienten eingesetzt. Man gibt sie aufgrund ihrer Wirkdauer einmal morgens oder gegebenenfalls zusätzlich abends.

Prinzipiell ähnlich wie die Sulfonylharnstoffe wirken die ebenfalls insulinotropen Glinide mit den Arzneistoffen Repaglinid und Nateglinid. Ihre Wirkung setzt sehr rasch ein und hält nur kurz an. Sie werden direkt vor einer Mahlzeit – und auch nur dann – gegeben.

?

Welcher Arzneistoff gilt als Mittel der 1. Wahl bei Diabetes Typ 2? Welche Arzneistoffgruppe als Mittel der 2. Wahl?

WEITER ZU ►29

45 **!**

Die Reline sind GnRH-Agonisten mit langer HWZ, so dass es zu keiner gepulsten Information kommt. Als Folge wird die Achse GnRH zu FSH und LH inaktiviert.

?

Dopamin besitzt neben seiner Bedeutung als Neurotransmitter auf der Achse Hypothalamus – Hypophyse eine Hormoneigenschaft. Was wird hier ein Dopaminantagonist bewirken?

WEITER ZU ►6

46 **!**

Man verwendet lösliches, schnell anflutendes Insulin, entweder Normalinsulin oder ein rasch wirkendes Analogon.

Für eine Insulintherapie sind zunächst folgende Richtwerte von Bedeutung. Der gesamte Tagesbedarf liegt bei ca. 0,5–1 IE Insulin pro kg Körpergewicht, wobei ungefähr die Hälfte als basales Insulin von der Bauchspeicheldrüse ausgeschüttet wird. Die andere Hälfte wird entsprechend dem Bedarf bzw. der Nahrungsglukose abgegeben.

?

Eine 60 kg schwere Person, die ausschließlich die basale Insulinsekretion substituieren will, hätte demnach welchen Tagesbedarf an Insulin?

WEITER ZU ►23

! Folgende Aussagen sind korrekt: 47

- Eine gesteigerte Glykogensynthese in Leber- und Muskelzellen führt zur Erniedrigung des Blutzuckers.
- Eine gesteigerte Glukoneogenese in der Leber führt zur Erhöhung des Blutzuckers.
- Ein gesteigerte Glukoseaufnahme in die Fettzellen führt zur Erniedrigung des Blutzuckers (mit gesteigerter Triglceridsynthese).

Insulin fördert die Speicherung von energiereichen Molekülen wie Glukose, Fettsäuren, Aminosäuren in Muskel-, Fett- Leberzellen, es fördert den Aufbau von Proteinen (anabole Wirkung) und fördert die Lipogenese. Außerdem hemmt Insulin die Lipolyse und den Abbau von Eiweiß. Es hält also die Energielieferanten Glukose/Glykogen bzw. Fett in den Zellen. Daneben fördert Insulin die Zellproliferation über den IGF-Rezeptor (= Insulin-like-Growth-Rezeptor) und steigert insgesamt das Körpergewicht.

Eine Verwertungsstörung von zugeführten Kohlenhydraten ist nach einem Glukosebelastungstest als Hyperglykämie erkennbar. Man spricht von einem Prädiabetes. Bei erhöhten Nüchternwerten lautet die Diagnose Diabetes mellitus.

Tab. 9/47 Einordnung nach Blutzuckerwerten

Einordnung	Nüchtern	2 Stunden nach oraler Glukosebelastung	HbA_{1c}
Normal	< 110 mg/dl	< 140 mg/dl	4,8–6,0 %
Gestörte Glukoseverwertung	110–125 mg/dl	140–200 mg/dl	(normal?)
Manifester Diabetes mellitus	> 125 mg/dl	> 200 mg/dl	≥ 8 %

Eine chronische Hyperglykämie zeigt sich auch in einem erhöhten Anteil an glykosyliertem Hämoglobin A1 (= HbA_{1c}), der bei Gesunden unter 6 % beträgt. Anders ausgedrückt: Der HbA_{1c}-Anteil in % erlaubt eine Aussage des Blutzuckerwerts während der vergangenen 8–10 Wochen (8 % entsprechen einem Durchschnittswert von 200 mg/dl, 10 % entsprechen rund 275 mg/dl; allerdings eignet sich der HbA_{1c} nicht für eine sichere Diagnose eines Diabetes, sondern für eine Verlaufskontrolle).

? Über welche zwei oben besprochenen Mechanismen wird die Insulinausschüttung gesteuert bzw. die Blutglukose gesenkt?

WEITER ZU ► 3

! Der Typ-2-Diabetiker soll sein Gewicht reduzieren, auf mehr Bewegung achten und auf diese Weise seine Insulinresistenz verringern. Diese Lebensstiländerung wirkt sich auch auf die Risikofaktoren Bluthochdruck und Hyperlipidämie aus. 48

Darüber hinaus versucht man, auftretende Blutzuckerspitzen zu glätten. Dies geschieht durch die Zufuhr komplexer Kohlenhydrate, z. B. aus Vollkorn. Pharmakologisch gelingt dies durch den Einsatz von Acarbose, einem Glucosidasehemmer, der die Spaltung von Disacchariden verringert. Die notwendige hohe Dosierung führt allerdings zu Verdauungsproblemen mit Blähungen und Durchfall, weshalb Acarbose heute seltener verwendet wird.

?

Wodurch ist das metabolische Syndrom gekennzeichnet?

WEITER ZU ► 7

49 !

- Parathormon: erhöht die Calciumkonzentration im Blut und sorgt für einen ausgeglichenen Knochenstoffwechsel bei gepulster Gabe (wird auch als Arzneistoff bei Osteoporose angewendet).
- Calcitonin: hemmt die Osteoklasten und damit den Knochenabbau. (Calcitonin muss ebenso wie Parathormon injiziert werden. Man gibt es bei Osteoporose insbesondere gegen Knochenschmerzen.)

Eine ausreichende Versorgung mit Vitamin D und mit Calcium zählt zu den leicht zu beeinflussenden Faktoren.

?

Können Sie Dosierungen für Vitamin D und Calcium angeben, die bei der Osteoporoseprophylaxe eingesetzt werden?

WEITER ZU ► 25

50 !

Nicht insulinotrop wirken Metformin, Glucosidasehemmer (Acarbose), DPP-4-Hemmer (Sitagliptin), SGLT-2-Hemmer (Dapagliflozin) und Glitazone. Diese Arzneistoffe bewirken keine Erhöhung des Körpergewichts.

Geschafft. Man oder frau könnten über eine Süßigkeit als Gehirnnahrung nachdenken.

10 Antiinfektiva

- Antibiotika
- Virustatika ab ▶43
- Antimykotika ab ▶7

Streng genommen werden Antibiotika von Mikroorganismen produziert, während Chemotherapeutika synthetisch hergestellt werden. Die Chemotherapeutika kann man in die antimikrobiell und die zytostatisch wirkenden unterteilen. Die einen kommen als Antiinfektiva, die anderen als Krebsmittel zum Einsatz. Ein Antibiotikum müsste sich eigentlich gegen das Leben richten. In der Pharmakologie wird der Begriff nur in Bezug auf Bakterien verstanden. Mittel gegen Pilze heißen Antimykotika oder Fungistatika, Mittel gegen Würmer Anthelmintika. Daneben gibt es noch Mittel gegen Einzeller oder Protozoenmittel, die sich z. B. gegen Amöbenruhr oder Malaria richten. Viren sind im strengen Sinn keine Lebewesen. Bei durch Viren ausgelösten Infektionskrankheiten kommen Virustatika zum Einsatz. 1

WEITER ZU ▶26

! Mit steigender Gruppennummer verschiebt sich die Wirksamkeit weg von den grampositiven hin zu den gramnegativen Keimen. Beim Einsatz muss man also konkret auf die Empfehlungen achten. 2

Die Einteilung der Cefalosporine kann man wie folgt vornehmen:

- **1. Gruppe** (Basiscefalosporine):
  Oral: Cefaclor, Cefalexin, Cefadroxil. Gegen grampositive Keime und einige gramnegative, wie z. B. Streptokokken, Staphylokokken, Enterobakterien wie E.coli oder Klebsiellen. Bei leichten Atemwegs- und Harnwegsinfekten.
- **2. Gruppe**:
  Oral: Cefuroximaxetil. Parenteral: Cefotiam, Cefuroxim. Noch ausreichende Wirksamkeit gegen Streptokokken und Staphylokokken, im gramnegativen Bereich erweitert, z. B. auch gegen Haemophilus influenza und Neisserien. Diese Arzneistoffe sind somit für HNO-Infekte interessant wie Otitis media oder Sinusitis und bei Pulmonien, eventuell als Alternative zu Amoxicillin.
- **3. Gruppe** (Breitspektrumcefalosporine):
  Oral: Cefpodoxim, Cefixim.
  - **Gruppe 3a**:
    Parenteral: Cefotaxim, Ceftriaxon. Diese Stoffe besitzen ein sehr breites Spektrum, mit sehr guter Wirksamkeit gegen gramnegative und schwächerer gegen grampositive

tive Keime. Sie werden insbesondere bei schwereren Infektionen mit gramnegativen Keimen verwendet.

- **Gruppe 3b**:
  Parenteral: Ceftazidim. Wirksam gegen Pseudomonas.
  In der Klinik werden die Antibiotika der Gruppen 3a und b zur Schließung von Wirkungslücken auch in Kombination mit anderen Antibiotika eingesetzt.
- **4. Gruppe**: Cefipim (i. v.)
  Die Stabilität gegen Betalaktamasen bzw. Staphylokokken ist verbessert.
- **5. Gruppe**: Ceftarolin (i. v.)
  Als erstes Cefalosporin wirksam gegen MRSA.

?

Weshalb sollte ein Cefixim-Präparat nicht kritiklos gegen ein Cefalexin-Präparat ausgetauscht werden (und umgekehrt)?

WEITER ZU ► 29

3

Das humane Immunschwäche-Virus (HIV, der Erreger von AIDS) zählt zu den Retroviren, die ihre RNA im Zellkern der Wirtszelle in DNA umschreiben lassen, um mithilfe des umprogrammierten Genmaterials neue komplette Virenpartikel herstellen zu lassen.

Der gesamte Vorgang lässt sich so beschreiben: Zuerst bindet das Virus an Zellen bzw. einen Zellrezeptor, und es kommt zu einer Verschmelzung mit der Membran mithilfe eines Fusionsproteins. Dann wird die virale RNA mithilfe der reversen Transkriptase (RT) in DNA umgeschrieben.

?

Bringen Sie folgende Begriffe, die in einem Zusammenhang mit einer Infektion durch ein Virus stehen, in die richtige Reihenfolge:
Proteinsynthese – Verschmelzung mit der Zellmembran – Adsorption an die Zelle – Freisetzung der Tochterviren – Zusammenfügen der Bausteine = Reifung – Nukleinsäuresynthese der viralen Genmaterials – Öffung der Viruskapsel = uncoating – Penetration

WEITER ZU ► 23

4

!

Auch hier geht es um den Selektionsdruck, der bei einem Breitbandantibiotikum möglicherweise unnötig auf gar nicht am Krankheitsgeschehen beteiligte Bakterien ausgeübt wird. Außerdem greifen Breitbandantibiotika stärker in die physiologische Darmflora ein mit dem Risiko für Durchfall und eventuell sogar einer Darminfektion durch Clostridium difficile.

Eine bakterizide Wirkung kann abhängig sein

- von der maximal erreichten Konzentration. Die Bakterizidie ist also konzentrationsabhängig. Beispiel: Aminoglykoside (i. v.) und Gyrasehemmer, beide Arten von Antibiotika erreichen bei ausreichend hoher Konzentration auch ruhende Keime.
- von der Zeit, während der die MBK erreicht wird. Die Bakterizidie ist also zeitabhängig. Beispiel: Betalactame wie Penicilline oder Cefalosporine, ruhende Keime werden

nicht erfasst, sie töten proliferierende Keime, demnach ist ein konstanter Spiegel über der MHK sinnvoll.

? Begründen Sie folgende Aussagen:
„Aminoglykoside werden trotz ihrer kurzen Halbwertszeit meist nur einmal täglich i.v. verabreicht.", „Bei Oralpenicillinen ist es wichtig, das Arzneimittel in regelmäßigen Abständen viermal täglich oder als Dauertropfinfusion zu geben."

WEITER ZU ►27

! Amoxicillin, am besten plus Clavulansäure (wegen Staphylococcus aureus) oder Cefuroxim. 5

? Warum sind Levofloxacin und Moxifloxacin bei der unkomplizierten ambulant erworbenen Pneumonie nicht die Antibiotika der ersten Wahl?

WEITER ZU ►40

Antibiotika lassen sich auf der Basis ihres konkreten Wirkmechanismus im Bakterium in 6
Gruppen einteilen:

- Hemmstoffe der Zellwandsynthese: Betalaktamantibiotika wie Penicilline oder Cefalosporine, Glykopeptide, Fosfomycin.
- Hemmstoffe der Proteinsynthese: Makrolide, Lincosamide wie Clindamycin, Tetrazykline, Aminoglykoside.
- Hemmstoffe der DNS-Funktion: Gyrasehemmer (=Fluorchinolone), Nitroimidazole wie Metronidazol.
- Hemmstoffe der Tetrahydrofolsäuresynthese: Sulfonamide, Diaminopyrimidine wie Trimethoprim.

Als Faustregel kann man sich einprägen: Antibiotika, welche die Zellwandsynthese hemmen oder die Zellwand destabilisieren, wirken bakterizid. Antibiotika, welche die Protein- oder die Nukleinsäuresynthese hemmen, wirken bakteriostatisch. (Die Gyrasehemmer wirken auf die DNA-Funktion ein und sind bakterizid. Und: Die Aminoglykoside wirken zwar auf die Proteinsynthese, sie sind aber ebenfalls bakterizid.)

? Welche Zuordnungen sind korrekt?

	Arzneistoff	Wirkung	Eigenschaft	GEHE ZU
A	Doxycyclin	Hemmung der Proteinsynthese	Bakterizid	►20
B	Cefuroxim	Hemmung der Zellwandsynthese	Bakterizid	►17
C	Moxifloxacin	Hemmung der DNA-Funktion	Bakterizid	►22
D	Amoxicillin	Hemmung der Zellwandsynthese	Bakteriostatisch	►39

7 Infektionserkrankungen durch Pilze sind meist auf die Haut oder Schleimhaut beschränkt. Es ergeben sich Krankheitsbilder wie Fußpilz, Nagelpilz, Mundsoor oder Vaginalmykose. Systemmykosen sind selten. Sie kommen nur bei Immunschwäche vor. Therapeutisch-pharmakologisch greift man häufig in die Ergosterolsynthese der Pilzzellen ein. Dadurch hemmt man den Aufbau der Pilzzellmembran. Es werden Imidazol-Derivate wie Clotrimazol, Bifonazol (beide schlecht resorbierbar), Fluconazol oder Itraconazol (oral) eingesetzt.

? Sie halten ein Fertigarzneimittel mit dem Arzneistoff Miconazol in Händen. Welche Aussage über die Wirkung lässt sich machen?

WEITER ZU ► 55

8 **!** Bei eitriger (bakterieller) Bronchitis, Sinusitis oder Otitis media ist mit gramnegativen Erregern zu rechnen. Deshalb greift man gerne zu Amoxicillin.

Beide Gruppen von Penicillinen werden leicht durch die Betalaktamase Penicillinase gespalten, die von der Mehrzahl der Staphylokokken gebildet wird. Als penicillinasefest gelten Oxacillin, Flucloxacillin oder Dicloxacillin, die ursprünglich als „Staphylokokkenpenicilline" bezeichnet wurden. Sie sind säurefest und somit oral anwendbar. Die Penicillinasefestigkeit wurde allerdings durch eine geringere Wirkung gegen die penicillintypischen Keime erkauft.

? Kreuzen Sie an

Eigenschaft	Penicillin G	Penicillin V	Oxacillin
Säurefest	☐	☐	☐
Penicillinasefest	☐	☐	☐
Hochwirksam gegen Streptokokken	☐	☐	☐

WEITER ZU ► 24

9 **!** Antivirale Proteasehemmer interagieren mit Enzymen, die in den Wirtszellen virusspezifische Proteine herstellen. Ihre Hemmung führt zu einem Stopp der Virenproduktion.

Interferone besitzen neben ihrer Wirkung gegen Viren eine therapeutische Bedeutung bei Autoimmunerkrankungen (z. B. INF-β bei Multipler Sklerose, INF-α bei Hepatitis und Haarzell-Leukämie). Interferone lösen unangenehme Nebenwirkungen aus, wie Krankheitsgefühl, Fieber und Müdigkeit. Sie müssen parenteral appliziert werden. Das mit dem INF-α gegebene Ribavirin ist ein Nukleosid-Analogon, es hemmt die RNA-Polymerase und damit die Vermehrung des Erbguts bzw. die Infektiosität der Viren.

Die HCV-Therapie (Hepatitis-C-Virus-Therapie) befindet sich derzeit im Umbruch. Die Therapie wurde in letzter Zeit hinsichtlich ihrer Wirksamkeit verbessert und hinsichtlich der Dauer auf einige Wochen verkürzt, indem die Protease-Inhibitoren Boceprevir, Telaprevir (kurze HWZ, nicht mehr Standard gegen HCV-1) und Simeprevir (einmal täglich) eingeführt wurden. Der nächste Fortschritt wurde mit Interferon-freien und damit sehr viel besser verträglichen Therapieschemata erzielt. Zielmoleküle für den pharmakologischen Angriff sind Nicht-Struktur-Proteine, z. B. NS5A oder NS5B. Als neuer Standard hat sich der NS5B-Hemmstoff Sofosbuvir etabliert, welcher die virale RNA-Polymerase hemmt.

Weitere Therapieoptionen gibt es mit den NS5A-Hemmstoffen Daclatasvir und Ledipasvir. Nachdem es vom HCV die Typen HCV-1 bis HCV-6 gibt, müssen auf den jeweiligen Typ abgestimmte Therapieregimes beachtet werden, die aus einer Kombination der genannten und neu entwickelten Hemmstoffe besteht.

? Worin besteht der Erfolg der neuen HCV-Therapiemöglichkeiten?

WEITER ZU ►36

! Ciprofloxacin besitzt eine Wirksamkeitslücke gegen Pneumokokken, die häufig als bakterielle Erreger infrage kommen.

? Bei der folgenden Aufgabe müssen Sie nicht an das Erregerspektrum denken: Haben Sie eine einfache Erklärung, weshalb bei einer vermuteten bakteriellen Prostatits ein Gyrasehemmer oder Doxycyclin meist den Vorzug gegenüber einem Penicillin erhält?

WEITER ZU ►35

Tab. 10/11 Tabelle der Penicilline

Penicillin	Säurefest	Penicillinasefest	Keimspektrum: grampositiv und -negativ	Anmerkung
Penicillin G	Nein	–	+++ –	
Penicillin V	Ja	–	+++ –	
Flucloxacillin	Ja	+	+++ –	„Staphylokokken-Penicillin"
Amoxicillin	Ja	–	++++ – – –	Aminopenicillin
Amoxicillin + Calvulansäure	Ja	+	+++++ – – –	
Piperacillin	Nein	–	+++++ – – – –	
Piperacillin + Tazobactam	Nein	+	++++++ – – – –	Acylaminopenicillin

Wirkung auf grampositive Bakterien: +++ mittel, ++++ mäßig stark, +++++ stark, ++++++ sehr stark
Wirkung auf gramnegative Bakterien: – schwach, – – – mittel, – – – – stark

10 1 2 3 4 5 6 7 8 9 10

11 **!** Ihr auf Staphylokokken erweitertes Wirkspektrum geht zulasten der Wirkung gegen Streptokokken bzw. der anderen typischen „Allerwelts-Penicillin-Keime".

? Welche Reihe führt Penicilline der gleichen Gruppe auf?

		GEHE ZU
A	Ampicillin, Amoxicillin	▸18
B	Amoxicillin, Phenoxymethylpenicillin	▸28
C	Flucloxacillin, Mezlocillin, Dicloxacillin	▸44

12 **!** Vancomycin oder Teicoplanin sind derzeit so etwas wie die letzte Waffe gegen MRSA-Keime.

Fosfomycin wird keiner chemischen Grundstruktur zugeordnet. Es hemmt ein Enzym der Zellwandsynthese. Es besitzt ein breites Wirkspektrum incl. E. coli, Enterokokken und Staphylococcus aureus. Fosfomycin wird gerne in Form einer einmaligen Gabe oral beim unkomplizierten Harnwegsinfekt eingesetzt. In der Klinik gilt es als Reserveantibiotikum (i. v.).

Obwohl die Makrolide mit der Hemmung der Eiweißsynthese einen anderen Wirkansatz aufweisen, entspricht ihr Keimspektrum mit dem Schwerpunkt gegen grampositive Erreger in etwa dem von Penicillinen. Zu den Makroliden gehören Erythromycin, Clarithromycin, Roxithromycin und Azithromycin. Sie gelten ebenso wie die Penicilline als sehr gut verträglich und werden als Alternative bei Penicillinallergie angesehen. Darüber hinaus wirken sie auch gegen intrazelluläre Keime (Chlamydien, Mykoplasmen). Sie kommen bei Infektionen der Atemwege – häufig in der Pädiatrie – und bei atypischen Pneumonien zum Einsatz (Erreger sind Chlamydien, Mykoplasmen, Legionellen). Bei schwereren Infektionen kann man sie mit Betalaktamen kombinieren. Allerdings sind bei Staphylokokken und Streptokokken (auch Pneumokokken) mögliche Resistenzen zu beachten.

? Welche Aussagen treffen zu, welche nicht? Kreuzen Sie an

Aussage	Richtig	Falsch
Fosfomycin i. v. gilt als Reserveantibiotikum in der Klinik.	☐	☐
Fosfomycin zählt zu den Aminoglykosiden.	☐	☐
Fosfomycin gilt als orale Einmalgabe bei unkomplizierten Harnwegsinfekten als Mittel der 1. Wahl.	☐	☐

WEITER ZU ▸32

13

!

1. Zu den Betalaktamen gehören die Penicilline, die Cefalosporine, die Carbapeneme und die Monobactame (eine Gruppe mit nur einem Arzneistoff).
2. Makrolide sind Erythromycin, Clarithromycin oder Azithromycin.
3. Gyrasehemmer sind Norfloxacin, Ciprofloxacin oder Moxifloxacin.
4. An der DNA-Funktion greifen die Gyrasehemmer und das Metronidazol aus der Gruppe der Nitroimidazole an.

Noch ein bisschen unsicher? Dann gehen Sie das Lernprogramm nochmals ab 26◄ durch.
Alles richtig, nicht geraten und erschütterungsresistent gespeichert?

DANN GEHT ES WEITER ZU ►15

14

? Ordnen Sie zu

Arzneistoff	Betalaktam	Makrolid	Gyrasehemmer	Andere
Amoxicillin	☐	☐	☐	☐
Ciprofloxacin	☐	☐	☐	☐
Clarithromycin	☐	☐	☐	☐
Cefaclor	☐	☐	☐	☐
Vancomycin	☐	☐	☐	☐
Metronidazol	☐	☐	☐	☐
Imipenem	☐	☐	☐	☐
Roxithromycin	☐	☐	☐	☐

WEITER ZU ►41

Man unterscheidet zwei grundlegende Mechanismen von Antibiotika: 15

- Ein Antibiotikum kann Bakterienkulturen in ihrem Wachstum hemmen. Beispiele: Hemmung der Proteinsynthese durch Makrolide und Tetrazykline, Hemmung der Folsäuresynthese durch Sulfonamide oder Trimethoprim. Die minimale Hemmkonzentration (MHK) beschreibt die für eine bakteriostatische Wirkung nötige Konzentration eines Stoffs.
- Falls ein Antibiotikum Bakterien abtötet, spricht man von einer bakteriziden Wirkung. Beispiele: Hemmung der Zellwandsynthese durch Betalactame, Hemmung der DNA-Funktion durch Chinolone. Entsprechend kann man die minimale bakterizide Konzentration (MBK) ermitteln. Häufig wirkt sich die Bakterizidie nur auf in der Teilung bzw. in der Wachstumsphase befindliche Keime aus.

Somit lassen sich Antibiotika in zwei Gruppen klassifizieren. Allerdings kann es sein, dass ein bakteriostatisch wirkender Stoff bei höherer Konzentration bzw. dosisabhängig bakterizid wirkt.

? Weshalb ist es eventuell problematisch, ein bakteriostatisch wirkendes Antibiotikum mit einem bakterizid wirkenden zu kombinieren?

WEITER ZU ► 52

16

! Korrekte Zuordnung der Wirkung

Antibiotikum	Bakteriostatisch	Bakterizid
Penicillin V (ein Betalaktam, hemmt Zellwandsynthese)	☐	☒
Azithromycin (ein Makrolid, hemmt Proteinsynthese)	☒	☐
Doxycyclin (ein Tetrazyklin, hemmt Proteinsynthese)	☒	☐
Cefaclor (ein Cefalosporin, hemmt Zellwandsynthese)	☐	☒
Ciprofloxacin (ein Gyrasehemmer, hemmt DNA-Funktion)	☐	☒
Sulfamethoxazol (ein Sulfonamid, hemmt Folsäuresynthese)	☒	☐

(Hier nochmals die Ausnahme, die allerdings nicht gefragt war: Aminoglykoside wie Gentamycin hemmen zwar die Proteinsynthese, sie wirken aber bakterizid. Auch aus diesem Grund eignen sie sich in schweren Fällen als Kombinationspartner, z. B. für Penicilline.)

Wenn sich Bakterienarten oder -stämme nur durch im Gewebe nicht erreichbar hohe Konzentrationen beeinflussen lassen, spricht man von unempfindlichen oder resistenten Bakterien. Dabei unterscheidet man

- die natürliche Resistenz: eine Bakterienart reagiert von Anfang an unempfindlich auf einen Stoff, da z. B. ein bestimmter Angriffspunkt nicht vorhanden ist (z. B. eine Zellwandstruktur oder ein Enzym).
- die erworbene Resistenz: eine Bakterienart ist zwar zunächst empfindlich, aufgrund von Erbgutveränderungen entstehen resistente Stämme. Ein hoher Selektionsdruck als Folge des Einsatzes von Antibiotika wirkt sich fördernd auf die Etablierung von resistenten Stämmen aus.

? Weshalb gelten folgende Feststellungen:
„Das klinisch relevante Spektrum von Keimen, die mit einem Antibiotikum behandelt werden können, ändert sich.", „Ein unkritischer Einsatz von Antibiotika fördert die Ausbreitung von Resistenzen."

WEITER ZU ► 31

17

! B: Ja, das ist richtig! Gehen Sie trotzdem noch einmal zu 6 ◄ zurück und prüfen auf weitere korrekte Zuordnungen.

18

A: Genau so ist es. Gut.

Auch Cefalosporine hemmen die Zellwandsynthese und sind gegenüber der üblichen Betalaktamase stabil, also auch gegen Staphylokokken wirksam. Das gilt nicht für einige Cefalosporinasen und für ESBL, die sich oft in multiresistenten Keimen – insbesondere in Enterobakterien immungeschwächter Patienten finden und Lungenentzündungen, Harnwegsinfektionen oder Wundinfektionen auslösen. Die Einteilung der Cefalosporine in Gruppen ist nicht einheitlich. Insbesondere sollte man mit einer steigenden Gruppennummer keine grundsätzlich bessere Eignung bzw. Wirksamkeit verbinden. Als Faustregel gilt: Je höher die Gruppennummer, desto besser die Wirksamkeit gegen gramnegative und Problemkeime, dafür aber eine umso schlechtere Wirkung gegen grampositive Keim.

?

Weshalb gilt für Cefalosporine die folgende Aussage nicht?
„Je höher die Gruppennummer oder Generation, desto besser die Wirksamkeit."

WEITER ZU ► 2

19

Hier dürfte nicht nur das Wirkspektrum, sondern die Knochengängigkeit das Kriterium sein, welches Zahnärzte besonders schätzen.

Im Folgenden sehen wir uns die einzelnen Antibiotika genauer an. Die größte Gruppe stellt die der Betalaktame dar. Dazu gehören Penicilline, Cefalosporine, Carbapeneme und das Monobactam Aztreonam. Sie alle hemmen die Zellwandsynthese, indem sie den Aufbau des Mureins, eines beim Säuger nicht vorkommenden Zellwandbestandteils, spezifisch hemmen. Der Angriffsort ist die Mureinsynthase oder Transpeptidase bzw. Penicillin bindende Proteine (PBP).

Bei den Betalactamen taucht immer wieder eine Frage auf: Sind sie gegenüber Enzymen stabil? Der Betalaktamring lässt sich mithilfe eines Enzyms, einer Betalaktamase spalten, so dass der Arzneistoff inaktiviert wird. Von den Staphylokokken, zu denen auch der oftmals pathogene Staphylococcus aureus gehört, produzieren über 80 % Betalaktamasen. Sie sind also resistent, sofern ihre Betalaktamase das Antibiotikum tatsächlich spalten kann.

?

Denken Sie über folgende Fragen nach:

1. Rickettsien besitzen zwar eine Zellwand aus Murein, warum sind sie jedoch mit Penicillin nicht angreifbar, obwohl sie eigentlich in vitro empfindlich sind?
2. Mykoplasmen besitzen keine Zellwand. Sind sie empfindlich gegenüber Betalaktamen?

WEITER ZU ► 48

20

A: Das ist nicht korrekt. Gehen Sie zurück zu 6◄ und lesen sie noch einmal nach.

21 **!**

Gegen die Scharlach- und Tonsillitis-Erreger wird immer noch das gute alte Phenoxymethylpenicillin (Penicillin V) eingesetzt, üblicherweise 10 Tage lang ca. 1–1,5 Mio. Einheiten 3-mal täglich.

Die Aminopenicilline besitzen ein erweitertes Wirkspektrum in Richtung gramnegative Keime wie Haemophilus influenza, Enterobakterien (Proteus, E. coli, Shigellen). Auch grampositive Enterokokken sprechen an. Gut resorbiert wird Amoxicillin. Ampicillin wird wegen der geringeren Resorbierbarkeit vor allem parenteral gegeben. Einsatzgebiete sind obere Atemwegs- und Harnwegsinfektionen.

?

Weshalb gilt Phenoxymethylpenicillin nicht als 1. Wahl bei eitriger Bronchitis, Sinusitis oder Otitis media?

WEITER ZU ►8

22 **!**

C: Prima. Das war vollkommen in Ordnung.

?

Geben Sie an, zu welchen Antibiotikagruppen folgende Arzneistoffe gehören:

- Ciprofloxacin
- Clarithromycin
- Minocyclin

WEITER ZU ►45

23 **!**

1. Adsorption an die Zelle und Verschmelzung mit der Zellmembran – 2. Penetration – 3. Öffnung der Viruskapsel = uncoating – 4. Nukleinsäuresynthese des viralen Genmaterials – 5. Proteinsynthese – 6. Zusammenfügen der Bausteine = Reifung – 7. Freisetzung der Tochterviren

Die größte Bedeutung besitzen Hemmstoffe der RT. Man unterscheidet nukleosidische von nichtnukleosidischen Hemmstoffen (NRTI bzw. NNRTI).

Zu den NRTI zählen Tenofovir, Zidovudin, Zalcitabin und Lamivudin.
Zu den NNRTI zählen Nevirapin und Efavirenz.

Üblicherweise gibt man bei einer HIV-Infektion eine Dreierkombination aus zwei nukleosidischen und einem nichtnukleosidischen Wirkstoff. Statt des NNRTI kann auch ein HIV-Protease-Hemmer (PI) als dritter Kombinationspartner fungieren. PI verhindern die Virusreifung, die von einer Spaltung der gebildeten viralen Proteine abhängig ist. Zu den PI zählen Saquinavir, Lopinavir, Atazanavir, Darunavir und Indonavir. Das schwach wirkende Ritonavir besitzt eine Sonderstellung. Es wird verabreicht, um den Abbau anderer Arzneistoffe zu hemmen. Man spricht von „Boostern". Als Reservetherapeutikum kommt der Integrasehemmer Raltegravir infrage, der die Einschleusung der viralen DNA in das menschliche Genom verhindert.

WEITER ZUR INFLUENZA UNTER ►47

! Korrekte Zuordnung 24

Eigenschaft	Penicillin G	Penicillin V	Oxacillin
Säurefest	☐	☒	☒
Penicillinasefest	☐	☐	☒
Hochwirksam gegen Streptokokken	☒	☒	☐

Mit der Entwicklung von Betalaktamase-Hemmstoffen wie Clavulansäure, Sulbactam und Tazobactam konnten die Vorteile der Aminopenicilline mit denen der Staphylokokkenpenicilline kombiniert und das Spektrum zum Breitbandpenicillin erweitert werden. Man kombiniert dazu ein Aminopenicillin mit einem Betalaktamase-Hemmstoff. Allerdings sind diese Kombinationen nicht ganz billig und sie sind nicht gegen alle Arten von Betalaktamasen wirksam – sogenannt ESBL (extended spectrum betalactamases) werden nicht erfasst.

? Auch in der Allgemeinpraxis wird die Kombination aus Amoxicillin + Clavulansäure häufig verordnet. Welchen Vorteil bringt diese Kombination? (Sind damit alle Probleme gelöst?)

WEITER ZU ► 53

! Korrekte Zuordnung des Anwendungsgebietes 25

Antibiotikum	Lokal	Oral	Parenteral
Penicillin V	☐	☐	☒
Penicillin G	☐	☒	☐
Ampicillin	☐	(☒)	☒
Piperacillin	☐	☐	☒
Cefuroxim	☐	☒	☒
Gentamicin	☒	☐	☒
Fusidinsäure	☒	☐	☐
Polymyxin	☒	☐	☐
Vancomycin	(☒)	(☒)	☒

(☒): lokale Wirkung im Darm bei oraler Anwendung

Man unterscheidet eine ambulant von einer nosokomial (im Krankenhaus) erworbenen Pneumonie. Damit verbunden ist das erwartete unterschiedliche Erregerspektrum. Bei einer ambulant erworbenen Pneumonie sind Pneumokokken (Streptococcus pneumoniae), Haemophilus influenzae, Mykoplasmen, Legionellen oder Chlamydien neben

Viren häufige Erreger. Eine unkomplizierte, leichtgradige Pneumonie kann ambulant mit Amoxicillin behandelt werden. Alternativen sind Makrolide oder Doxycyclin. Bei vorliegenden Risikofaktoren bzw. dem Verdacht auf Resistenzen stehen Amoxicillin plus Clavulansäure, eventuell in Kombination mit einem Makrolid, oder alternativ ein Gyrasehemmer wie Levofloxacin oder Moxifloxacin oder ein Cefalosporin der Gruppen 2 oder 3 wie Cefuroxim oder Cefpodoxim zur Wahl.

? Bei einer bakteriellen Sinusitis oder Otitis media rechnet man mit ähnlichen Keimen wie bei der ambulant erworbenen Pneumonie, zusätzlich kommen Hämophilus influenzae und Staphylococcus aureus in Betracht. Welche Antibiotika schlagen Sie vor?

WEITER ZU ►5

26 Antibiotika lassen sich auf der Basis ihrer chemischen Struktur in Gruppen einteilen:

- Betalaktam-Antibiotika: Penicilline (z. B. Amoxicillin), Cefalosporine (z. B. Cefaclor, Cefuroxim, Cefixim), Carbapeneme (z. B. Imipenem), Monobactame (Aztreonam).
- Makrolide: Erythromycin, Clarithromycin, Roxithromycin, Azithromycin.
- Lincosamide: Clindamycin.
- Tetrazykline: Doxycyclin, Minocyclin, Tetrazyklin.
- Chinolone oder Fluorchinolone (oder Gyrasehemmer): Norfloxacin, Ciprofloxacin, Levofloxacin, Moxifloxacin.
- Aminoglykoside: Gentamicin, Amikacin, Tobramycin, Streptomycin.
- Sulfonamide: Sulfamethoxazol, Sulfadiazin.
- Diaminopyrimidine: Trimethoprim.
- Glykopeptide: Vancomycin, Teicoplanin.
- Nitroimidazole: Metronidazol.

Nicht in Gruppen eingeteilt wird z. B. Fosfomycin.

WEITER ZU ►14

27 **!** Aminoglykoside wirken konzentrationsabhängig. Die einmal erreichte Höchstkonzentration ist wichtig für den Therapieerfolg (und die Nebenwirkungen sind wegen der kurzzeitigen Belastung geringer). Penicilline wirken zeitabhängig.

Es ist entscheidend, wie sich ein Stoff im Körper verteilt bzw. ob ein Antibiotikum in das betroffene Kompartiment oder Gewebe eindringen kann. Als schwer erreichbar gelten Knochen, ZNS/Liquor, Abszesse, Herzklappen oder Prostata. Manche Keime wie Tuberkelbakterien oder Chlamydien halten sich in der Zelle auf. Ein Antibiotikum muss also in Zellen eindringen, um intrazellulär lebende Keime zu erfassen. Das Antibiotikum Clindamycin besitzt ein ähnliches Wirkspektrum wie Penicilline oder Makrolide, wie z. B. Clarithromycin, und ist darüber hinaus gut knochengängig.

? Clindamycin wird trotz seines relativ hohen Preises häufig von Zahnärzten verordnet. Welche Begründung könnte angeführt werden?

WEITER ZU ►19

28

!

B: Nö, ist leider falsch.

ZURÜCK ZU 11◄

29

!

Kein kritikloser Austausch eines Gruppe-3-Cefalosporins gegen eines der Gruppe 1 wegen des unterschiedlichen Keimspektrums. Eine Anwendung der Gruppe 3 sollte nur bei schwereren Infektionen erfolgen, erfasst werden insbesondere gramnegative Keime.

Ebenfalls zu den Betalactamen gehören die Carbapeneme und Monobactame. Carbapeneme wie Imipenem, Meropenem oder Ertapenem (alle parenteral) besitzen ein sehr breites Wirkprofil, auch weil sie sehr stabil gegen Betalaktamasen sind. Sie kommen oft zur Ersttherapie bei schweren Infektionen im Krankenhaus zum Einsatz. Das Monobactam Aztreonam wirkt nur gegen gramnegative Keime wie Pseudomonas oder Enterobakterien. Es gilt als Reserveantibiotikum.

Bis hierher zählen alle aufgeführten Antibiotika zu den Betalaktamen.

WEITER ZU ►49

30

!

Arzneistoffe wie Aciclovir oder Ganciclovir zählen zu den nukleosidischen Antimetaboliten mit virustatischer Wirkung.

Eine chronische Hepatitis C gilt als bedeutender Risikofaktor für eine Leberzirrhose bzw. ein Leberversagen. Die Viren, die eine chronische Hepatitis C auslösen, zählen zu den RNA-Viren. Die Viren-RNA dient in den Leberzellen direkt als Matrize für die Produktion von speziellen Proteinen mit Enzymwirkung. Diese Proteine bauen die neuen Viren zusammen. Die bis vor kurzem gängige Standardtherapie bestand aus einer kombinierten Gabe von Interferon alpha plus dem RNA-Polyerasehemmer Ribavirin.

Interferone sind Zytokine, die körpereigene antivirale Mechanismen anstoßen. Interferon führt zu einer Produktion von antiviralen Proteinen, welche virale RNA zerstören oder deren Ablesung stören. Interferone sind speziesspezifisch, je nach Herkunft bzw. Art der produzierenden Zellen bezeichnet man die Humaninterferone als INF-α (aus Leukozyten), INF-β (aus Fibroblasten) oder INF-γ (aus Lymphozyten).

?

Proteasehemmer kommen bei mehreren durch Viren bedingte Erkrankungen zum Einsatz. Wie hat man sich ihre antivirale Wirkung vorzustellen?

WEITER ZU ►9

31

!

Beiden Aussagen liegt die Erkenntnis zugrunde, dass Antibiotika einen Selektionsdruck auf Bakterien ausüben und in der Folge das Auftreten und Überleben von mutierten und resistenten Bakterienstämmen fördern.

Wenn ein Wirkstoff nur wenige Bakterienarten beeinflusst, spricht man von einem Schmalspurantibiotikum. Im anderen Fall, wenn es gegen viele Arten und Stämme wirkt, spricht man von einem Breitspektrumantibiotikum.

1 2 3 4 5 6 7 8 9 10

? Weshalb gilt die Aussage:
„Ein Antibiotikum sollte so schmal wie möglich und so breit wie nötig wirken."

WEITER ZU ►4

32 **!** Korrekte Zuordnung der Aussagen

Aussage	Richtig	Falsch
Fosfomycin i. v. gilt als Reserveantibiotikum in der Klinik.	☒	☐
Fosfomycin zählt zu den Aminoglykosiden.	☐	☒
Fosfomycin gilt als orale Einmalgabe bei unkomplizierten Harnwegsinfekten als Mittel der 1. Wahl.	☒	☐

Das Lincosamid Clindamycin zeigt eine ähnliche Wirksamkeit wie die Makrolide bei guter Knochengängigkeit.

? Welche Antibiotikagruppe gilt als Alternative bei Penicillinunverträglichkeit?

WEITER ZU ►46

33 **!** Intrazellulär wirksam sind die Makrolide und die Tetrazykline. Oder ein Antibiotikum aus der folgenden Gruppe.

Die Fluorchinolone hemmen das Enzym Gyrase, welches für die geordnete Aufwicklung der vergleichsweise langen DNA in der winzigen Bakterienzelle nötig ist. Die Gyrasehemmer hemmen somit die DNA-Funktion. Das Norfloxacin erzielt nur im Harn therapeutische Konzentrationen. Es kommt bei Infektionen des Urogenitaltrakts zur Anwendung. Auch das Ciprofloxacin wirkt insbesondere im gramnegativen Bereich. Mit dem Levofloxacin wurde die Wirkung gegen grampositive und atypische Erreger verbessert, das Moxifloxacin wirkt zusätzlich gegen Anaerobier. Manchmal fällt bei diesen Antibiotika wegen ihrer Wirkung gegen Pneumokokken der Begriff „Atemwegschinolone". Ältere Gyrasehemmer richteten sich v. a. gegen gramnegative, spätere Entwicklungen besser gegen grampositive Keime. Die Gewebegängigkeit von Gyrasehemmern wird positiv beurteilt – sie wirken auch intrazellulär.
Die Gyrasehemmer lassen sich wie folgt einteilen:

- **1. Gruppe**: Das Harnwegsfluorchinolon Norfloxacin.
- **2. Gruppe**: Die Standardfluorchinolone Ciprofloxacin und Levofloxacin, mit breiter Indikation. Das Levofloxacin ist eine Alternative bei ambulant erworbener Pneumonie (während bei Ciprofloxacin eine Pneumokokkenlücke besteht; deshalb könnte man Levofloxacin auch in die 3. Gruppe aufnehmen.).
- **3. Gruppe**: Das Moxifloxacin mit verbesserter Aktivität gegen grampositive und atypische Erreger. Allerdings mit im Vergleich zu Ciprofloxacin geringere Aktivität gegen

gramnegative Erreger. Ein Reservemittel bei ambulant erworbenen Pneumonien und akuten Exazerbationen bei chronischer Bronchitis.

? Das Ciprofloxacin wird im ambulanten Bereich nicht für Sinusitis oder Bronchitis als Mittel der 1. Wahl angesehen. Warum?

WEITER ZU ►10

! Folgende Angaben sind korrekt 34

Arzneistoff	Antibiotikagruppe	Art der Hemmwirkung
Clindamycin	Lincosamid	Hemmstoff der Proteinsynthese
Gentamicin	Aminoglykosid	Hemmstoff der Proteinsynthese
Vancomycin	Glykopeptid	Hemmstoff der Zellwandsynthese

Möchten Sie noch einen Blick auf die Einteilungen werfen? Dann gehen Sie zurück zu 6◄ bzw. 26◄

ANSONSTEN WEITER ZU ►37

! Hier geht es um die Gewebegängigkeit. Ein Gyrasehemmer oder das Doxycyclin sind einem Penicillin in dieser Hinsicht überlegen. (Und: Bei bakterieller Prostatitis muss mit gramnegativen Erregern gerechnet werden.) 35

Die Tetrahydrofolsäure (THF) ist ein Coenzym bei der Synthese der DNA- und RNA-Bausteine. Bei einem Mangel an THF ist die Zellvermehrung gehemmt. In die THF-Synthese greifen an unterschiedlichen Stufen die Sulfonamide und das Diaminopyrimidin Trimethoprim ein. Die Kombination wirkt synergistisch bakteriostatisch an zwei voneinander unabhängigen Syntheseschritten. Diese Hemmung könnte bei sehr vielen Keimarten bakteriostatisch wirken – wir haben es also mit Breitbandantibiotika zu tun. Allerdings sind heutzutage sehr viele Keime resistent, insbesondere gegen Sulfonamide. Man verwendet Cotrim (oder Cotrimoxazol; die fixe Kombination aus Sulfamethoxazol und Trimethoprim) und Trimethoprim mono als Mittel 2. Wahl bei Harnwegsinfektionen, die gut gegen Enterobakterien wie E. coli wirksam sind (falls keine Resistenz erworben). Bei Pneumocystis carinii-Infektionen, die typisch für AIDS-Patienten sind, gilt Cotrim als das Mittel der 1. Wahl.

? Wie heißt das Lincosamid, das ein ähnliches Wirkspektrum wie die Makrolide besitzt?

WEITER ZU ►51

! Sie sind wirksamer, die Therapie dauert nur noch einige Wochen und man kann auf das schlecht verträgliche INF-α verzichten. 36

Wofür steht die Bezeichnung NS5B?

WEITER ZU ►50

37 Nach eingehender Beschäftigung mit dem Thema Antibiotikagruppen und Einteilung sollten Sie folgende Aufgaben lösen können.

1. Welche vier Antibiotikagruppen gehören zu den Betalaktamen?
2. Nennen Sie zwei Arzneistoffbeispiele aus den Gruppen der Makrolide.
3. Nennen sie zwei Arzneistoffbeispiele aus der Gruppe der Gyrasehemmer (Fluorchinolone).
4. Welche zwei Antibiotikagruppen greifen an der DNA-Funktion an?

WEITER ZU ►13

38 Es ist das Metronidazol, das bei bakterieller Vaginose und Trichomoniasis angewendet wird.

Die Polypeptide Polymyxin oder Bacitracin werden nur lokal angewendet. Ebenso verhält es sich mit der Fusidinsäure, die bei infizierten Hauterkrankungen oder bei bakterieller Konjunktivitis angezeigt ist.

Kreuzen Sie die passende Anwendung an

Antibiotikum	Lokal	Oral	Parenteral
Penicillin V	☐	☐	☐
Penicillin G	☐	☐	☐
Ampicillin	☐	☐	☐
Piperacillin	☐	☐	☐
Cefuroxim	☐	☐	☐
Gentamicin	☐	☐	☐
Fusidinsäure	☐	☐	☐
Polymyxin	☐	☐	☐
Vancomycin	☐	☐	☐

WEITER ZU ►25

39 D: Nein. Da haben Sie etwas falsch verstanden.

SEHEN SIE SICH DIE EINTEILUNG DER ANTIBIOTIKA UNTER 6◄NOCH EINMAL AN.

40

! Levofloxacin und Moxifloxacin wären zwar, im Gegensatz zu Ciprofloxacin, wirksam, sie wirken aber unnötig breit.

Im Fall einer nosokomialen Pneumonie muss mit Enterobakterien, Pseudomonas aeruginosa, MRSA oder ESBL-bildenden Keimen gerechnet werden. Man wird ein Antibiogramm anlegen. Es könnte der Einsatz von Piperacillin/Tazobactam eventuell mit einem Gyrasehemmer oder einem Aminoglykosid plus Makrolid angezeigt sein.

WEITER ZU ▶54

41

! Korrekte Zuordnung der Antibiotika

Arzneistoff	Betalaktam	Makrolid	Gyrasehemmer	Andere
Amoxicillin	☒	☐	☐	☐
Ciprofloxacin	☐	☐	☒	☐
Clarithromycin	☐	☒	☐	☐
Cefaclor	☒	☐	☐	☐
Vancomycin	☐	☐	☐	☒
Metronidazol	☐	☐	☐	☒
Imipenem	☒	☐	☐	☐
Roxithromycin	☐	☒	☐	☐

Ist es angebracht, dass Sie sich noch einmal mit der Einteilung der Antibiotika vertraut machen? Dann zurück zu 26◀

ANSONSTEN WEITER ZU ▶6

42

! Fosfomycin, Norfloxacin, Cotrimoxazol, Trimethoprim, Nitrofurantoin, Amoxicillin oder ein Gruppe-1-Cefalosporin.

Das Metronidazol ist der einzige Vertreter der Nitroimidazole. Es schädigt die DNA, was zu Strangbrüchen in aerob wachsenden Bakterien führt, die den Arzneistoff in reaktive Metabolite umwandeln. Eine wichtige Indikation ist die Infektion mit Clostridium difficile (ein Anaerobier). Darüber hinaus wird es bei bakterieller Vaginose, Trichomoniasis und Amöbenruhr gegeben. Es besitzt in der Gynäkologie einen hohen Stellenwert. Bei Rosacea wird es lokal auf die Haut aufgetragen.

Die Aminoglykoside Amikacin, Gentamycin, Kanamycin, Neomycin oder Tobramycin werden parenteral oder einige auch lokal angewendet. Sie besitzen ein breites Wirkspektrum, insbesondere gegen gramnegative Keime und kommen, meist in Kombination, bei schweren Infektionen mit Problemkeimen oder lokal in der Augenheilkunde zum Einsatz. Sie besitzen eine enge therapeutische Breite, da sie die Niere und das Ohr schädigen können. Als weiteres Aminoglykosid ist das Streptomycin zu nennen, das in der Tuberkulosetherapie eine Rolle spielt.

? Wie heißt das Nitroimidazol, das in der Gynäkologie eine große Bedeutung besitzt?

WEITER ZU ► 38

43 Die humanen Herpes-Viren (HHV, wie z. B. Herpes-simplex-Virus-1, HSV-1, der Auslöser von Herpes labialis) zählen zu den DNA-Viren. Diese Viren dringen in die Wirtszellen ein und lassen ihr Erbgut von Enzymen vermehren, um anschließend als fertig gepackte Viren die Zelle wieder zu verlassen.

Gegen HHV gerichtete Virustatika enthalten Antimetabolite. Das sind falsche DNA-Bausteine, die in der Zelle durch Phosphorylierung aktiviert werden und anschließend als falsche Nukleoside in die neu zu bildende Viren-DNA eingebaut werden. Die Vermehrung der Viren ist dadurch gestoppt, da nicht funktionierende Viruspartikel entstehen. Ihre Spezifität für bestimmte Virenarten ist dadurch zu erklären, dass die falschen Nukleoside nur von den virenspezifischen Enzymen verbaut werden. Gegen HSV-1 wirken auf diese Weise Aciclovir, Ganciclovir, Penciclovir.

? Für welche Arzneistoffgruppe steht die Endung –ciclovir in der Arzneistoffbezeichnung?

WEITER ZU ► 30

44 **!** C: Das stimmt so leider nicht. Das Mezlocillin passt nicht in die Gruppe.

ZURÜCK ZU 11 ◄

45 **!**

- Ciprofloxacin: Gyrasehemmer oder Fluorchinolon
- Clarithromycin: Makrolid
- Minocyclin: Tetrazyklin

Das war doch hoffentlich einfach.

WENN NICHT ALLES RICHTIG WAR, DANN FLUGS ZURÜCK ZU 26 ◄

Die nächste Aufgabe wird schwieriger.

?

Geben Sie an, zu welchen Antibiotikagruppen folgende Arzneistoffe gehören und welcher Art die Hemmwirkung ist.

Arzneistoff	Antibiotikagruppe	Art der Hemmwirkung
Clindamycin		
Gentamicin		
Vancomycin		

WEITER ZU ▶ 34

! Als Penicillinalternative gelten die Makrolide. 46

Auch die Tetrazykline mit den Arzneistoffen Tetrazyklin, Doxycyclin und Minocyclin hemmen die Eiweißsynthese. Sie sind Breitbandantibiotika mit guter Gewebegängigkeit (ausgenommen ZNS) und identischem Wirkspektrum, das sich gegen grampositive, gramnegative und intrazelluläre Keime (Chlamydien) richtet. Sowohl Haemophilus als auch atypische Pneumonieerreger können empfindlich sein. Allerdings zeigen sich inzwischen viele Erreger resistent, indem sie die Arzneistoffe sofort wieder aus der Zelle transportieren. Andererseits können auch MRSA empfindlich sein. Insbesondere das Doxycyclin besitzt auch heute noch einen Stellenwert bei der Behandlung der Borreliose, der atypischen Pneumonie, der Chlamydien-Urethritis, der Prostatitis, der Rosacea und der Akne.

?

Welche Antibiotikagruppen kommen bei vermuteten intrazellulären Erregern wie z. B. einer atypischen Pneumonie infrage?

WEITER ZU ▶ 33

Influenzaviren sind die Erreger der echten Virusgrippe. Als spezifische Influenzatherapeutika sind Neuraminidase-Inhibitoren auf dem Markt, welche die Freisetzung von Influenza-A- und -B-Viren aus den infizierten Zellen hemmen. Die Neuraminidase spaltet ein Bruchstück aus der Zelloberfläche ab, um die Ablösung der Viruspartikel von der Wirtszelle zu ermöglichen. Als Arzneistoffe sind das Oseltamivir (oral)und das Zanamivir (inhalativ) zu nennen. 47

WEITER ZU FUNGISTATIKA UNTER ▶ 7

! Zugegeben, das war schwierig. Auf Frage 1 könnte man sich mehrere Antworten ausdenken. Eine richtige wäre: Rickettsien leben innerhalb von Zellen und werden dort von Penicillinen nicht erreicht. Die Antwort zu Frage 2 sollte klar sein: Ohne Zellwand keine Hemmung der Mureinsynthese. 48

Die erste Gruppe der Penicilline bilden das Penicillin G und V. Beide wirken gut gegen grampositive und einige gramnegative Keime, insbesondere gegen Streptokokken (Tonsillitis, Erysipel), Pneumokokken (Pneumonie, Otitis media), Meningokokken oder Borrelien (Lyme-Borreliose), sie sind jedoch unwirksam gegen gramnegative Stäbchen. Und: Penicillin G ist nicht säurestabil. Das Penicillin V oder Phenoxymethylpenicillin ist säurestabil und wird als Oralpenicillin bezeichnet. Mit dem parenteral angewendeten Penicillin G lassen sich jedoch höhere Wirkspiegel erzielen. Allerdings gilt für alle Penicilline, dass die Permeation in schlecht erreichbare Kompartimente wie ZNS oder Knochen ungenügend sein kann. Auch der Intrazellularraum wird nicht erreicht.

? In der Allgemeinmedizin gilt auch heute noch gegen betahämolysierende Streptokokken der Gruppe A – die Auslöser von Scharlach und rheumatischem Fieber – ein altbekanntes Antibiotikum als Mittel der 1. Wahl.
Welches könnte das sein?

WEITER ZU ► 21

49 Die Glykopeptide Vancomycin und Teicoplanin hemmen ebenfalls den Mureinaufbau, gehören aber aufgrund ihrer Struktur nicht zu den Betalaktamen. Sie wirken ausschließlich bei grampositiven Bakterien. Ihr Einsatzgebiet sind schwer zu behandelnde Infektionen mit MRSA oder penicillinresistenten Enterokokken (i. v.). In Deutschland sind Resistenzen gegen Vancomycin derzeit (noch) sehr selten. Vancomycin wird zwar nicht resorbiert, es besitzt aber bei oraler Anwendung auch die sehr wichtige Indikation zur lokalen Antibiose des Darms, z. B. bei dem Problemkeim Clostridium difficile. (Diese Infektion ist häufig eine Folge der Anwendung von Breitspektrumantibiotika.)

? Weshalb hat man große Angst davor, dass Vancomycinresistenzen weiter um sich greifen?

WEITER ZU ► 12

50 **!** NS5B steht für Nicht-Struktur-Protein 5B.

Anhand der verwirrenden Nomenklatur sollen noch einmal die Angriffsmöglichkeiten aufgezählt werden:

- Protease- bzw. virale NS3-Hemmer erhalten die Endung –previr.
  Sie hemmen die HCV-Protease, wodurch keine funktionsfähigen Proteine zustande kommen. Dieses Wirkprinzip wurde ursprünglich bei HIV-Medikamenten angewendet. Beispiele sind Boceprevir, Telaprevir, Simeprevir.
- NS5B- oder auch Polymerase-Hemmer erhalten die Endung –buvir.
  Sie hemmen die virale RNA-Polymerase. Beispiel Sofosbuvir.
- NS5A-Hemmer erhalten die Endung –asvir.
  Beispiele sind Daclatasvir und Ledipasvir.
- Antimetabolite sind Lamivudin (urspr. als HIV-Mittel), Telbivudin.

WEITER ZU HIV UNTER ► 3

51

! Gesucht war das Clindamycin.

WENN SIE MÖCHTEN, WERFEN SIE NOCH EINEN BLICK ZURÜCK ZU 27◄

Das Nitrofurantoin wird bei unkomplizierten Harnwegsinfektionen angewendet.

? Welche Antibiotika gegen unkomplizierte Harnwegsinfektionen haben wir bisher kennen gelernt?

WEITER ZU ►42

52

! Wenn ein Antibiotikum auf sich teilende Bakterien bakterizid wirkt, dann verringert das Bakteriostatikum die bakterizide Wirkung, da sich die Teilungsrate verringert bzw. auf Null geht. (Nichts ist ohne Ausnahme: Man setzt in der Klinik bei Pneumonie gerne eine Kombination aus Penicillin plus Makrolid ein.)

? Geben Sie an, ob ein Antibiotikum eher bakteriostatisch oder bakterizid wirkt

Antibiotikum	Bakteriostatisch	Bakterizid
Penicillin V (ein Betalaktam)	☐	☐
Azithromycin (ein Makrolid)	☐	☐
Doxycyclin (ein Tetrazyklin)	☐	☐
Cefaclor (ein Cefalosporin)	☐	☐
Ciprofloxacin (ein Gyrasehemmer)	☐	☐
Sulfamethoxazol (ein Sulfonamid)	☐	☐

WEITER ZU ►16

53

! Mit der Kombination aus Aminopenicillin plus Betalaktamasehemmstoff wird das Wirkspektrum erweitert, und zwar auf betalaktamasebildende Keime, wie z. B. Staphylokokken. (Es gibt noch weitere Probleme, die v. a. bei Klinikinfektionen (nosokomialen Infektionen) auftreten, nämlich anders gebaute Enzyme mit veränderter Bindungsstelle: die ESBL.)

Die Gruppe mit dem breitesten Spektrum ist die der Acylaminopenicilline. Dazu gehören das Mezlocillin und das Piperacillin, die nur parenteral anwendbar sind. Sie erfassen zusätzlich zu den grampositiven einige gramnegative Problemkeime wie Pseudomonas oder Enterobakterien. Man wendet sie bei schwerwiegenderen oder Klinikinfektionen an, und zwar oft in Kombination mit einem Betalaktamasehemmer wie Sulbactam oder Tazobactam (Erweiterung gegen Staphylokokken, Erfassung von ESBL unzureichend) oder einem anderen Antibiotikum.

?

Was kann der wichtigste Grund sein, weshalb die „Staphylokokkenpenicilline" in der Arztpraxis nur eine geringe Rolle spielen – obwohl sie oral anwendbar sind?

WEITER ZU ▶11

54 Folgende Nebenwirkungen sind typisch für die einzelnen Gruppen von Antibiotika:

- Grundsätzlich muss mit Verdauungsbeschwerden und Durchfall aufgrund des Eingriffs in die Darmflora gerechnet werden. Eine schwere Komplikation stellt die Infektion mit Clostridium difficile bei der pseudomembranösen Kolitis dar, die z. B. unter Clindamycin gehäuft auftritt.
- Bei Betalaktamantibiotika, insbesondere bei Penicillinen kommt es zu Allergien bzw. Hauterscheinungen. Ansonsten gelten gerade die Penicilline als sehr gut verträglich. In 10 % der Fälle besteht eine Kreuzallergie gegen Cefalosporine. Bei Älteren können Cefalosporine nephrotoxisch wirken.
- Bei Gyrasehemmern kommt es als Besonderheit zu Schäden an Sehnen und zu einer Beeinträchtigung des Knorpel- und Knochenwachstums, selten sind auch zentralnervöse Störungen zu beobachten. Aus diesen Gründen werden Gyrasehemmer nicht bei Kindern in der Wachstumsphase eingesetzt. Gyrasehemmer bilden mit mehrwertigen Kationen unlösliche Komplexe – sie sollten nicht gemeinsam mit Calcium, Aluminium oder Magnesium eingenommen werden.
- Tetrazykline reizen die Schleimhäute und verursachen gastrointestinale Störungen wie Übelkeit. Sie schädigen als Breitbandantibiotika die Darmflora. Mit mehrwertigen Kationen bilden sie unlösliche Komplexe und lagern sich in Knochen und Zähne ein. Sie sind daher bei Kindern unter 8 Jahren kontraindiziert.
- Bei Aminoglykosiden ist auf die Nephro- und Ototoxizität zu achten.

WEITER ZU DEN ANTIVIRALEN ARZNEISTOFFEN UNTER ▶43

55 !

Bei Miconazol handelt es sich um ein Azol- bzw. Imidazoderivat, welches die Ergosterolsynthese und damit die Vermehrung von Pilzzellen hemmt.

Eine weitere Arzneistoffgruppe stellen die Allylamine mit dem wichtigsten Vertreter Terbinafin dar, welches sowohl lokal als auch systemisch einsetzbar ist. Nur lokal angewendet wird das Morpholin Amorolfin. Die Polyen-Antibiotika Nystatin und Amphotericin B lagern sich so in die Pilzzellmembran ein, dass Poren entstehen. Diese Arzneistoffe werden nicht resorbiert, sie wirken lokal auf der Haut oder im Darm. Das Amphotericin steht auch zur i. v. Injektion zur Verfügung.

Bravo. Sie haben Ihr Ziel erreicht. Vielleicht hat Sie inzwischen das ganz und gar unschädliche Pharma-Virus infiziert?

Literatur

Aktories K et al. Allgemeine und spezielle Pharmakologie und Toxikologie. 11. Auflage, Urban und Fischer Verlag, München 2013

Dellas C. Kurzlehrbuch Pharmakologie. Urban und Fischer. München 2014

Freissmuth M et al. Pharmakologie und Toxikologie. Springer, Berlin 2012

Herdegen T et al. Kurzlehrbuch Pharmakologie und Toxikologie. 3. Auflage, Thieme, Stuttgart 2013

Karow T. Pharmakologie und Toxikologie 2015. Karow Verlag, Bergisch Gladbach 2015

Mutschler E et al. Mutschler Arzneimittelwirkungen. 10. Auflage, Wissenschaftliche Verlagsgesellschaft Stuttgart, 2013

Wurm T. Karteikarten Arzneimittelkunde. 3. Auflage, Deutscher Apotheker Verlag, Stuttgart 2015

Wurm T. Karteikarten Arzneistoffkunde. Deutscher Apotheker Verlag, Stuttgart 2010

Sachregister

Der Autor

Dr. Thomas Wurm

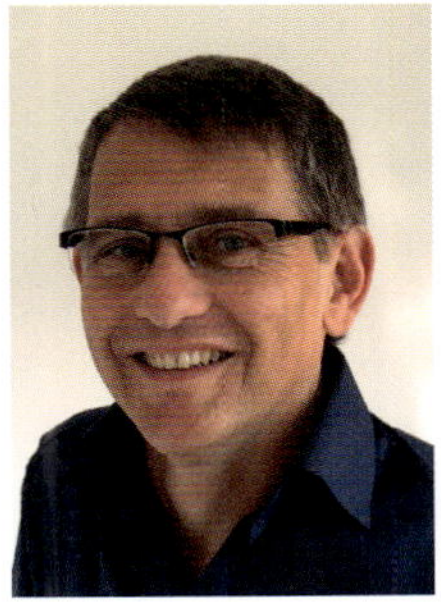

Nach einem Pharmaziestudium und einer Promotion in Physiologie arbeitete er mehrere Jahre in der pharmazeutischen Industrie im Bereich Entwicklung und Zulassung von Arzneimitteln. Anschließend wandte er sich der Vermittlung pharmazeutischer Inhalte zu. Seit 1992 unterrichtet er an einer Berufsfachschule für PTA. Im Deutschen Apotheker Verlag sind von ihm die Karteikarten „Arzneimittelkunde" und „Arzneistoffkunde" erschienen.

Fragen und Antworten zum Arzneimitteleinsatz

Von Dr. Thomas Wurm.

3., vollständig überarbeitete und erweiterte Auflage.
300 Karteikarten.
Format 10,5 x 14,8 cm.
Karteikasten.
ISBN 978-3-7692-6218-6

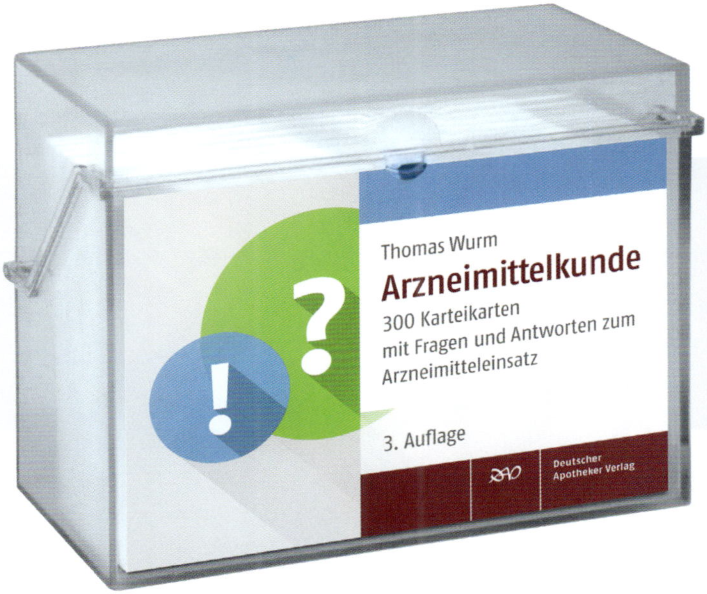

Krankheiten, Therapien, Wirkstoffe!
Ein erfahrener PTA-Lehrer fragt und gibt Antworten zu:

- Grundsätzen der Pharmakotherapie
- Arzneimitteln und dem richtigen Einsatz bei bestimmten Erkrankungen
- Dosierungs- und Anwendungshinweisen

Die 3. Auflage wurde um Themen wie Biologicals und neue orale Antikoagulanzien ergänzt. Verweise auf gängige Lehrbücher sowie die Karteikarten „Arzneistoffkunde" erleichtern das Lernen.

Auf jede Frage gibt es eine Antwort!

Deutscher Apotheker Verlag

Deutscher Apotheker Verlag
Birkenwaldstraße 44 | 70191 Stuttgart
Telefon 0711 2582 -341 | Telefax 0711 2582 -390
www.deutscher-apotheker-verlag.de